#DERAPOTHEKER
Die Wahrheit über unsere Medikamente

Über den Autor:

#DerApotheker schreibt unter einem Pseudonym, denn er spricht immer Klartext, und das mögen nicht alle. Er hat Pharmazie studiert und arbeitet seit etwa zehn Jahren als approbierter Apotheker. Der Autor bloggt unter https://publikum.net/author/derapotheker/. Außerdem verfasst er medizinische Artikel für DocCheck.com, schreibt eine Kolumne für die *Deutsche Apotheker Zeitung* und ist als @ApothekerDer auf Twitter aktiv.

#DerApotheker

DIE WAHRHEIT ÜBER UNSERE MEDIKAMENTE

Wann sie helfen
Wann sie schaden
Wann sie Geld-
verschwendung sind

lübbe*life*

Dieser Titel ist auch als E-Book erschienen

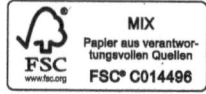

Originalausgabe

Copyright © 2021 by Bastei Lübbe AG, Köln
Textredaktion: Stefan Lutterbüse, Wiesbaden
Einband-/Umschlagmotiv: © Shutterstock: New Africa
Umschlaggestaltung: Guter Punkt, München | www.guter-punkt.de
Satz: hanseatenSatz-bremen, Bremen
Gesetzt aus der Adobe Garamond Pro / Fira Sans Condensed
Druck und Verarbeitung: GGP Media GmbH, Pößneck
Printed in Germany
ISBN 978-3-404-06005-4

2   4   5   3   1

Sie finden uns im Internet unter
luebbe-life.de
Bitte beachten Sie auch: lesejury.de

Für meine Familie

Inhalt

Warum man ausreichend über Arzneimittel Bescheid wissen sollte und warum ich anfing, darüber aufzuklären

Als 17-Jähriger besuchte ich mit meinen Freunden oft eine Apotheke in meiner Heimatstadt, die einem Mann mittleren Alters gehörte. Wir ließen uns von ihm zu allen möglichen Dingen beraten und stellten ihm unendlich viele Fragen. Ganz egal, was wir wissen wollten, dieser Apotheker schien auf jede Frage eine Antwort zu haben. Das beeindruckte mich. Fortan hatte ich großen Respekt vor Apothekern und ihrem scheinbar endlosen Wissen. Und damals dachte ich tatsächlich, alle Apotheker wären so wie er.

Zu diesem Zeitpunkt hatte ich gerade meine Mittlere Reife abgeschlossen und mit einer naturwissenschaftlichen Ausbildung begonnen. Selbst Apotheker zu werden schien für mich ein Ding der Unmöglichkeit zu sein.

Die Jahre vergingen. Ich lebte längst in einer anderen Stadt, als ich mal wieder eine Apotheke aufsuchen musste. Dem Apotheker erklärte ich, dass ich mich ständig müde und erschöpft fühlte und deshalb einen Eisenmangel vermutete. Nachdem er sich das angehört hatte, empfahl er mir Lactose. Verunreinigte Lactose, um genau zu sein. Ferrum Phosphoricum D12. Ein Schüßler-Salz. Zwar keine Homöopathie, aber ebenfalls ohne

Wirkung, die über den Placeboeffekt hinausgeht. Weil ich das damals jedoch nicht besser wusste, kaufte ich es. Ich ging davon aus, dass, wenn Eisen draufstünde, auch tatsächlich Eisen drin wäre. Es gab für mich keinen Grund, der Empfehlung eines Fachmannes zu misstrauen, und ich wäre nie auf die Idee gekommen, dass er mir nur ein teures Placebo verkaufen würde. Geholfen hat es mir jedenfalls nicht.

Heute bin ich selbst Apotheker und kann mir das Verhalten meines Berufskollegen von damals nicht erklären. Warum empfahl er mir nicht, zum Arzt zu gehen und meine Eisenwerte überprüfen zu lassen? Er hätte mir auch erstmal niedrig dosierte Eisentabletten zur kurzfristigen Einnahme mitgeben können. Auf jeden Fall hätte eine ordentliche Beratung stattfinden müssen, da diese Symptome auch ganz andere Ursachen haben können.

Doch warum gab er mir nun ein Schüßler-Salz mit? Weil er mich nicht ernst nahm und still und heimlich entschied, dass ich kein Eisen bräuchte? Ich weiß es nicht.

Das Pharmaziestudium ist ein extrem naturwissenschaftliches Studium, dementsprechend sollte die Apotheke ein Ort der Naturwissenschaft und nicht des Glaubens sein. Wenn ich also dort Rat suche, gehe ich davon aus, dass das Arzneimittel, das mir empfohlen wird, auch eine nachgewiesene Wirkung hat. Denn der Rat eines Fachmanns sollte möglichst auf wissenschaftlichen Fakten basieren.

Deshalb gehört es für mich zu einer guten Beratung dazu, nur das zu empfehlen, was nachweislich besser als ein Placebo wirkt. Es steht uns einfach nicht zu, für unsere Kunden zu entscheiden, ob sie nun ein richtiges Arzneimittel mit nachgewiesener Wirkung benötigen oder nur eines mit Placeboeffekt. Das wiederum wirft die Frage auf, warum wir in den Apotheken überhaupt »Arzneimittel« verkaufen dürfen, deren Wirkung nicht wissenschaftlich belegt ist. Wenn ich es entscheiden könnte, wären Apotheken frei von solchen »Arzneimitteln« und man bekäme nur die angeboten, die auch wirklich besser als ein Placebo wirken. Da wir aber leider noch nicht so weit sind, bleibt mir in solchen Situationen nichts anderes übrig, als die Kunden darauf hinzuweisen, dass sie sich das Geld für das »Arzneimittel«, was sie sich gerade kaufen möchten, genauso gut sparen können, da es sich dabei lediglich um ein Scheinmedikament handelt.

Auch wenn es für Apotheken überlebenswichtig ist, Gewinn zu machen, bin ich der Meinung, dass sich eine ehrliche Beratung langfristig immer auszahlen wird. Hat der Kunde das Gefühl, dass es dem Apotheker nicht bloß um seinen Umsatz geht, schafft das Vertrauen. Und genau dieses Vertrauen und eine fachkundige Beratung sind letztendlich der Grund, warum sich der Kunde gut aufgehoben fühlt und wiederkommen wird. Das zählt am Ende mehr als der möglicherweise entgangene Umsatz, denn in erster Linie sind wir Fachleute für Arzneimittel und erst in zweiter Linie Verkäufer.

Genauso wie auf die Apothekerin oder den Apotheker sollte man sich aber auch auf die Ärztin oder den Arzt verlassen können. Je weniger man sich selbst mit der Medizin auskennt, desto mehr muss man als Patient seinem Arzt vertrauen können, dass er evidenzbasiert arbeitet. Eine Empfehlung seinerseits aus dem Bereich der Pseudomedizin kann das Vertrauen in ihn sehr schnell erschüttern, und unter Umständen lässt es sich danach nie wieder kitten.

Als ich vor vielen Jahren zu einem HNO-Arzt musste und ihm sagte, dass meine Nase oft verstopft wäre und ich deshalb schlecht Luft bekäme, empfahl er mir ein homöopathisches Nasenspray. Ich war darüber ziemlich erstaunt, ja, fast sogar ein Stück weit verärgert. Als ich wissen wollte, warum er mir nur ein Scheinmedikament empfahl, war seine Antwort, dass er damit immer gute Erfahrungen gemacht habe. Doch was nützen mir seine guten Erfahrungen, wenn korrekt durchgeführte Studien zu dem Ergebnis kommen, dass homöopathische »Arzneimittel« keine über den Placeboeffekt hinausgehende Wirkung haben? Da ich *keine* guten Erfahrungen mit *ihm* gemacht hatte, habe ich mir danach einen neuen HNO-Arzt gesucht.

Wie man unschwer herauslesen kann, bin ich jemand, für den es nicht nur sehr wichtig ist, dass Ärzte und Apotheker ihre Patienten überhaupt beraten, sondern, dass sie das auch evidenzbasiert tun. Es kommt immer mal wieder vor, dass Kunden, die direkt von ihrem Arzt zu mir in die Apotheke kommen, keine Ahnung haben, wie sie ihr Arzneimittel einnehmen müssen. Manche wissen noch nicht einmal, *warum* sie es eigentlich nehmen sollen.

Abhilfe möchte hier eine Änderung der Arzneimittelverschreibungsverordnung schaffen. Denn seit dem 1. November 2020 sind Ärzte verpflichtet, für jedes verschreibungspflichtige Arzneimittel entweder die Dosierung auf dem Rezept zu notieren oder den Hinweis, dass eine Dosierungsanweisung mitgegeben wurde. Auch wenn das in der Praxis nicht immer klappt, so ist vielen Patienten dadurch zumindest klar, »wie« sie ihr Arzneimittel einnehmen müssen. Die Frage, »warum« sie es überhaupt verordnet bekommen haben, können wir dann meistens mit ihnen zusammen klären.

Dass Ärzte unter enormen Stress stehen, weil sie zu viele Patienten in zu kurzer Zeit behandeln müssen, ist kein Geheimnis. Wurde der Patient in der Arztpraxis aus Zeitmangel nicht über die richtige Einnahme seines Arzneimittels aufgeklärt, ist die letzte Instanz ja immer noch die Apotheke. Könnte man zumindest meinen. Aber leider funktioniert auch das aus den unterschiedlichsten Gründen nicht immer.

Hin und wieder berichten Kunden darüber, dass ihnen zuvor

das verordnete Arzneimittel in der Apotheke lediglich auf den Handverkaufstisch (HV-Tisch) gelegt wurde, ohne dass man sie gefragt hätte, ob sie mit der Einnahme vertraut sind. Das Einzige, was man ihnen über das Arzneimittel mitteilte, war der Preis, den sie dafür zu bezahlen hatten.

Es ist schade, wenn eine Beratung in der Apotheke nicht einmal angeboten wird. Eigentlich dürfte das auch nicht passieren, denn wir sind zur Beratung verpflichtet. Zu Recht! Denn nicht zu wissen, wie man sein Arzneimittel einnehmen muss, kann gefährlich sein. Es handelt sich dabei schließlich nicht um Süßigkeiten, und eine unsachgemäße Einnahme kann im schlimmsten Fall sogar tödlich enden.

So negativ, wie das jetzt alles klingen mag, ist es meistens natürlich nicht. Die Mehrheit der Patienten gibt an, sowohl von ihrem Arzt als auch ihrer Apotheke gut über die Arzneimittel aufgeklärt worden zu sein. Dennoch wundere ich mich, dass immer mal wieder Kunden mit »Das hat mir noch nie jemand gesagt!« antworten, wenn ich ihnen wichtige Informationen zu ihren seit Jahren verordneten Arzneimitteln mitteile. Liegt das daran, dass sie weder beim Arzt noch in der Apotheke dazu beraten wurden, *weil* sie immer angegeben haben, die Arzneimittel schon jahrelang einzunehmen und deshalb bereits darüber Bescheid wissen?

Relativ häufig fällt dieser Satz zum Beispiel dann, wenn die Patienten ein Arzneimittel einnehmen müssen, das mit der Grapefruit Wechselwirkungen hat (siehe Kapitel 13). Aber genauso häufig auch bei Kunden, die seit Jahren das Schilddrüsenhormon L-Thyroxin einnehmen, nachdem ich sie darüber aufgeklärt habe, dass sie ihre Tablette nur mit Leitungswasser einnehmen sollten und im Anschluss darauf für mindestens eine halbe Stunde nichts essen und nichts trinken dürfen. Vor allem keinen Kaffee mit Milch (siehe Kapitel 19).

Diese und viele andere Aha-Erlebnisse in der Apotheke brachten mich letztendlich auf die Idee, mit dem Twittern anzufangen. Ich wollte aufklären. Über die Homöopathie, über Pseudomedizin und natürlich auch über Arzneimittel im Allgemeinen.

Ende Mai 2018 meldete ich mich deshalb unter dem Pseudonym #DerApotheker (@ApothekerDer) bei Twitter an. Ein Jahr später erschien dann mein erster Blog-Artikel, in dem ich darüber aufklärte, warum die Wirkung der Homöopathie nicht über den Placeboeffekt hinausgeht. Da mir zu dem Zeitpunkt schon ein paar Tausend Menschen bei Twitter folgten, hatte ich das Glück, dass er auch wirklich gelesen wurde. Im selben Monat veröffentlichte ich noch einen Artikel, der diesmal die fünf häufigsten Fälle von »Das hat mir noch nie jemand gesagt!« zum Thema hatte. Da dieses Format gut ankam, folgten noch weitere Teile. Das meiste positive Feedback erhielt ich jedoch für einen Text über Ibuprofen, in dem ich versuchte, leicht verständlich alle wichtigen Informationen zu diesem Wirkstoff zusammenzufassen. Dank glücklicher Umstände ging der Artikel viral und wurde mittlerweile mehr als eine halbe Million Mal angeklickt. Ein paar Monate später folgte dann »Der L-Thyroxin-Artikel«, in dem ich ausführlich über das Schilddrüsenhormon aufklärte. Auch dafür bekam ich sehr viel positives Feedback.

Da es also offensichtlich den ein oder anderen Menschen gibt, der sich für diese Themen interessiert, folgt nun konsequenterweise ein ganzes Buch. Den Kern jedes Kapitels bilden Kundengeschichten, die aus naheliegenden Gründen zwar alle fiktionalisiert sind, aber durchweg auf wahren Begebenheiten basieren. Die meisten Dialoge habe ich so oder so ähnlich schon hunderte Male geführt. Das ist dann auch der Grund, warum manche Geschichten eher kein Happy End(ing) haben. Die Realität besteht eben nicht nur aus Friede, Freude, Eierkuchen.

Um es ein wenig spannender zu gestalten, habe ich mich dazu entschlossen, alles in einen Arbeitstag zu packen. Im wahren Leben besteht so ein Tag natürlich aus wesentlich mehr Kundenkontakten, und vieles wiederholt sich dabei auch immer und immer wieder, wie der Hinweis, dass man ein abschwellendes Nasenspray nicht länger als eine Woche anwenden sollte, was ich jeden Tag mindestens zwanzig Mal sage.

Ziel dieses Buches ist also nicht, meinen Alltag in der Apotheke möglichst korrekt nachzuerzählen, sondern die richtige Mischung aus Unterhaltung und Aufklärung zu bieten. Ich möchte möglichst viele Infos zu Arzneimitteln und anderen wichtigen Fakten aus der Apotheke liefern, sodass jeder bei der Lektüre dieses Buches das ein oder andere Aha-Erlebnis hat und in Zukunft besser über sich und seine Arzneimittel Bescheid weiß.

Viel Spaß beim Lesen!

Februar 2021
#DerApotheker

Ein Tag wie jeder andere

Der Wecker klingelt. Viel zu früh. Wie immer. Die Arbeit ruft. Draußen scheint die Sonne. Ich will schlafen. Doch es hilft ja alles nichts. Bevor ich mich aus meinem warmen kuscheligen Bett bequeme, checke ich schnell, was bei Twitter passiert. Haha, lustiger Tweet. Zack, Herzchen. Und hier noch ein dämlicher Kommentar unter meinem Tweet. Mir egal.

Blick auf den Wecker. Mist. Schon so spät. Aus Kurz-Mal-Twitter-Checken wurde mal wieder Viel-zu-lange-Twitter-Checken. Hektik. Ich stehe auf und eile in die Küche, um Wasser zu kochen. Morgens gibt es immer eine Tasse grünen Tee, bevor ich dann den Rest des Tages damit verbringe, schwarzen Earl Grey zu trinken.

Nachdem der Wasserkocher befüllt ist und nun so langsam zischend aufheizt, gehe ich ins Bad und mache mich fertig. Als ich in die Küche zurückkehre, hat das Wasser die perfekte Temperatur erreicht, rund 80 Grad Celsius, weshalb ich nun meinen grünen Tee aufgieße. In meiner Tasse befindet sich ein Sieb, in das ich einen Teelöffel aromatisierten grünen Tee gegeben habe. Drei Minuten später ist er fertig, und ich habe Zeit, mein Mittagessen vorzubereiten. Dafür hole ich den Mixer aus dem Schrank und befülle ihn mit Studentenfutter, Haferflocken, einer Banane, einem Apfel, einer Orange, Ceylon Zimt, Matcha und Joghurt. Ich nenne es Smoothiegurt und, sind wir ehrlich, es schmeckt zum Glück besser als es aussieht. Zum Foodblogger kann ich damit jedenfalls nicht werden. Glaubt mir, ich habe es versucht. Augenzwinkern.

Nachdem ich genüsslich meine Tasse Tee getrunken habe, packe ich alles, was ich so für den Tag brauche, in meine Tasche und renne zum Bus. Frühsport. Wichtig, um fit zu bleiben.

Ich gehöre zu der Sorte Mensch, die während der Fahrt nicht einfach nur zum Fenster hinausgucken und die immer gleiche Aussicht genießen kann, nein, ich muss lesen und lernen. Schließlich lesen sich auch die Bücher nicht von allein, die sich ganz offensichtlich fast von allein kaufen. Meistens Sachbücher, kaum Belletristik. So viele Bücher, so wenig Zeit.

Beinahe hätte ich meine Haltestelle verpasst. Das wäre schlecht gewesen, denn ich bin heute der mit dem Apotheken-schlüssel.

Aber alles geht gut. Ich komme gegen 7.40 Uhr entspannt an und begrüße meine Kollegin, die bereits vor der Tür auf mich wartet. Sie hat eine große Reisetasche dabei. Ich schließe die Apotheke auf, und während wir unser Essen in den Kühlschrank packen, trudeln nach und nach weitere Kolleginnen und Kollegen ein. Mein Chef kommt heute etwas später. Wir werfen uns unsere Kittel über und beginnen mit den Vorbereitungen. Zuerst schalten wir das Licht in der gesamten Apotheke ein, dann starten wir den Kommissionierautomaten, der dafür da ist, uns die Arzneimittel, die wir über den Computer anfordern, vorne im Verkaufsraum auszuspucken. Der nächste Schritt besteht darin, von HV-Tisch zu HV-Tisch zu gehen und das Wechselgeld in die Kassen zu packen. Ein sehr wichtiger Schritt, jedenfalls noch so lange es Bargeld gibt. HV steht für Handverkauf, und ein HV-Tisch ist der Ort, an dem ich die größte Zeit des Tages verbringe, denn dort steht mein Computer mitsamt der Kasse, und dort findet auch meine Kundenberatung statt. Hin und wieder bequeme ich mich sogar hervor und gehe in den Verkaufsraum, um die Kunden direkt am Regal zu beraten.

Inzwischen ist es kurz vor acht Uhr, und ich habe noch die Zeit, mir eine Kanne Earl-Grey-Tee aufzugießen. Kurz nachdem er fertig ist, ist es soweit.

Die Uhr schlägt acht. Ich öffne die Automatiktür und lasse die frische Luft herein, während meine Kollegin und ich nun gemeinsam mit unserer Reinigungskraft, die eben gekommen ist, hinausgehen und die Gehwegreiter mit unserer Werbung sowie die Schütten mit Bonbons und den kleinen Duschgels vor die Apotheke stellen.

Es stehen schon ein paar Menschen vor der Tür, die nur darauf warten, hereingelassen zu werden. Leider müssen sie sich noch gedulden, bis auch wirklich alles draußen steht.

»Haben Sie schon offen?«, höre ich eine Stimme hinter mir fragen. Ich drehe mich um.

»Theoretisch ja, praktisch müssten Sie sich bitte noch einen Moment gedulden, wir müssen erst noch die ganzen Sachen rausstellen.«

»Okay, dann rauche ich noch eine!«

Ich zucke nur mit den Schultern und setze meine Beschäftigung fort. Kaum bin ich auf dem Weg in die Apotheke, schiebt sich ein älterer Mann mit auffällig buntem T-Shirt, kurzer Hose und weißen Tennissocken, verpackt in Sandalen, an mir vorbei. Noch bevor ich hinter den HV-Tisch komme, steht er schon davor und wartet, bis ich Zeit für ihn habe.

Kapitel 1

Warum man ein abschwellendes Nasenspray nicht länger als eine Woche benutzen sollte

»Guten Morgen«, sage ich freundlich, bereit den Tag zu beginnen.

»Guten Morgen. Zweimal das günstigste Nasenspray, bitte.«

Bittet mich jemand um das *günstigste* Nasenspray, schrillen bei mir sofort alle Alarmglocken: Achtung, Achtung, hier liegt ein Missbrauch vor.

Es vergeht kein Tag in der Apotheke, an dem ich nicht unzählige Nasensprays verkaufe. Sei es aufgrund des Erkältungsschnupfens in den kälteren Monaten oder wegen der Pollenallergie, wenn es draußen so langsam wärmer wird, Nasensprays haben quasi immer Saison.

Durch Viren oder Allergene kommt es zu vermehrter Sekretbildung und Entzündungen der Nasenschleimhaut, weshalb sie zur Abwehr von Erregern spezielle Zellen des Immunsystems aus dem Blut anfordert. Damit diese auch möglichst schnell an den Einsatzort gelangen, wird die Blutversorgung erhöht, und die Blutgefäße erweitern sich: Die Nasenschleimhaut schwillt an.

Man kann sich das ungefähr so wie auf einer Autobahn vorstellen, auf der die Sperrung zweier Fahrspuren nach einem Unfall wieder aufgehoben wird und wieder alle drei Spuren befahrbar sind. Es geht einfach schneller voran. So sinnvoll, wie das bei der Nasenschleimhaut auch sein mag, so sehr nervt es jedoch, wenn man dabei keine Luft bekommt. Hier kommen dann die schleimhautabschwellenden Nasensprays und -tropfen ins Spiel. Nasentropfen verkaufe ich an Erwachsene relativ selten. Bei Kindern ist das anders, je jünger das Kind ist, desto eher werden Nasentropfen statt eines Nasensprays gekauft. Für Säuglinge gibt es ohnehin nur Nasentropfen.

Am häufigsten verkaufe ich Nasensprays mit den Wirkstoffen Xylometazolin und Oxymetazolin. Vom Ersteren jedoch wesentlich mehr und das, obwohl Oxymetazolin im Vergleich zu Xylometazolin sogar noch zusätzlich antivirale Eigenschaften aufweist, was bei einem Erkältungsschnupfen durchaus sinnvoll sein kann, da dieser durch Viren ausgelöst wird.

Bei den Wirkstoffen, die in abschwellenden Nasensprays und -tropfen eingesetzt werden, handelt es sich um Alpha-Sympathomimetika. Das heißt, sie stimulieren die Alpha-Rezeptoren der Blutgefäße, woraufhin sich diese wieder verengen. Damit stellen sie zwar wieder weniger Platz für die Abwehr der Erreger zur Verfügung, aber immerhin mehr Platz für das Sekret, um abfließen zu können, und vor allem mehr Platz für die Luft zum Einatmen.

Doch so toll die Wirkung auch sein mag, wendet man ein Nasenspray oder Nasentropfen länger als rund eine Woche an, kommt es zum sogenannten Rebound-Effekt. Das bedeutet, dass es, sobald die Wirkung des Wirkstoffs nachlässt, zu einem erneuten, noch stärkeren Anschwellen der Nasenschleimhaut kommt. Da ist der wiederholte Griff zum erlösenden Nasenspray oder den Nasentropfen quasi vorbestimmt.

Macht man das über Jahre hinweg, könnte sich eine Arzneimittel-Rhinitis, auch Rhinitis medicamentosa genannt, entwickeln. Dabei handelt es sich um eine dauerhafte Anschwellung der Nasenschleimhaut, die zu einer nicht mehr umkehrbaren Schädigung führen kann.

Selbst der Verlust des Geruchssinns wäre bei dauerhafter Anwendung eines Nasensprays oder der -tropfen möglich.

Gehört man also zu den Menschen, die nach rund einer Woche nicht mit der Anwendung des Nasensprays oder der -tropfen aufgehört haben, so ist die Wahrscheinlichkeit groß, dass man sich ein neues Fläschchen kaufen muss, wenn das alte leer ist, und wieder ein neues, wenn auch dieses leer ist. Und plötzlich sprüht man sich das Zeug tagtäglich über viele Jahre in die Nase, wodurch die Kosten für die »Nasenspraysucht« natürlich immer höher und höher werden.

Will man seine Ausgaben nun im Rahmen halten, ist es durchaus verständlich, dass man in der Apotheke nach der günstigsten Variante fragt.

Für das Portemonnaie mag das ja vielleicht eine gute Idee sein, für die Nase aber eher eine schlechte, da in den meisten Apotheken immer die Nasensprays am günstigsten sind, die das Konservierungsmittel Benzalkoniumchlorid enthalten.

Benzalkoniumchlorid wird benötigt, um die Keime in der Lösung abzutöten, die durch den Gebrauch des Nasensprays oder der -tropfen von der Nase in die Flasche gelangen und sich dort munter vermehren würden, bevor man sie sich dann bei der nächsten Anwendung in die Nase sprüht oder tropft.

Leider tötet Benzalkoniumchlorid aber nicht nur Keime ab, sondern schädigt auf Dauer auch die Nasenschleimhaut, indem es die Bewegung der Flimmerhärchen (Zilien) behindert oder sie gar lahmlegt.

Die Aufgabe der Flimmerhärchen besteht darin, den Schleim,

an dem Keime, Schmutz und Staub haften, aus der Nase heraus in den Rachen abzutransportieren, wo er dann heruntergeschluckt und die anhaftenden Keime von der Magensäure abgetötet werden. Können die Flimmerhärchen diese Aufgabe nicht mehr wahrnehmen, wird die Selbstreinigungskraft der Nase reduziert, weshalb man anfälliger für Infektionen wird.

Einen Vorteil haben vorübergehend lahmgelegte Flimmerhärchen jedoch: Der abschwellende Wirkstoff kann besser wirken, da er länger mit der Schleimhaut in Kontakt bleibt, ohne relativ schnell von den Flimmerhärchen abtransportiert zu werden.

Da allerdings dieser Vorteil die Nachteile nicht überwiegt, sollten immer konservierungsmittelfreie Nasensprays beziehungsweise -tropfen bevorzugt verwendet werden. Diese sind mit einem speziellen Applikationssystem ausgestattet, bei dem die Keime nicht in die Flasche gelangen können, weshalb man dann auf Benzalkoniumchlorid verzichten und somit seine armen Flimmerhärchen schonen kann.

Die Lösung wird bei einem Nasenspray in Form eines feinen Sprühnebels abgegeben und die Nasentropfen in Form eines einzelnen Tropfens. Dazu wird der Kopf in den Nacken gelegt und die Flasche über Kopf gehalten. Die Wirkstoffmenge pro Dosis ist dieselbe.

Da dieses System jedoch aufwändiger in der Herstellung ist, kosten konservierungsmittelfreie Nasensprays und -tropfen in der Regel ein paar Cent mehr. Das erklärt möglicherweise, warum Krankenkassen auf Rezept verordnete Nasensprays und -tropfen nur dann bezahlen, wenn sie Benzalkoniumchlorid enthalten.

Wenn möglich, sollte man lieber selbst zwei bis drei Euro in ein Nasenspray oder Nasentropfen investieren, die ohne das Konservierungsmittel auskommen und sich somit gegen die von der Krankenkasse bezahlte Variante entscheiden.

Für Säuglinge gibt es ohnehin nur Nasentropfen. Hier kommt aber ein anderes Problem hinzu.

Bis November 2020 konnte man sich noch entscheiden, ob man die günstigen Nasentropfen für Säuglinge mit Pipette und Konservierungsmittel wählt oder die teurere Variante, die auf das Applikationssystem setzt, mit dem man auf den Tropfen genau dosieren kann, und die ohne Benzalkoniumchlorid auskommt.

Denn einem Säugling Nasentropfen zu verabreichen, stellt sich meistens als ziemlich schwierig heraus, da dieser darauf häufig mit einem wilden Zappeln reagiert. Versucht man die Nasentropfen dabei mit einer Pipette zu verabreichen, landet schnell mal mehr als nur ein Tropfen in jedem Nasenloch, was für den Säugling durchaus gefährlich sein kann. Denn bekommt er versehentlich eine zu hohe Dosis ab, kann es neben der lokalen Wirkung in der Nase auch zu einer systemischen Wirkung im ganzen Körper kommen, die im Extremfall sogar einen Atemstillstand auslösen kann. Um das Risiko zu senken, dürfen diese Nasentropfen nun endlich nicht mehr bei Säuglingen angewendet werden, sondern erst bei Kleinkindern ab einem Jahr.

Grundsätzlich gilt: Je höher die verabreichte Dosis, desto größer das Risiko systemischer Nebenwirkungen.

Möchte man ein Nasenspray oder Nasentropfen kaufen, empfiehlt es sich immer nach einer konservierungsmittelfreien Variante zu fragen, denn man kann leider nicht pauschal sagen, dass die günstigen Varianten alle kein Konservierungsmittel enthalten und die teuren nicht. Es gibt auch teure Nasensprays, bei denen Benzalkoniumchlorid zur Konservierung eingesetzt wurde und für die man nur aufgrund des bekannten Namens etwas mehr bezahlt. Irgendwie muss das Geld für die Werbung ja wieder reinkommen.

Nasensprays und Nasentropfen, sollten – wie erwähnt – nicht länger als etwa eine Woche angewendet werden, das gilt ganz besonders für die konservierte Variante. Für die ohne Benzalkoniumchlorid gibt es jedoch Hinweise darauf, dass diese Sprays und Tropfen sogar etwas länger verwendet werden können, bis es zum Rebound-Effekt kommt. Das soll vor allem dann gelten, wenn man als Erwachsener auf das Kindernasenspray oder die -tropfen zurückgreift, da diese nur die Hälfte der Konzentration an Wirkstoff im Vergleich zu den Varianten für Erwachsene enthalten.

Übrigens sind sowohl die Tropfen als auch das Spray in der Regel sechs Monate nach Anbruch haltbar – egal ob mit oder ohne Konservierungsmittel.

Wenn mich also ein Kunde um das günstigste Nasenspray bittet, ist die Wahrscheinlichkeit groß, dass er das schon viel zu lange anwendet und sich zusätzlich durch Konservierungsmittel schadet.

»Ihnen ist bewusst, dass Sie das Nasenspray nicht länger als eine Woche anwenden dürfen?«, frage ich ihn also vorsichtig. Als sich unsere Blicke treffen, zuckt sein linker Mundwinkel leicht nach oben, bevor er zur Antwort ansetzt.

»Ich benutze das Spray schon seit zwanzig Jahren!«

Obwohl ich weiß, dass meine Versuche, jemanden in so einer Situation von seinem Nasenspraymissbrauch abzubringen, meistens keine Wirkung zeigen, versuche ich es dennoch jedes Mal aufs Neue.

»Wenn Sie das Spray länger als eine Woche anwenden, führt das früher oder später dazu, dass Sie es nur noch deshalb anwenden müssen, WEIL Sie es die ganze Zeit anwenden. Denn nach ungefähr einer Woche kommt es zum gegenteiligen Effekt: Die Nasenschleimhaut schwillt an, und Sie bekommen keine Luft mehr, weswegen Sie automatisch wieder zum Nasenspray greifen. Und das wiederholt sich so lange, bis die Nasenschleimhaut abstirbt oder Sie sich wieder vom Nasenspray entwöhnen.« Ich sehe meinem Kunden an, dass er sich ertappt fühlt.

»Ich kann aber nicht einschlafen, wenn ich keine Luft bekomme!«

»Ich verstehe Sie vollkommen, aber Sie tun sich damit langfristig keinen Gefallen. Haben Sie schon mal ein Nasenpflaster ausprobiert? Man klebt sich die Dinger auf die Nase, dadurch wird sie ein wenig mehr geöffnet, sodass die Luftzufuhr spürbar verbessert wird.«

»Ja, die benutze ich schon zusätzlich. Die helfen mir auf jeden Fall, aber allein reichen die mir nicht«, erklärt er mir ein wenig frustriert.

Diese Pflaster sind immer einen Versuch wert, wenn man das Gefühl hat, nicht ausreichend Luft zu bekommen. Unabhängig davon, ob man nun ein Nasenspray verwendet oder nicht. Sie können aber auch Menschen helfen, die schnarchen. Oder besser gesagt, sie helfen dann dem Menschen, der neben einem im Bett liegt. Schleifchen um die Packung und man erhält das perfekte Geschenk.

»Ich verstehe«, erwidere ich. »Die Pflaster können Sie auf jeden Fall weiterhin verwenden, nur sollten Sie sich das Nasenspray dringend abgewöhnen.« Sein schuldbewusster Blick verrät mir, dass er das Problem durchaus erkannt hat.

»Was schlagen Sie denn vor?«, fragt er etwas resigniert. »Es ist ja nicht so, dass es mir Spaß macht, das Zeug immer benutzen zu müssen!«

»Wenn keine Ursache vorliegt, die eine OP nötig macht, haben Sie mehrere Möglichkeiten. Sie können zum Beispiel erst das eine Nasenloch entwöhnen und dann das andere. Dazu müssten Sie die Dosis an Wirkstoff immer weiter reduzieren, bis das Nasenloch praktisch ohne Nasenspray frei ist und Sie wieder Luft bekommen. Im Anschluss wiederholen Sie den Vorgang einfach auf der anderen Seite. Das heißt, während Sie zum Beispiel im rechten Nasenloch das Erwachsenennasenspray wie gewohnt anwenden, benutzen Sie für das linke Nasenloch erst einmal ein Kindernasenspray, das enthält nur die halbe Konzentration an Xylometazolin. Und nach ein paar Tagen steigen Sie dann auf die Nasentropfen für Säuglinge um, die nur ein Viertel der Dosis des Erwachsenennasensprays bzw. die Hälfte der Dosis des Kindernasensprays enthalten, dafür aber Benzalkoniumchlorid als Konservierungsmittel. Sie können stattdessen auch die Säuglingstropfen mit dem Wirkstoff Oxymetazolin verwenden, da dürfen Sie dann sogar zwei Tropfen in die Nase träufeln. Was Sie allerdings auf keinen Fall machen sollten, was aber leider oft empfohlen wird, ist ein Erwachsenennasenspray aufzuschrauben und es immer wieder mit 0,9-prozentiger Kochsalzlösung zu verdünnen, bis letztendlich nur noch Kochsalzlösung darin enthalten ist.«

Er zieht seine Augenbrauen skeptisch nach oben.

»Okay, ich habe tatsächlich mal gelesen, dass man das so machen soll. Warum ist das aus Ihrer Sicht nicht zu empfehlen?«

»Das hat mehrere Gründe«, erkläre ich geduldig. »Erstens enthält ein Nasenspray, das Sie aufschrauben können, immer ein Konservierungsmittel, das der Nasenschleimhaut schaden kann. Konservierungsmittelfreie Sprays lassen sich nicht einfach so öffnen. Und zweitens verdünnen Sie das Konservierungsmittel dann genauso wie den Wirkstoff. Sie stellen sich damit praktisch ein unkonserviertes Nasenspray her, in dem sich dann die Keime ungehindert vermehren können. Und bei der nächsten Anwendung verteilen Sie die dann in Ihrer Nase.«

Er nickt zustimmend. »Klingt einleuchtend! Was wären denn die anderen Möglichkeiten?«

»Eine andere Möglichkeit wäre, ein Cortison-Nasenspray zu verwenden, am besten eines mit dem Wirkstoff Mometason, das wirkt am effektivsten. Allerdings tritt die Wirkung frühestens nach einem halben Tag ein. Spätestens aber nach anderthalb Tagen.«

Mometason ist ein Glucocorticoid, umgangssprachlich »Cortison« genannt. Es wirkt antientzündlich sowie antiallergisch auf die Nasenschleimhaut und dadurch auch abschwellend, weshalb mometasonhaltige Nasensprays vor allem bei allergischem Schnupfen zum Einsatz kommen. Später mehr dazu.

Mein Kunde lacht laut auf.

»Anderthalb Tage?«

»Maximal. Und um die Zeit zu überbrücken, können Sie ja Ihr abschwellendes Spray weiterhin verwenden«, erkläre ich.

»Hmm, Okay. Waren das jetzt alle Möglichkeiten oder haben wir noch eine?«

»Eine Möglichkeit haben wir definitiv noch, und die kommt für Sie sogar am günstigsten: Den kalten Entzug!«, sage ich grinsend und sehe, wie seine Augen dabei groß werden.

»Komplett ohne? Von jetzt auf gleich? Einfach so?« Er schüttelt den Kopf, als wäre das für ihn ein Ding der Unmöglichkeit.

»Ganz genau. Das ist die beste und schnellste Methode. Wenn, wie gesagt, keine anderen Ursachen vorliegen, sollte nach ein paar Tagen alles wieder gut sein. Was Sie allerdings grundsätzlich zur Erleichterung machen könnten, wäre, ein Nasenspray mit hypertoner Meersalz- oder Kochsalzlösung zu verwenden. Das führt dann aufgrund von Osmose zu einer leichten

Abschwellung der Nasenschleimhaut, die allerdings nicht mit der eines normalen Nasensprays vergleichbar ist. Der große Vorteil: Es macht nicht abhängig.«

Er schaut mich verwundert an. »Ich glaube, das müssten Sie mir genauer erklären. Osmose hab ich im Biounterricht mal gehört, aber das ist schon sehr lange her«, sagt er lachend.

»Wenn das Nasenspray im Vergleich zur Nasenschleimhaut hyperton ist, bedeutet das, dass der Salzgehalt im Nasenspray höher ist als in der Nasenschleimhaut, es hat also einen höheren osmotischen Druck. Wird das hypertone Spray in die Nase gesprüht, wandert die Flüssigkeit aus der Nasenschleimhaut nach außen, um die höhere Konzentration zu verdünnen, bis auf beiden Seiten die gleiche Konzentration vorliegt. Durch den Entzug an Flüssigkeit schwillt die Nasenschleimhaut ab. Würden Sie hingegen destilliertes Wasser in die Nase sprühen, wäre der Weg andersherum, und das Wasser würde in die Schleimhaut wandern, da dort die Salzkonzentration größer ist. Als Folge würde die Nasenschleimhaut anschwellen«, erkläre ich.

»Danke für die Information. Wissen Sie was? Geben Sie mir bitte so ein Meerwasserspray mit und zur Sicherheit noch ein Kindernasenspray. Ich versuche das mit dem kalten Entzug dann einfach mal.«

»Sehr gerne«, sage ich lächelnd, während ich mich umdrehe und von beiden Sprays je eines aus dem Regal nehme, abscanne und auf den Zahlteller stelle.

»Das wären dann die beiden Sprays. Zum Abschluss noch ein weiterer Tipp, der Ihnen helfen könnte, dass Sie nicht gleich wieder zum abschwellenden Nasenspray greifen müssen. Es empfiehlt sich grundsätzlich, die Nasenschleimhaut immer mal wieder zu befeuchten, da sich Viren in einer trockenen Nasenschleimhaut leichter festsetzen und man so die Wahrscheinlichkeit des Auftretens eines Schnupfens reduzieren kann. Dazu eignen sich normale Salzwasser- oder Meerwassernasensprays. Also isotone Sprays, die den gleichen osmotischen Druck wie die Nasenschleimhaut haben. Gerne welche mit Dexpanthenol, da Dexpanthenol zur Regeneration der Nasenschleimhaut beiträgt.

Am effektivsten wäre aber ein Nasenöl, das fühlt sich zwar nicht unbedingt angenehm an, befeuchtet die Nasenschleimhaut aber besser als ein Salzwasserspray. Das Öl ist ganz besonders empfehlenswert, wenn man schon eine längere Zeit auf ein abschwellendes Nasenspray zurückgreift.«

»Das habe ich noch nie gehört!«, erwidert er. »Das würde ich dann auch gerne noch ausprobieren.«

Ich nicke und fordere eines vom Automaten an.

»Sehr gerne. Dann versuchen Sie durchzuhalten, ja?«, sage ich lächelnd.

»Ja, auf jeden Fall. Sie haben mir jetzt erfolgreich ins Gewissen geredet!« Der Automat spuckt das Nasenöl aus, und ich lege es zu den beiden anderen Sprays.

»So, bitte schön.«

»Danke! Können Sie auf 100 Euro rausgeben?«, möchte er wissen.

»Nein. Tut mir leid. Um die Uhrzeit leider noch nicht.«

»Kein Problem.« Er zückt seine Kreditkarte und bezahlt bargeldlos. Ich packe ihm alles in eine Tüte und werfe noch eine Packung Taschentücher hinein.

»Vielen Dank! Bis zum nächsten Mal«, sagt er.

»Gerne. Bis zum nächsten Mal.«

Kapitel 2

Wie man die blöden Tropfen aus der Flasche bekommt, ohne verrückt zu werden

Kaum ist er zur Tür raus, betritt ein junger Mann mit Baseball-kappe und Skateboard unterm Arm die Apotheke und bleibt auf dem Weg zum HV-Tisch erstmal stehen. Er nimmt seinen Ruck-sack von den Schultern, öffnet ihn und holt einen DIN-A4-Ord-ner aus der Tasche, der mit Graffiti-Tags verziert ist. Er öffnet auch ihn und zieht ein rosa Rezept hervor. Anschließend setzt er in aller Seelenruhe seine Kopfhörer ab, guckt in meine Richtung und kommt auf mich zu.

Zwei Dinge an seinem Verhalten weiß ich zu schätzen. Ers-tens mag ich es, wenn man sein Rezept schon parat hat, bevor man zu mir an den HV-Tisch tritt. Und zweitens gefällt es mir sehr, wenn man ohne Kopfhörer im Ohr mit mir spricht. Das ist keine Frage von Spießigkeit, sondern von Höflichkeit.

Es gibt häufiger Kunden, die fünf Minuten lang wartend in der Schlange stehen und dabei auf ihren Smartphones her-umspielen. Sobald sie dann an der Reihe sind, fällt ihnen ganz plötzlich ein, dass sie ja noch ihr Rezept brauchen, das sich in den unendlichen Tiefen ihrer Taschen versteckt hält, während hinter ihnen bereits die ungeduldige Meute mit den Zähnen fletscht.

Häufig sind das dann auch genau die Kunden, die sich darüber beschweren, dass es nicht vorangeht. Die Ironie daran werden sie wahrscheinlich nie verstehen.

Es kommt auch nicht gerade selten vor, dass mir Kunden ihr Rezept in die Hand drücken und dabei einfach weiter Musik hören, während ich dabei bin, die verordneten Arzneimittel herauszusuchen. Das Kundengespräch gestaltet sich dann in der Folge meist etwas schwierig. Das führt dann dazu, dass ich selbst zum Lautsprecher werden muss, woraufhin sie dann genervt ihre kleinen Lautsprecher aus den Ohren nehmen.

Als noch respektloser empfinde ich die, die telefonierend in die Apotheke kommen, mir lässig ihr Rezept auf den HV-Tisch werfen und weiterhin lautstark telefonieren, als wäre ich überhaupt nicht anwesend. Wenn ich sie dann pflichtbewusst zu ihren Arzneimitteln beraten will, entschuldigen sie sich dann meistens. Bei der Person, mit der sie gerade telefonieren.

Ich kann mir wirklich nicht vorstellen, dass diese Menschen so ein Verhalten auch an den Tag legen, wenn sie gerade beim Arzt sitzen. (Ich höre jetzt zahlreiche Ärzte in meinem Kopf »Oh, doch!« schreien.)

Der junge Skater nickt mir höflich zu.

»Hey!«, begrüßt er mich.

»Hey!«, begrüße ich ihn der Situation entsprechend zurück.

»Ich war gerade beim Arzt und habe ein Rezept für Schmerztropfen bekommen.« Er überreicht mir das Rezept.

»Danke!« Novaminsulfontropfen. Eine kleine Flasche. Ich jage das Rezept durch den Scanner und fordere den passenden Rabattpartner vom Automaten an. Was Rabattpartner sind, erfährt man übrigens in Kapitel 6.

Metamizol, oder auch Novaminsulfon genannt, ist ein verschreibungspflichtiger Wirkstoff, der sowohl schmerzlindernd als auch fiebersenkend und krampflösend wirkt. Der Vorteil ist, dass Metamizol in einer normalen Dosierung nicht die Magenschleimhaut angreift, wie es beispielsweise Ibuprofen und ASS machen. Später mehr dazu.

Metamizol wird in Deutschland relativ häufig verordnet. Es vergeht kaum ein Tag, an dem ich den Wirkstoff nicht in Form von Tropfen oder Tabletten abgebe und das, obwohl Metamizol in der Kritik steht, da es eine zwar sehr seltene, aber dafür lebensgefährliche Agranulozytose auslösen kann.

Von einer Agranulozytose spricht man, wenn die Anzahl der Granulozyten, ein Bestandteil der weißen Blutkörperchen, stark vermindert ist.

Aufgrund dieses Risikos wurde Metamizol in vielen Ländern vom Markt genommen, darunter die USA, Großbritannien, Frankreich und Schweden.

Allerdings zeigen die Statistiken, dass auf 100 Millionen Patienten nur 25 Patienten kommen, die durch die Einnahme von Metamizol verstorben sind, dafür aber 600 Patienten durch die Einnahme von Diclofenac und 185 Patienten durch ASS.

Nach einem kurzen Rumpeln fällt die Novaminsulfonflasche in ihrer Verpackung in das Ausgabefach. Ich entnehme sie und scanne sie gegen.

Seit dem 9. Februar 2019 müssen wir alle verschreibungspflichtigen Arzneimittel gegenscannen, denn zu diesem Zeitpunkt ging das securPharm-System an den Start, das in Echtzeit prüft, ob es sich bei dem vorliegenden Arzneimittel um eine Fälschung handelt oder nicht.

Zur gleichen Zeit wurden auch die pharmazeutischen Unternehmen dazu verpflichtet, auf ihre verschreibungspflichtigen Arzneimittel einen securPharm-konformen Data-Matrix-Code aufzubringen sowie die Packungen mit einem sogenannten Erstöffnungsschutz zu versiegeln.

Dass ich nicht extra nach hinten gehen muss, um das Arzneimittel zu holen, sondern mir ein Automat die Arbeit abnimmt, scheint ihn zu faszinieren.

»Krass! Ist da jemand drin, der die Arzneimittel aufs Band wirft?«, fragt er ungläubig.

Fragen wie diese, man glaubt es kaum, bekomme ich sehr häufig gestellt. Anfangs versucht man sie noch kreativ zu kontern, aber irgendwann bleibt man dann bei einer Version.

»Da sind kleine Äffchen drin«, sage ich ohne eine Miene zu verziehen, »die turnen durch die Regale und werfen dann die angeforderten Arzneimittel aufs Band.«

Er schaut mich skeptisch an.

»Und dann kommen die hier raus«, sage ich und deute dabei auf das Ausgabefach.

»Haha, so ein Quatsch!«, sagt er lachend. Mein Pokerface bröckelt, und ich kann mir ein Grinsen nicht verkneifen.

»Ja, das mit den Äffchen war natürlich Quatsch. Meine Kolleginnen und Kollegen müssen da leider selbst durch die Regale turnen!« Er guckt mich irritiert an und weiß nicht so genau, was er darauf erwidern soll.

»Kann ich mir das mal angucken?«, fragt er neugierig.

»Na ja, ähm, das geht leider nicht.«

»Ach, kommen Sie, Mann. Ist doch gerade nichts los in Ihrer Apotheke«, lässt er nicht locker.

»Ach, was soll's! Man kann ja auch mal eine Ausnahme machen«, sage ich und winke ihn nach hinten.

Er legt Skateboard und Rucksack auf den Boden und kommt zu mir hinter den HV-Tisch. Wir gehen den Gang entlang zum Automaten, und ich zeige ihm durch das Sichtfenster, wie ein Roboterarm durch die Regale saust und mit seinem Greifer das gewünschte Arzneimittel packt und auf ein Laufband wirft, welches das Arzneimittel dann zu uns nach vorne in den Handverkauf transportiert. Seit wir in der Apotheke nicht mehr so viel zu den Schubladen rennen müssen, werden wir übrigens alle immer dicker. Aber das ist eine andere Geschichte. Während er völlig fasziniert zuguckt, wie der Automat die Arzneimittelpackungen in wenigen Sekunden in die Regale platziert, die unsere PKA, die pharmazeutisch-kaufmännische Angestellte, gerade eingebucht hat, nutze ich die Gelegenheit, um meinen Tee zu trinken. Perfekte Temperatur. Köstlich.

»Wow. Das ist echt cool!«, begeistert er sich wie ein Kind im Spielwarenladen, während er das Schild seiner Kappe nach hinten dreht.

»Solange alles funktioniert, auf jeden Fall. Letzte Woche mussten wir allerdings einen Tag lang alles selbst aus dem Automaten holen, was dann wirklich lange dauert, weil darin rein gar nichts alphabetisch sortiert ist, sondern der Computer ein neues Arzneimittel dorthin legen lässt, wo eben gerade Platz ist.«

»Oh, ich kann mir vorstellen, dass das nervig sein muss.« Ich nicke, und wir gehen wieder nach vorne, bevor sich noch meine Kollegin beschwert, dass ich einfach einen Kunden mit nach hinten genommen habe. Aber so ist das eben mit den Ausnahmen.

»So, jetzt wieder zurück zum Novaminsulfon. Sie kennen sich damit aus?«, frage ich ihn. Er dreht das Schild seiner Kappe wieder nach vorne, als würde er einen Schalter umlegen von privat auf Business.

»Ja, der Doc hat mit mir über alles gesprochen. Auch über dieses Agradingsbums … Äh, wie heißt das nochmal genau?« Er schaut mich fragend an.

»Agranulozytose.«

»Ah, ja. Danke. Und er hat gesagt, dass ich maximal vier Mal am Tag jeweils vierzig Tropfen einnehmen darf.«

Ich nicke. »Genau. Das ist die Höchstdosis. Alle sechs Stunden vierzig Tropfen. Also nicht mehr als 160 Tropfen am Tag. Ich würde aber gucken, ob weniger ausreichen. Dann kann man die Dosierung im Ernstfall immer noch steigern. Getreu dem Motto: So viel wie nötig, so wenig wie möglich.«

»Alles klar, cool. Kann ich gleich welche nehmen? Haben Sie ein Glas Wasser für mich?«

»Da drüben steht der Wasserspender. Sie können sich gerne bedienen«, sage ich und zeige dabei in die Ecke, in der wir ihn vor kurzem hingestellt haben.

»Danke!« Er läuft hinüber und entnimmt mühsam einen der Pappbecher, die sich ineinander gesteckt in einem durchsichtigen Rohr befinden, und füllt ihn dann mit Wasser.

Mittlerweile hat sich vor meinem HV-Tisch eine kleine Schlange an Wartenden gebildet. Ich meide den Blickkontakt, da das für manche gleichbedeutend mit »Sie sind jetzt an der Reihe« ist. Doch der ältere Mann, der vorne in der Schlange steht, kommt trotzdem auf mich zu.

»Kleinen Moment, bitte. Der Herr ist noch nicht fertig«, sage ich, und er geht wieder einen Schritt zurück, sichtlich genervt, dass er noch nicht dran ist. Ich betätige die Klingel, um meine Kollegin zu rufen, die hinten in der Rezeptur gerade eine Salbe für einen Kunden anfertigt. Es dauert keine zehn Sekunden, da kommt sie schon hervor und stellt sich an die Kasse neben mir und ruft den ungeduldigen Herrn auf. Währenddessen versucht mein Kunde seinen übervollen Becher Wasser vorsichtig zurück zu mir an den HV-Tisch zu balancieren.

Gerade als ich mich fragen will, wie er da noch vierzig Tropfen Novaminsulfon reinquetschen will, macht der Kunde meiner Kollegin Platz im Becher, indem er meinen Kunden ungeschickt anrempelt.

»Sie könnten ruhig ein bisschen aufpassen«, sagt der zum Rempler, der aber bevorzugt, ihn zu ignorieren.

Als hätte jemand einen Alarmknopf gedrückt, steht auch schon unsere Reinigungskraft bereit und wischt in Sekundenschnelle alles auf, bevor noch jemand ausrutscht.

Mit nassem T-Shirt dreht sich mein Kunde wieder mir zu und versucht, unbeholfen die Tropfflasche zu öffnen, was ihm nicht gelingen mag.

»Ähm, ich krieg die Flasche nicht auf«, sagt er frustriert und schaut mich hilfesuchend an. Ich strecke meine Hand aus, und er reicht sie mir.

»Kein Problem. Ich weise Sie jetzt ein in die geheime Kunst des Öffnens einer Flasche mit spezieller Kindersicherung. Man drücke den Deckel nach unten und drehe ihn nach links.« Gesagt, getan und die Flasche ist offen. Die Tropfen ins Wasser geben darf er aber alleine, weshalb ich ihm das Fläschchen wieder übergebe.

»Cool. Danke!« Er nimmt die Flasche und versucht, ein paar Tropfen ins Wasser zu geben. Nichts passiert. Hektisch schüttelt er die Flasche, bis die Tropfen nur so ins Wasser fliegen. Sie sehen allerdings nicht nach Tropfen aus, eher wie Streifen, die ins Wasser fallen.

»Whoa, whoa, whoa«, rufe ich, und er unterbricht seine Aktion. Ich werde zum Oberlehrer und ziehe meine imaginäre Brille auf die Nasenspitze.

»Man unterscheidet zwei verschiedene Typen von Tropfsystemen. Den Randtropfer und den Senkrechttropfer. Das hier ist ein Randtropfer. Sie haben die Flasche senkrecht gehalten. Deshalb kommen keine Tropfen heraus. Sie müssen sie also schräg halten.«

»Okay, okay. So besser, Herr Professor?«, fragt er grinsend, während er die Flasche nun zwar schräg hält, aber wieder schüttelt.

»Wir sind zumindest auf dem richtigen Weg. Die Flasche schräg halten bedeutet nicht nur schräg halten, sondern auch geduldig warten, bis ein Tropfen nach dem anderen aus der Flasche herauskommt. Also nicht die Flasche schräg halten und dann wie wild schütteln«, sage ich lachend. »Das Schütteln verändert die Größe der Tropfen, und größere Tropfen enthalten mehr Wirkstoff. Wenn Sie maximal vierzig Tropfen auf einmal zu sich nehmen dürfen, dann sind damit keine riesengroßen Tropfen gemeint, sondern die, die die Flasche nach und nach abgibt. Es dauert seine Zeit und lässt sich auch nicht beschleunigen.«

»Na gut. Aber das Warten nervt.«

»Ja«, gebe ich zu, »das Warten nervt. Aber es hilft ja nichts.« Ich unterbreche sein Getropfe.

»Hören Sie lieber auf, bevor die Dosis zu hoch wird. Die Menge, die vorhin bei ihrem Geschüttele herausgeschossen ist, kann man unmöglich als Tropfen bezeichnen«, sage ich.

»Ja, okay. Ist vielleicht das Beste.« Er verschließt die Flasche und kippt den kompletten Becher auf einmal hinunter.

»Bäh, schmeckt eklig. Muss Medizin sein.«

»Kann man wohl so sagen!«, bestätige ich ihm das Offensichtliche.

»Dann also die nächste Dosis in sechs Stunden!«, sagt er.

»Falls nötig, ja.«

»Alles klar!«

»Haben Sie sonst noch eine Frage?«

»Ja, Sie sprachen gerade von zwei verschiedenen Tropfflaschen; wie kann ich die unterscheiden?«

»Das ist im Prinzip ganz einfach. Wenn Sie den Senkrechttropfer schräg halten, kommen keine Tropfen raus. Und andersrum. Nein, im Ernst, den Senkrechttropfer erkennt man an dem Belüftungsröhrchen, das in die Flasche ragt. Das fehlt beim Randtropfer. Die Tropfen beim Randtropfer sind auch bis zu einem Viertel kleiner, also ist auch dementsprechend weniger Wirkstoff drin. Das ist wichtig. Aber für beide gilt: Niemals schütteln!«

»Haha, ja. Okay. Ich weiß ja jetzt Bescheid!«

Er legt mir fünf Euro auf den Tisch.

»Dann vielen Dank. Hat Spaß gemacht. Bis dann!«

»Nichts zu danken. Bis dann!« Kaum habe ich meinen Satz vollendet, schwingt er sich, als hätte er keine Schmerzen, auf sein Skateboard und cruist damit an den wartenden Kunden vorbei.

»Ey!«, rufe ich ihm hinterher, doch ich höre nur noch ein Lachen, als er zur Tür hinausschießt.

Kapitel 3

Warum zwei Ibu 400 genauso wirken wie eine Ibu 800

Während ich noch mit dem Kopf schüttele, tritt der nächste Kunde aus der Schlange zu mir an den HV-Tisch: Ein junger Mann mit schmerzverzerrtem Gesicht. Er hält sich einen Coolpack an die Wange.

»Der Typ hätte mich mit seinem scheiß Skateboard fast über den Haufen gefahren«, begrüßt er mich genervt.

»Ja, tut mir leid. Ich werde gleich ein Schild aufstellen, dass das Skateboardfahren in der Apotheke ab sofort verboten ist. Was kann ich für Sie tun?«

»Ich brauche dringend Ibu 800. Ich habe starke Zahnschmerzen.«

Ibuprofen gehört, genauso wie die Acetylsalicylsäure (ASS), Diclofenac sowie einige andere Arzneimittel, zur Gruppe der NSAR, der nichtsteroidalen Antirheumatika. Der Name kommt daher, da sie keine Steroidstruktur wie Glucocorticoide (»Cortison«) besitzen, aber aufgrund ihrer entzündungshemmenden Eigenschaften ebenfalls in der Rheumatherapie eingesetzt werden können.

Ibuprofen ist ein unselektiver COX-Hemmer, das heißt, dass

die Wirkung durch eine Hemmung der beiden Cyclooxygenasen COX-1 und COX-2 zustande kommt.

Cyclooxygenasen sind Enzyme im Körper, die dafür sorgen, dass aus Arachidonsäure Prostaglandine entstehen.

Diese Prostaglandine können dann zum Beispiel Schmerzen und Fieber verursachen, aber auch Entzündungen hervorrufen.

Möchte man also die Schmerzen oder die Entzündung bekämpfen oder das Fieber reduzieren, muss man dafür sorgen, dass der Körper weniger Prostaglandine herstellt, in dem man zum Beispiel mit Ibuprofen die Cyclooxygenasen hemmt.

Allerdings haben die Prostaglandine auch noch einige andere Eigenschaften – sie sorgen zum Beispiel dafür, dass die Magensäureproduktion herabgesetzt und die Produktion des Magenschleims verstärkt wird.

Der Magenschleim ist notwendig, damit der Magen sich durch die Salzsäure, die sich darin befindet, nicht selbst verdaut.

Nimmt man nun also Ibuprofen oder einen anderen COX-Hemmer ein, wird dadurch die Magensäureproduktion nicht mehr herabgesetzt und die Produktion des Magenschleims nicht mehr verstärkt.

Mehr Magensäure und weniger Magenschleim heißt, dass die Magenschleimhaut nicht nur weniger geschützt, sondern auch verstärkt angegriffen wird, wodurch es zu Blutungen im Magen und damit zu einem Magengeschwür kommen kann. Je länger und je höher dosiert Ibuprofen eingenommen wird, desto wahrscheinlicher wird das Szenario.

Bleibt einem allerdings nichts anderes übrig, als Ibuprofen über einen längeren Zeitraum hinweg einzunehmen, verschreiben Ärzte gerne zusätzlich Protonenpumpenhemmer wie Pantoprazol oder Omeprazol, die dafür sorgen, dass der Magen weniger Salzsäure bildet und somit die Schleimhaut weniger angegriffen wird. Mehr zu Protonenpumpenhemmer steht in Kapitel 8.

Manche Prostaglandine können auch die Blutgefäße erweitern. Fließt das Blut dann durch diese erweiterten Gefäße, übt es weniger Druck auf sie aus. Der Blutdruck sinkt also. Wird die Anzahl der Prostaglandine durch die Einnahme von Ibuprofen gesenkt, kann dadurch also auch der Blutdruck ansteigen. Im Schnitt um 3,7 mmHg (Millimeter-Quecksilbersäule).

Leider muss ich den Wunsch meines Kunden ablehnen.

»Tut mir leid, für Tabletten mit 800 Milligramm Ibuprofen benötigen Sie ein Rezept. Ab 600 Milligramm sind alle Ibuprofen-Tabletten verschreibungspflichtig.«

»Och, so ein Mist. Können Sie keine Ausnahme machen?«

»Nein, kann ich leider nicht. Was ich allerdings kann, ist Ihnen die 400-Milligramm-Tabletten zu verkaufen«, antworte ich.

»Ja, aber die bringen bei mir gar nichts!«, lehnt er mein Angebot ab, während er den Kopf schüttelt.

»Wenn 400 Milligramm nicht ausreichen sollten, können Sie zusätzlich noch Paracetamol einnehmen. Bei Ihnen wären das maximal 1000 Milligramm als Einzeldosis, alle sechs Stunden.«

Paracetamol gehört nicht zu den NSAR. Es hat auch nur eine schwache Wirkung gegen Schmerzen und eine sehr geringe entzündungshemmende, dafür aber eine gute fiebersenkende Wirkung.

Dosiert man Paracetamol wie vorgeschrieben, ist es bei kurzfristiger Gabe gut verträglich. Für einen Erwachsenen liegt die maximale Tagesdosis bei 4000 Milligramm pro Tag, bei einer Einzeldosierung von 500–1000 Milligramm. Bei Kindern liegt die maximale Tagesdosis bei 50 Milligramm pro Kilogramm

Körpergewicht und einer Einzeldosis von 10 Milligramm pro Kilogramm Körpergewicht.

In diesen Dosen kann das toxische Abbauprodukt von Paracetamol, wenn die Leber gesund ist, gut entgiftet werden. Bei Dosen, die darüber hinausgehen, ist das nicht mehr der Fall, weshalb durch das nicht entgiftete Abbauprodukt die Leberzellen angegriffen werden und es in Folge zu einem Leberversagen kommen kann und manchmal sogar zum Tod.

Wird zusätzlich Alkohol getrunken, kann Paracetamol schon in normalen Dosen gefährlich werden, da das toxische Abbauprodukt durch den Alkohol vermehrt gebildet wird. Deshalb sollten man auch kein Paracetamol einnehmen, wenn man über den Durst getrunken hat.

»Und Sie meinen, das hilft?«

»Ja, die beiden Wirkstoffe verstärken sich gegenseitig. Da sie auf unterschiedliche Arten wirken, kann man sie auch zusammen einnehmen.«

»Hmm, ich weiß nicht. Ich brauche schon mindestens 800 Milligramm Ibuprofen, und Paracetamol hilft bei mir eigentlich auch nicht.«

»Probieren Sie es einfach mal aus. Die 800er gibt es jedenfalls nur mit Rezept. Und was meinen Sie damit, dass Sie »mindestens« 800 Milligramm brauchen?«

»Na ja, wenn eine 800er nicht ausreicht, nehme ich gleich noch eine zweite!«

Ich schaue ihn mit großen Augen an. »Also erst einmal braucht die Tablette schon etwas Zeit, sich aufzulösen, damit der Wirkstoff ins Blut und dann an den Wirkort gelangen kann. Und außerdem beträgt die Höchstdosis Ibuprofen bei Erwachsenen maximal 2400 Milligramm am Tag, das wären dann bei 800 Milligramm als

Einzeldosis dreimal am Tag. Aber auch nur dann, wenn der Arzt sie Ihnen verordnet hat. Mehr als 800 Milligramm auf einmal einzunehmen, erhöht nur das Risiko für Nebenwirkungen wie einem Magengeschwür. Wenn die Tabletten nicht vom Arzt verordnet wurden, sondern Sie sich die im Rahmen der Selbstmedikation kaufen, beträgt die Höchstdosis 1200 Milligramm pro Tag, also 400 Milligramm dreimal täglich. Die nächste Dosis können Sie aber bereits nach sechs Stunden einnehmen.«

»Hmm. Okay. Also ich habe das schon öfter so gemacht, dass ich zwei 800er-Tabletten geschluckt habe. Bisher ging alles gut, ich habe noch nie Magenprobleme davon bekommen.«

»Ja, schön. Leider sagt das nichts über die Zukunft aus. Ich würde Ihnen deshalb dringend raten, das nicht mehr so zu machen und wegen der Schmerzen lieber zum Zahnarzt zu gehen.«

»Ich war ja heute beim Zahnarzt. Deswegen habe ich ja die Zahnschmerzen.«, sagt er mit einem gequälten Lächeln, »das hat schon beim Bohren höllisch wehgetan!«

»Haben Sie denn keine Spritze bekommen?«, frage ich und ahne bereits die Antwort.

»Nee, ich wollte keine Spritze. Ich kann Spritzen auf den Tod nicht ausstehen.«

»Okay, verstehe. Und er hat ihnen dann nichts gegen die Schmerzen verschrieben?«

»Na ja, doch. Zumindest wollte er. Aber halt nur Ibu 400, und ich habe ihm dann gesagt, dass ich von denen noch welche zu Hause habe, die bei mir aber eh nicht helfen. Die 800er wollte er mir trotzdem nicht verordnen.«

»Haben Sie denn heute schon eine Ibu 400 eingenommen?«, möchte ich wissen.

»Nein. Ich war jetzt noch nicht zu Hause, und außerdem weiß ich ja, dass bei mir nur die 800er helfen.«

»Hat er denn gesagt, wie oft Sie die 400er hätten einnehmen dürfen?«

»Nee. Aber egal. Ich gehe da jetzt noch mal hin und mache Ärger, wenn er mir nicht die Stärkeren aufschreiben will.«

Noch bevor ich etwas erwidern kann, dreht er sich um und läuft ohne ein Wort zu sagen Richtung Ausgang. Kurz vor der Tür macht er halt, dreht sich um und kommt zurück. Nachdenklich schaut er mich an.

»Was ist eigentlich, wenn ich zwei 400er nehmen würde statt einer 800er?«

»Sie erhalten dann genauso 800 Milligramm Ibuprofen, wie Sie auch bei einer Ibu-800-Tablette bekommen würden. Sie sollten dann allerdings erst Rücksprache mit Ihrem Zahnarzt halten.«

»Aber ansonsten ist die Wirkung völlig identisch?«

»Bei der Einnahme von zwei 400ern im Vergleich zu einer 800er kann es höchstens zu Unterschieden im Wirkeintritt kommen, je nachdem, wie schnell der Wirkstoff jeweils freigesetzt wird. Wenn es sich bei der Tablette mit 800 Milligramm Ibuprofen jedoch um eine Retardtablette handelt, dann gibt es definitiv einen Unterschied, denn diese setzt den Wirkstoff nicht sofort frei, sondern erst nach und nach. Die unmittelbare Wirkung ist dann zwar schwächer als bei einer normalen Filmtablette, dafür hält sie aber länger an.«

»Okay, ich gehe jetzt noch einmal zu meinem Zahnarzt und spreche mit ihm.«

»Machen Sie das«, sage ich und nicke zustimmend.

»Alles klar, danke! Tschüss.«

»Tschüss.«

Dieses Mal bleibt er nicht vor der Tür stehen, sondern verlässt die Apotheke tatsächlich.

Kapitel 4

Warum man nicht jede Tablette teilen darf

Da gerade kein Kunde mehr in der Apotheke ist, gehe ich kurz nach hinten und nippe an meiner lauwarmen Tasse Tee. Plötzlich ertönt vorne eine Melodie. Die Melodie, die einer unserer Stammkunden ständig pfeift. Sobald man sie hört, weiß man, dass er und seine Frau wieder da sind. Ein älteres Ehepaar, das ich eigentlich nur gut gelaunt und miteinander scherzend kenne. Die beiden kommen schon seit vielen Jahren zu uns und sind äußerst beliebt. Was durchaus daran liegen könnte, dass die beiden sehr unkompliziert sind. Ich mag das.

Es wird vielleicht manche überraschen, aber jeder von uns kennt den ein oder anderen Kunden, auf den er keine Lust hat, mit dem er einfach nicht kann. Wenn man ihn also in der Schlange stehen sieht, dann ertappt man sich dabei, dass man insgeheim hofft, der aktuelle Kunde würde etwas länger brauchen, sodass der unbeliebte Kunde dann von der Kollegin oder dem Kollegen übernommen wird.

Herr und Frau Schmidt, so heißen die beiden Stammkunden übrigens, sind auch heute wieder bester Laune.

»Guten Tag, Herr Apotheker, wie geht es Ihnen?«, fragt mich Herr Schmidt.

»Gut, danke der Nachfrage«, antworte ich wahrheitsgemäß. »Und bei Ihnen ist auch alles gut soweit?« Frau Schmidt ist diejenige, die antwortet.

»So weit, so gut. Aber, werden Sie besser niemals alt.« Zwinker, zwinker.

»Keine Sorge, werde ich nicht. Zumindest versuche ich es«, antworte ich mit noch mehr Zwinker, Zwinker. Jetzt lacht auch Herr Schmidt.

»So, genug der Scherze, wir wollen unser Frühstück abholen«, scherzt er weiter und drückt mir dabei zwei Rezepte in die Hand. Eines für seine Frau und eines für sich. Beide bekommen die gleichen Blutdrucktabletten, wie ich sehe. Es scheint wohl doch etwas dran zu sein, dass man sich immer ähnlicher wird, je länger man zusammen ist.

Während ich die Rezepte auf Fehler prüfe, sehe ich, dass Herr Schmidt gestern 90 Jahre alt wurde.

»Oh, Herr Schmidt, Sie hatten ja gestern Geburtstag. Dazu auch noch einen runden. 90 Jahre! Respekt! Ich wünsche Ihnen alles Gute!«, sage ich, und er lacht.

»Vielen Dank. Man tut, was man kann.« Da ist es wieder, das Zwinkern.

»Und das macht er ganz gut. Das, was er kann, zumindest«, erwidert seine Frau lachend.

Ich grinse und beginne damit, für Herrn Schmidt den passenden Rabattpartner herauszusuchen.

»Aber bitte wieder die größeren Tabletten, wenn's geht. Die vom letzten Mal ließen sich so schlecht teilen«, lässt Herr Schmidt mich wissen. Da er eine Kundenkarte hat, kann ich sehen, dass meine Kollegin ihm bei seinem letzten Besuch nicht die gewohnte Firma mitgeben hat, was möglicherweise daran lag, dass »seine« Firma nicht lieferbar war.

»Sie hatten das letzte Mal tatsächlich andere Tabletten als sonst bekommen. Moment.« Ich klicke auf einen Button, um zu sehen, ob sie teilbar sind. »Nein, diese Tabletten sind leider nicht teilbar.«

Es gibt einige Gründe, warum Tabletten nicht teilbar sind. Manche haben einen magensaftresistenten Filmüberzug, der zum Beispiel verhindert, dass die Tablette sich bereits im Magen auflöst und so der Wirkstoff durch die Magensäure zerstört wird. Es gibt aber auch Tabletten, bei denen ist nur der Wirkstoff in den Tabletten magensaftresistent überzogen. Diese Tabletten enthalten dann sogenannte magensaftresistente Pellets. Man spricht hier von MUPS, dem Multiple Unit Pellet System. Diese Tabletten dürfen dann geteilt werden, weil der Wirkstoff auch dann noch vor der Mägensäure geschützt ist. MUPS werden zum Beispiel bei manchen Metoprolol-Tabletten eingesetzt.

Bei Retardtabletten würde das Teilen der Tablette in der Regel dazu führen, dass der Wirkstoff nicht wie gewünscht nach und nach, sondern auf einmal freigesetzt wird. Man kann sich also vorstellen, dass es vermehrt zu Nebenwirkungen kommen kann, wenn man die komplette Dosis an Wirkstoff auf einmal zu sich nimmt, die ja eigentlich für den halben oder sogar den ganzen Tag gedacht war. Je nach Wirkstoff kann das auch lebensgefährlich werden.

Und jetzt bitte ganz aufmerksam lesen: Eine Kerbe in der Tablette heißt nicht, dass die Tablette geteilt werden darf! Tabletten können auch sogenannte Schmuckkerben enthalten, diese dienen dann zur Zierde bzw. zur besseren Unterscheidbarkeit der Tabletten.

Meiner Meinung nach sollten Schmuckkerben generell abgeschafft werden. Die meisten Patienten wissen nicht, dass es so etwas gibt, und gehen verständlicherweise davon aus, dass ihre Tabletten teilbar sind, wenn eine Kerbe drin ist. Doch leider ist dem nicht so.

Teilt man eine Tablette mit Schmuckkerbe, hat man, je nachdem, mit was für einem Überzug diese Tablette überzogen ist, im besten Fall nicht in beiden Hälften die gleiche Menge an Wirkstoff, sodass es zu einer falschen Dosierung kommt. Je nach Arzneimittel kann sich das in der Therapie durchaus bemerkbar machen. Es kann aber auch sein, dass das Teilen den Wirkstoff zerstört, weil dieser nun in Kontakt mit der Magensäure kommen kann.

Davon zu unterscheiden sind Tabletten, die man zwar teilen darf, die aber dennoch unterschiedliche Mengen an Wirkstoff in den beiden Hälften enthalten. Die Teilbarkeit ist nur deshalb gegeben, um das Schlucken der Tabletten zu erleichtern. Das heißt, beide Hälften müssen nacheinander geschluckt werden und nicht die eine Hälfte jetzt und die andere zwölf Stunden später.

Wenn man die Tablette tatsächlich teilen darf, sollte man das am besten mit einem Tablettenteiler machen. So geht am wenigsten Wirkstoff verloren. Die Tabletten mit einem Messer zu teilen, ist zu ungenau und es entstehen dabei häufig Krümel, die dann einfach weggeworfen werden, obwohl diese ebenfalls Wirkstoff enthalten. Bei kleinen Tabletten kann das einen großen Unterschied in der Wirksamkeit machen.

Muss man Tabletten teilen, sollte man auf jeden Fall im Beipackzettel nachlesen oder bei uns in der Apotheke nachfragen, ob diese Tabletten nun teilbar sind oder nicht. Hat man den Beipackzettel nicht zur Hand und die Apotheke hat bereits geschlossen, findet man die Information auch im Internet, in dem man entweder nach dem Beipackzettel googelt oder auf https://www.gelbe-liste.de/ nachguckt.

Herr Schmidt schaut mich fragend an.

»Was bedeutet das jetzt, dass ich sie trotzdem geteilt habe?«

»Ich vermute, dass der Wirkstoff in diesen Tabletten nicht homogen verteilt war, das heißt, dass beide Hälften nicht die exakt gleiche Menge an Wirkstoff enthielten. Denn wäre der Wirkstoff säureempfindlich, würde es sehr wahrscheinlich auch von anderen Firmen keine teilbaren Tabletten geben. Es sei denn, es wäre eine Tablette mit Mikropellets, die dann selbst magensaftresistent überzogen sind«, versuche ich ihm zu erklären. Frau Schmidt richtet das Wort an ihren Mann.

»Eduard, könnte das nicht der Grund gewesen sein, warum du dich oft so komisch gefühlt hast und dein Blutdruck so durcheinander war?«

»Da könntest du Recht haben, meine Liebe«, antwortet er ihr und leitet die Frage direkt an mich weiter.

»Was meinen Sie? Könnte das daran liegen?«

Ich nicke. »Das könnte durchaus daran liegen. Ich kann Ihnen wieder die Tabletten geben, die Sie beim vorletzten Mal hatten. Allerdings würde ich die Ihnen dann bestellen, wenn das in Ordnung ist.«

»Ja, auf jeden Fall! Können Sie die uns dann bitte heute Abend vorbeibringen lassen?«

»Heute leider nicht mehr, da wir heute keine Ware mehr bekommen. Die kommt erst morgen früh bei uns an. Ich könnte sie Ihnen also morgen vorbeibringen lassen.«

Er lächelt mich an. »Ja, toll. Wir sind morgen den ganzen Tag zu Hause. Ihr Bote kommt ja immer abends, nicht wahr?«

»Genau, zwischen 18 und 20 Uhr.«

»Sonst kennen Sie sich mit den Tabletten aus, oder gibt es noch Fragen?«, möchte ich wissen.

»Sonst ist alles klar, danke!«

Ich bedrucke sein Rezept und schließe den Vorgang ab. Der Drucker spuckt einen Botenschein aus, den ich mit einer Büroklammer an das Rezept hefte. Dann nehme ich das Rezept von Frau Schmidt in die Hand und schaue, was sie verschrieben bekommen hat. Es sind zwar die gleichen Tabletten, aber da sie bei einer anderen Krankenkasse versichert ist als ihr Mann, bekommt sie ihre von einer anderen Firma.

»Frau Schmidt, Ihre Tabletten hätte ich da, sofern Sie die nicht auch teilen müssen.«

»Nein, nein. Ich muss die ganz schlucken. Mein Blutdruck ist etwas höher als seiner, was vermutlich an ihm liegt«, antwortet sie mir, und die beiden fangen laut an zu lachen.

»Nett!«, sage ich ebenfalls lachend.

»Sie kennen sich auch aus mit der Einnahme Ihrer Tabletten, Frau Schmidt?«

»Ja, auf jeden Fall.«

Ich lasse die Tabletten aus dem Automaten kommen und lege sie ihr nach dem Abscannen vor.

»Vielen Dank!«

»Nichts zu danken. Und Ihre Tabletten, Herr Schmidt, bringen wir Ihnen wie besprochen morgen Abend vorbei. Da Sie beide ja von der Zuzahlung befreit sind, wären wir jetzt fertig, wenn Sie nicht noch einen Wunsch haben«, frage ich.

»Nur einen. Wir würden uns freuen, wenn Sie uns morgen noch eine Zeitung mitschicken könnten«, bittet mich Herr Schmidt.

»Gerne!«, antworte ich. »Ich könnte Ihnen aber auch sofort eine mitgeben.«

»Morgen wäre uns lieber, wir sind noch eine Weile unterwegs.«

»Kein Problem.«

»Dann vielen Dank! Bis zum nächsten Mal«, sagt Herr Schmidt und dreht sich um.

»Auf Wiedersehen und danke!«, verabschiedet sich auch seine Frau von mir.

»Nichts zu danken, ich wünsche Ihnen noch einen schönen Tag. Auf Wiedersehen.« Sie nicken mir zu, dann greift Frau Schmidt nach der Hand ihres Mannes. Händchenhaltend spazieren sie zur Apotheke heraus in die Morgensonne.

Kapitel 5

Warum man die meisten Antibiotika bedenkenlos mit Milchprodukten einnehmen darf

Gerade als ich kurz nach hinten gehen möchte, höre ich jemanden husten und sehe, wie ein junger blonder Mann im Hawaii-Hemd und zerrissener Jeans die Apotheke betritt. Der Husten färbt sein Gesicht blutrot.

»Entschuldigung, ich hab's gleich!«, sind seine ersten Worte an mich. Ich greife in die Schublade und biete ihm ein Hustenbonbon an.

»Hier bitte. Dahinten haben wir einen Wasserspender stehen, falls Sie einen Schluck trinken möchten.« Er nimmt das Bonbon dankbar entgegen, entfernt das Papier und steckt es sich in den Mund.

»Danke! Geht schon!« Er dreht sich zur Seite und hustet nochmal in seine Armbeuge.

»So. Jetzt, aber. Ich habe mir anscheinend 'ne schlimme Bronchitis eingefangen«, lässt er mich wissen, während er mir ein Rezept in die Hand drückt.

»Danke.« Ich nehme das Rezept entgegen und kontrolliere, ob es korrekt ausgestellt wurde. Alles in Ordnung. Seine Ärztin hat ihm Amoxicillin 1000 Milligramm verordnet. Dreißig Tabletten.

Als Antibiotika werden alle Wirkstoffe bezeichnet, die Bakterien abtöten oder sie in ihrem Wachstum hemmen. Sie werden in verschiedene Gruppen unterteilt, zum Beispiel anhand ihrer chemischen Struktur.

Das verordnete Antibiotikum Amoxicillin gehört zur Gruppe der Aminopenicilline, die wiederum zur Wirkstoffgruppe der β-Lactam-Antibiotika gehören. Es ist von allen Penicillinen das am häufigsten verschriebene.

Amoxicillin ist ein Breitbandantibiotikum, das heißt, dass es eine große Anzahl verschiedener Bakterien abtöten kann. Man verwendet es unter anderem bei einer Nasennebenhöhlenentzündung, bei einer Bronchitis und bei Infektionen im Mundbereich.

Da Amoxicillin als Betalactamantibiotikum von Betalactamasen abgebaut wird, gibt es die Möglichkeit, diese Enzyme zu hemmen, in dem man es mit der Clavulansäure kombiniert. Die Clavulansäure alleine hat keine nennenswerte antibakterielle Wirkung, aber dadurch, dass sie verhindert, dass das Amoxicillin abgebaut wird, erweitert sie dessen Wirkspektrum. Im Handel gibt es nur fixe Kombinationen von Amoxicillin und Clavulansäure, allerdings hat das nicht nur Vorteile, denn bei der Anwendung von Clavulansäure können Leberschäden auftreten. Worauf man aber vor allem dann achten sollte, wenn man bereits eine vorgeschädigte Leber hat oder andere Arzneimittel einnehmen muss, die ebenfalls die Leberzellen schädigen können, wie zum Beispiel Paracetamol. Aus dem gleichen Grund sollte dann kein Alkohol getrunken werden.

Ich fordere das verordnete Amoxicillin also vom Automaten an, höre, wie es auf dem Band transportiert wird und in das Ausgabefach fällt, aus dem ich es dann entnehme. Anschließend scanne ich es gegen, bevor ich es ihm auf den Zahlteller lege.

»Wenn Erkältungen durch Viren ausgelöst werden, warum verordnet sie mir dann ein Antibiotikum?«, möchte der Kunde wissen.

»Erkältungen werden zwar durch Viren ausgelöst, es kann allerdings auch zu einer Superinfektion kommen. Das heißt, dass zu der viralen Infektion noch eine bakterielle Infektion dazukommen kann. Das passiert dann, wenn das Immunsystem gerade so mit der Abwehr der Viren beschäftigt ist, dass es schwierig ist, zusätzlich noch Bakterien zu bekämpfen. Diese Bakterien müssen dann durch das Antibiotikum bekämpft werden, während das Immunsystem mit den Viren alleine klarkommen muss«, erkläre ich ihm.

»Ah, okay. Wieder was gelernt«, sagt er lächelnd, während er gleichzeitig versucht, dabei nicht zu husten. Ich lächle zurück.

»Wissen Sie denn Bescheid, wie Sie das Amoxicillin einnehmen müssen?«, frage ich ihn, und er nickt bestätigend.

»Ja, alle acht Stunden und keine Milchprodukte dazu.«

»Also alle acht Stunden ist richtig, immer zum Essen dazu, da es dann am besten vertragen und aufgenommen wird. Aber Milchprodukte dürfen Sie ruhig essen und trinken«, sage ich, woraufhin er mich überrascht anschaut.

»Ich dachte, Antibiotika vertragen sich nicht mit Milchprodukten. So hat man mir das zumindest mal erklärt!« Er schaut mich fragend an.

»Im Grunde können Sie zu den meisten Antibiotika Milch trinken oder Milchprodukte essen. Am besten fragen Sie uns einfach, falls Milchprodukte bei Ihnen ein Thema sind. Ansonsten ist noch wichtig, dass Sie die Packung aufbrauchen, falls Ihr Arzt nichts anderes gesagt hat«, erwidere ich.

Ein Problem stellt die Milch hauptsächlich bei der Einnahme von Antibiotika der Wirkstoffgruppen der Tetracycline und der Fluorchinolone dar.

Die bekanntesten Vertreter der Tetracycline sind das Doxycyclin und das Minocyclin, wobei ersteres das am häufigsten verordnete Tetracyclin ist. Bei den Fluorchinolonen dürfte Ciprofloxacin das bekannteste sein.

Aufgrund schwerwiegender Nebenwirkungen wie abgerissenen Sehnen und anhaltenden Schädigungen des Nervensystems bestehen seit April 2019 Anwendungsbeschränkungen für die Fluorchinolone. Folglich werden sie nicht mehr so häufig verordnet, und der Satz »Nicht zusammen mit Milch einnehmen!« fällt in den Apotheken entsprechend seltener.

Der Grund, warum Milch ein Problem bei der Anwendung dieser Antibiotika darstellt, ist das in der Milch enthaltene Calcium, denn es bildet zusammen mit dem Antibiotikum schwerlösliche Komplexe aus, was zur Folge hat, dass weniger Antibiotikum aufgenommen wird und dadurch die antibakterielle Wirkung dementsprechend reduziert ist.

Aber es ist nicht nur das Calcium aus der Milch, das eine Aufnahme verhindern würde. Das Gleiche gilt auch für andere mehrwertige Kationen wie Magnesium, Zink, Eisen und Aluminium. Aluminium ist zum Beispiel in manchen Antazida gegen Sodbrennen vorhanden.

Kationen sind positiv geladene Ionen, also Atome oder Moleküle, die durch die Abgabe von Elektronen, negativ geladenen Elementarteilchen, entstehen. Mehrwertig heißt, dass mehr als ein Elektron fehlt. Calcium kommt zum Beispiel in Verbindungen fast ausschließlich als zweiwertiges Kation vor.

Im Gegensatz dazu wird ein negativ geladenes Ion Anion genannt.

Neben den Kationen gibt es einen weiteren Grund, warum zu wenig des Antibiotikums aufgenommen wird: übervorsichtige Eltern.

Rund 20 Prozent der Eltern geben ihren Kindern zu niedrige Dosen des Antibiotikums, aus Angst vor Nebenwirkungen, weil sie denken, ihrem Kind mit dem Antibiotikum zu schaden. In Wirklichkeit ist aber genau das Gegenteil der Fall, denn eine zu geringe Dosis eines Antibiotikums kann zu Resistenzen führen. Mehr zur Antibiotikaresistenz steht in Kapitel 31.

Mein Kunde nickt aufmerksam mit dem Kopf.

»Okay, werde ich machen. Vielen Dank für die Info. Was macht das?«

»Fünf Euro«, antworte ich. Er greift nach dem Antibiotikum und steckt es in seinen Rucksack. Aus seiner Hosentasche zieht er einen Fünf-Euro-Schein hervor, den er mir auf den HV-Tisch legt. Ich nehme den Schein und packe ihn in die Kasse.

»Ich wünsche Ihnen noch einen schönen Tag. Tschüss!«, sagt er, während er den Reißverschluss seines Rucksacks schließt.

»Ihnen auch, danke! Auf Wiedersehen und gute Besserung!«

»Danke!«, und mit einem letzten Huster verlässt er die Apotheke und kann gerade noch einem hereinstürmenden Mann ausweichen.

Kapitel 6

Warum man nicht immer »sein« Arzneimittel bekommt

Bei dem Herrn, der gerade in die Apotheke stürmt, handelt es sich um einen rund fünfzig Jahre alten korpulenten Mann, dem es offensichtlich völlig egal ist, dass er gerade beinahe meinen letzten Kunden umgerannt hat. Passend zu seinem Auftreten knallt er mir das Rezept lieblos auf den HV-Tisch.

»Morgen«, nuschelt er.

»Guten Morgen«, antworte ich.

Ich nehme das Rezept vom HV-Tisch, und nachdem ich es auf Fehler kontrolliert habe, scanne ich es ein.

Ihm wurden von seiner Ärztin Amlodipin-Tabletten verordnet.

Amlodipin gehört zur Gruppe der Calciumkanalblocker und wird unter anderem aufgrund seiner gefäßerweiternden Eigenschaften gegen hohen Blutdruck eingesetzt.

Der Computer schlägt mir drei Rabattarzneimittel vor. Für eines der drei ist keine Zuzahlung fällig, weshalb ich dieses auswähle. Mehr zum Thema Zuzahlung steht in Kapitel 9.

Wenn eine Krankenkasse mit einem oder mehreren Arzneimittelherstellern Rabattverträge über ein bestimmtes Arzneimittel abschließt, bedeutet das in erster Linie, dass auch nur diese in der Apotheke abgegeben werden dürfen. Dafür bekommt die Krankenkasse das jeweilige Arzneimittel dann vom Hersteller günstiger. Die Höhe des Rabattes ist uns leider nicht bekannt.

Ziel der Rabattverträge ist natürlich die Senkung der Kosten bei den Arzneimittelausgaben und damit eine Entlastung des Budgets. Die Hersteller profitieren ebenfalls davon, und zwar durch erhöhte Absatzzahlen ihres Arzneimittels.

Wenn wir also das verordnete Präparat manuell heraussuchen oder es dem Computer mittels Scanner überlassen, öffnet sich auf unserem Bildschirm eine Maske mit allen Rabattarzneimitteln, die abgegeben werden dürfen, von denen wir dann eines aussuchen müssen.

Ist keines der Rabattarzneimittel lieferbar, was leider viel zu häufig vorkommt, bleibt uns nichts anderes übrig, als eines der vier preisgünstigsten Präparate auszuwählen. Wenn auch diese nicht lieferbar sind, muss das günstigste abgegeben werden, das lieferbar ist.

Falls ein Rabattarzneimittel lieferbar ist, können wir den Rabattvertrag dennoch aushebeln, in dem wir einen »Dringenden Fall« oder »Pharmazeutische Bedenken« anmelden.

Ein dringender Fall liegt zum Beispiel dann vor, wenn der Arzt ein Antibiotikum verordnet hat, das vom Patienten sofort eingenommen werden muss, wir aber keines davon in dieser Stärke und Packungsgröße am Lager haben.

Auch dann dürfen wir theoretisch aber nur eines der vier preisgünstigen Präparate abgeben.

»Pharmazeutische Bedenken« melde ich häufig dann an, wenn ich das Gefühl habe, dass es für den Patienten besser wäre, wenn er das Arzneimittel von exakt der Firma einnimmt, von der er es auch sonst immer bekommen hat. Weil ich befürchte, dass ansonsten die »Compliance« in Gefahr wäre, was heißt, dass ich trotz meiner Beratung und Aufklärung die Bedenken des Patienten, ein Arzneimittel einer anderen Firma zu bekommen, nicht beseitigen kann und dadurch der Therapieerfolg gefährdet wäre.

Ansonsten melde ich auch bei Antibiotika häufig »pharmazeutische Bedenken« an. Und zwar dann, wenn der Arzt möchte, dass der Patient zwölf Tabletten des Antibiotikums einnimmt, weshalb er auch explizit zwölf verordnet, die Krankenkasse aber der Meinung ist, dass zehn Tabletten ausreichen müssen, weshalb alle Rabattarzneimittel nur zehn Tabletten enthalten.

Um kenntlich zu machen, dass es sich um einen dringenden Fall handelt oder wir pharmazeutische Bedenken haben, müssen wir die Sonder-PZN mit einem bestimmten Faktor auf das Rezept drucken und schriftlich grob begründen, warum wir es gewagt haben, nicht das Arzneimittel abzugeben, das für die jeweilige Krankenkasse am günstigsten ist.

Ansonsten steht die Abkürzung »PZN« für Pharmazentralnummer. Es handelt sich dabei um eine achtstellige Nummer, über die so ziemlich jedes Produkt, das man in der Apotheke kaufen kann, verfügt, unabhängig davon, ob es sich um ein Arzneimittel handelt oder nicht.

Würde ich keines der Rabattarzneimittel, sondern das gleiche Arzneimittel einer anderen Firma ohne Sonder-PZN und Begründung abgeben, würde die Krankenkasse das Arzneimittel einfach nicht bezahlen, und wir blieben komplett auf den Kosten sitzen, obwohl wir ein Mitglied der jeweiligen Krankenkasse mit dem benötigten Arzneimittel versorgt haben. Wir würden noch nicht einmal die Summe bekommen, die sie für ein rabattiertes Arzneimittel gezahlt hätten, da der Preis ja streng geheim ist.

Rabattarzneimittel sind häufig Generika, da diese billiger als die Originale sind. Generika sind wirkstoffgleiche Präparate einer anderen Firma, die diese anbieten dürfen, sobald der Patentschutz des Originals abgelaufen ist.

Generika enthalten zwar den gleichen Wirkstoff, unterscheiden sich aber meist in den Hilfsstoffen, also den Stoffen, die benötigt werden, um zum Beispiel eine Tablette herzustellen.

Um zugelassen zu werden, müssen Generika nicht nur in der Wirksamkeit und der Sicherheit dem Originalpräparat entsprechen, sondern ihr Wirkstoff muss ebenfalls in ungefähr derselben Geschwindigkeit und in derselben Menge an den Wirkort gelangen wie beim Originalpräparat. Ungefähr, denn ein Generikum gilt als bioäquivalent, wenn es eine Bioverfügbarkeit von 80 bis 125 Prozent bezogen auf das Originalpräparat aufweisen kann.

Es könnte aber auch sein, dass ein Reimport rabattiert ist.

Reimporte gibt es nicht von Generika, sondern immer nur von den Originalprodukten, also von denen, die zuerst auf dem Markt waren und deswegen auch die sind, die am meisten kosten.

Es handelt sich bei Reimporten um dieselben Präparate von derselben Firma, die aber für ein anderes Land hergestellt wurden.

Da in diesem Land das Arzneimittel günstiger als in Deutschland ist, lohnt es sich für Reimportfirmen, die Arzneimittel wieder nach Deutschland zu importieren. Diese Firmen bieten die Reimporte dann meist günstiger an als der Originalhersteller das Originalprodukt, das für den deutschen Markt gedacht ist. Für die Ärzte lohnt es sich ebenfalls, günstigere Reimporte statt der Originale zu verordnen, da diese ihr Budget entlasten.

Viele Patienten denken immer, der Arzt habe sich schon etwas dabei gedacht, dass er genau dieses Arzneimittel von dieser Firma ausgewählt hat. Das ist aber häufig nicht der Fall, was auch nicht weiter schlimm ist.

Verordnet der Arzt zum Beispiel ein Präparat einer Firma, deren Name zum Beispiel mit einer »1« beginnt, dann hat er dieses Präparat möglicherweise nur deshalb ausgewählt, weil sich die »1« oben in der Liste aller Firmen befindet.

Hin und wieder kommt es auch vor, dass der Arzt ein Arzneimittel verordnet, das sich schon lange nicht mehr im Handel befindet.

Würde der Arzt wirklich wollen, dass sein Patient kein anderes als das verordnete Arzneimittel bekommt, dann muss er einen Austausch durch das Aut-idem-Kreuz unterbinden.

Aut idem bedeutet »oder das Gleiche« und bezieht sich damit auf ein Generikum.

Genau genommen bedeutet das Kreuz, dass das Aut-idem-Feld durchgestrichen wurde, also ein gleiches Arzneimittel von einer anderen Firma ausgeschlossen wurde.

Während wir das verordnete Arzneimittel nicht gegen ein gleiches austauschen dürfen, dürfen wir es aber immerhin gegen dasselbe austauschen. Das sind in diesem Fall auch keine sprachlichen Feinheiten, denn setzt der Arzt beim Original oder bei einem Reimport ein Aut-idem-Kreuz davor, kann ich es immerhin noch durch einen kostengünstigeren Reimport austauschen.

Leider ändern sich Rabattverträge auch immer wieder, und einige Patienten möchten einfach nicht ständig die Präparate wechseln. Dass das zu unzähligen aufgeheizten Diskussionen führt, kann man sich vielleicht denken.

Will man aber ausdrücklich das verordnete, nicht rabattierte Präparat haben, der Arzt hat aber kein Aut-idem-Kreuz gesetzt, kann der Patient sein Wunscharzneimittel immer noch gegen einen Aufpreis bekommen.

Dann bezahlt er erstmal den vollen Preis und bekommt dafür eine Kopie des Originalrezeptes mit, die er zusammen mit der Quittung bei der Krankenkasse einreichen muss. Die Krankenkasse gewährt ihm daraufhin eine teilweise Rückerstattung seiner Kosten. Teilweise, weil der Patient für die entgangenen Rabattvorteile seiner Krankenkasse aufkommen und zusätzlich noch entstehende Verwaltungskosten bezahlen muss.

Während ich das Rezept also bedrucke, warte ich darauf, dass der Automat mir das Arzneimittel ausspuckt. Rumpel, rumpel. Rumpel, rumpel. Ich nehme die Packung aus dem Ausgabefach, scanne sie gegen und will sie meinem Kunden gerade auf den Handverkaufstisch legen, da werde ich von ihm angeblafft.

»Ich will genau das, was auf dem Rezept steht!«

»Das kann ich Ihnen leider nicht geben, da es kein Rabattpartner ist und deshalb von Ihrer Krankenkasse nicht bezahlt wird«, erkläre ich ihm ruhig.

»Ich habe das immer gehabt, ich will das wieder haben! Nur das, sonst keines!« Er lässt nicht locker.

»Es kann sein, dass der Arzt zuvor ein Aut-idem-Kreuz ...«, sage ich, aber er lässt mich nicht ausreden.

»Nein, mein Arzt macht sowas nicht. Ich habe es immer problemlos bekommen. Sie sind der Erste, der es mir nicht geben will!«, wiederholt er aufgebracht. Ich hole tief Luft und schaue ihn freundlich an.

»Das hat nichts damit zu tun, dass ich es Ihnen nicht geben möchte, denn wie gesagt, Ihre Krankenkasse bezahlt es nicht oder sie bezahlt es nicht mehr. Es kann durchaus sein, dass das Medikament zuvor ein Rabattarzneimittel war. Jetzt ist es aber keines mehr. Wenn Sie genau das wieder haben wollen, muss der Arzt ein Kreuz setzen, oder Sie bezahlen es komplett selbst und bekommen einen Teil davon von Ihrer Krankenkasse erstattet«, erkläre ich ihm.

»Ich werde das ganz sicher nicht selbst bezahlen! Geben Sie mir das, was der Arzt mir verordnet hat!« Es scheint völlig egal zu sein, was ich sage, es kommt einfach nicht bei ihm an. Ich atme tief durch. Sicher, ich könnte ihm sein gewünschtes Arzneimittel geben und eine Sonder-PZN auf das Rezept drucken. Aber es ist weder ein dringender Fall noch habe ich pharmazeutische Bedenken. Und ich habe auch ganz sicher keine Lust, seine Krankenkasse zu betrügen.

»Ich kann Ihnen das gerne nochmal erklären«, fange ich an, aber wieder unterbricht er mich.

»Geben Sie mir sofort mein Rezept wieder! Ich gehe in meine Apotheke, da stellen sie sich nicht so blöd an wie Sie!«

Leider sind solche Kundengespräche keine Seltenheit. Seit Einführung der Rabattverträge am 1. April 2007 sind wir diejenigen, die die Wut der Kunden dafür abbekommen, dass sie nicht mehr ihr vertrautes Arzneimittel erhalten.

Ich verstehe durchaus, dass man gerne bei dem Präparat bleiben möchte, das man schon seit langer Zeit einnimmt und gut verträgt. Wir in den Apotheken sind die Letzten, die dafür kein Verständnis haben. Allerdings ist das, wie so oft im Leben, eine Frage des Geldes.

Ich zucke mit den Schultern, entnehme dem Scanner das Rezept und händige es ihm aus. Er reißt es mir sofort aus der Hand und stürmt davon, ohne auch nur ein Wort zu sagen. Die Köpfe der wartenden Kunden drehen sich allesamt in seine Richtung, und einige von ihnen werden sogar geschüttelt.

Kapitel 7

Warum die Homöopathie nur der monetarisierte Placeboeffekt ist. Teil 1: Die, die es nicht besser wissen

Ich rufe das Rentnerehepaar auf, das an erster Stelle in der Schlange steht, und beide kommen langsam auf mich zu.

Die weißen Haare der Frau glänzen durch das einfallende Sonnenlicht, seine durch Abwesenheit.

Die Frau übernimmt das Sprechen.

»Sagen Sie mal, was war denn mit diesem Rüpel los? Warum hat der sich denn so aufgeführt?«

»Ich weiß es auch nicht. Wahrscheinlich hatte er einen schlechten Tag«, antworte ich, weil ich nicht wirklich mit dem einen Kunden über einen anderen Kunden sprechen möchte und auch nicht darf.

»Na ja, wie dem auch sei. Mein Mann ist gestern gestolpert, und sein Bein schmerzt nun fürchterlich. Wir brauchen jetzt etwas gegen diese Schmerzen. Meine Freundin, die Irmela, hat mir gesagt, ich solle mir mal diese Arnica-Globuli aus der Apotheke holen.«

»Hat Sie Ihnen denn auch gesagt, dass diese Arnica-Globuli homöopathisch sind und deshalb keine Wirkung haben, die über den Placeboeffekt hinausgeht?«

Die Homöopathie wurde Ende des 18. Jahrhunderts von Samuel Hahnemann erfunden und war zu dieser Zeit, als die Behandlung einer Krankheit oft mehr Schaden anrichtete als die Krankheit selbst, eine willkommene Alternative.

Die Theorie hinter der Homöopathie besagt, dass die Substanz, die bei einem Gesunden bestimmte Symptome auslöst, ähnliche Symptome bei einem Kranken heilen soll. Ähnliches soll mit Ähnlichem geheilt werden. Hahnemann glaubte, damit ein Naturgesetz gefunden zu haben.

Für die Herstellung der auf diese Weise »gefundenen« Mittel wird die Substanz so weit verdünnt, dass sie in den meisten Fällen praktisch nicht mehr vorhanden ist. Das ist immerhin insofern sinnvoll, weil einige der eingesetzten Substanzen schlichtweg giftig sind. Aber genau dann, wenn die Verdünnung am größten ist, soll das Mittelchen der »Theorie« nach am stärksten wirken.

Da das möglicherweise selbst für Hahnemann zu absurd klang, beschloss er, dass die Lösung der Substanz nicht nur verdünnt, sondern zusätzlich auch noch geschüttelt – und nicht gerührt – wird. Er nannte das Ganze dann Potenzieren. Je höher die Potenz, also die Verdünnung, desto stärker die angebliche Wirkung. Als Begründung dafür gab Hahnemann an, dass so Energie in die Verdünnung hineingeschüttelt werden soll. Klingt plausibel. Für Homöopathen.

Man gab dem Kranken also ein Placebo, bei dem man davon ausging, es sei ein wirksames Arzneimittel, und als sein Zustand von selbst oder durch den Placeboeffekt angeregt besser wurde, fühlte man sich in seinem Tun bestätigt.

Konnte der Körper die Krankheit mit Hilfe des Placeboeffekts nicht besiegen, so hatte man auch darauf eine passende Antwort: Es wurde schlicht und ergreifend das falsche Mittel gewählt.

Ein neues musste also her. Wurde der Zustand des Patienten auch durch dieses Mittel nicht besser, wiederholte man das Ganze so lange, bis der Patient von selbst wieder gesund war. Dann glaubte man, das richtige Mittel gefunden zu haben.

Wenn der Homöopath mit seiner Behandlung anfing, die Krankheit jedoch aufgrund ihres natürlichen Verlaufs erst einmal schlimmer wurde, hatte man auch da die perfekte Erklärung parat. Man nannte das Ganze Erstverschlimmerung. Laut der Homöopathen soll diese darauf hinweisen, dass die gewählte Arznei eine Wirkung habe und den kranken Organismus nun heilen werde.

Man hatte also immer die perfekte Ausrede parat. Und das hat sich auch bis heute nicht geändert. Die Homöopathie überlebte nur, weil es den Placeboeffekt gibt.

Wie effektiv der Placeboeffekt sein kann, lässt sich zum Beispiel gut an der Einnahme von Baldriantabletten beobachten. Baldrian wird eine halbe Stunde vor dem Schlafengehen eingenommen und unterstützt das Einschlafen sowie das Durchschlafen. Allerdings hat der Baldrian keine sofortige Wirkung. Diese tritt theoretisch erst nach einer ungefähr zweiwöchigen regelmäßigen Einnahme ein.

Dennoch habe ich häufig Kunden, die berichten, dass sie die Tabletten nur bei Bedarf einnehmen und danach besser einschlafen.

Doch das, was da wirkt, ist nicht der Baldrian an sich, sondern der Placeboeffekt. Man kann besser einschlafen, weil man weiß, man hat jetzt etwas eingenommen, das einen dabei unterstützen wird. Mit anderen Worten: Man entspannt sich und schläft tatsächlich ein.

Um jedoch herauszufinden, ob ein Arzneimittel tatsächlich besser wirkt als ein Placebo, werden Studien gemacht, sogenannte Doppelblindstudien.

Hierbei wissen weder Versuchsleiter noch Studienteilnehmer darüber Bescheid, zu welcher Gruppe die Teilnehmer gehören. Die eine Gruppe erhält das Placebo, die andere das Arzneimittel mit dem aktiven Wirkstoff.

Bei beiden Gruppen tritt der Placeboeffekt auf. Bei der Gruppe jedoch, die das richtige Arzneimittel bekommen hat, erwartet man eine Wirkung, die größer ist als der Placeboeffekt.

Man kürzt quasi den Placebo-Effekt aus beiden Seiten der »Gleichung« heraus – und erhält dann entweder einen »Rest« (das Mittel wirkt) oder eben nicht (das Mittel wirkt nicht besser als ein Placebo).

Eine pharmazeutische Firma wird auch kein Interesse daran haben, ein Arzneimittel auf den Markt zu bringen, das keine Wirkung hat, die über den Placeboeffekt hinausgeht. Es sei denn, sie stellt homöopathische Globuli her und muss für diese keinerlei Wirkung nachweisen, weil der Gesetzgeber das ausdrücklich nicht verlangt. Die Homöopathie gehört nämlich laut Arzneimittelgesetz, genauso wie die anthroposophische Medizin und die Phytotherapie, zu den besonderen Therapierichtungen.

Während die Phytotherapie nicht wirklich dazu passt, da sie tatsächlich eine Wirkung aufweisen kann, basiert die anthroposophische Medizin ebenfalls nur auf dem Placeboeffekt. Mehr dazu in Kapitel 31.

Allerdings kann es bei solchen Doppelblindstudien auch vorkommen, dass, wenn man zwei Placebos gegeneinander testet, das eine Placebo besser wirkt als das andere. Man nennt das dann Zufall.

Nicht jedoch die Homöopathen. Sie nennen es einen Beweis für die Wirksamkeit der Homöopathie.

Zahlreiche korrekt durchgeführte Studien bestätigen jedoch, dass die Homöopathie keine Wirkung hat, die über den Placeboeffekt hinausgeht. Gäbe es den Placeboeffekt also nicht, wäre die Homöopathie längst in Vergessenheit geraten. Die Homöopathie ist folglich nichts anderes als der angewandte, monetarisierte Placeboeffekt.

Was mir in der Apotheke immer wieder bestätigt wird, ist, dass es zwei Arten von Menschen gibt, die Homöopathie anwenden:

Die, die es nicht besser wissen, und die, die alles besser wissen.

Für Erstere besteht zumindest Hoffnung.

Dass die Homöopathie nur einen Placeboeffekt hat, scheint meiner Kundin jedoch nicht bekannt zu sein. Gedankenverloren schaut sie mich für ein paar Sekunden skeptisch an, dann wandert ihr Blick langsam zu ihrem Mann, der als Antwort aber nur mit seinen Schultern zuckt.

»Was kosten die denn?«, möchte sie wissen.

»Ungefähr acht Euro«, erwidere ich.

»Acht Euro und die Wirkung bildet man sich nur ein?«, fragt sie ungläubig.

»Na ja, der Placeboeffekt ist schon ein bisschen mehr als nur Einbildung.«

Ihr Blick sucht wieder den ihres Mannes, und sie bittet ihn um seine Meinung.

»Was meinst du, Horst?«

»Keine Ahnung, das musst du wissen«, sagt er achselzuckend. Ihr Blick wendet sich wieder mir zu.

»Wir probieren es einfach mal aus. Schadet ja bestimmt nicht.«

»Nur Ihrem Portemonnaie!«, antworte ich lächelnd. Dieses Mal zucke auch ich mit den Schultern.

»Welche Potenz hätten Sie denn gerne?«, frage ich neugierig.

»Was meinen Sie mit Potenz?«, gibt sie erstaunt zurück.

Wie erwähnt, gehen die Homöopathen davon aus, dass ein Mittelchen wirksamer sei, je höher es potenziert ist.

Zuerst benötigt man die Urtinktur, aus der man dann die verschiedenen Potenzen herstellen kann. Bei der Urtinktur handelt es sich meist um einen pflanzlichen Auszug, dessen Inhaltsstoffe häufig durch ein Ethanol-Wasser-Gemisch aus der Pflanze gelöst werden. Sie enthält also chemische Substanzen, die im Körper durchaus eine Wirkung hervorrufen könnten. Durch Verdünnen und Schütteln erhält man dann folgende Potenzen:

– D-Potenzen: Verdünnung 1:10 pro Schritt
– C-Potenzen: Verdünnung 1:100 pro Schritt
– Q- und LM-Potenzen: Verdünnung 1:50.000 pro Schritt

Liegt eine D6-Potenz vor, so bedeutet das, dass die Urtinktur sechs mal 1:10 verdünnt wurde. Um eine D1 zu erhalten nimmt man einen Milliliter der Urtinktur, gibt neun Milliliter Lösungsmittel hinzu und schüttelt zehn Mal. Nimmt man anschließend von der D1-Lösung einen Milliliter und verdünnt wieder mit neun Millilitern des Lösungsmittels, hat man bereits eine D2-Potenz erhalten. Macht man das ganze insgesamt sechs Mal, so kommt man zu einer 1:1.000.000-Verdünnung und damit zu einer D6-Potenz. Die Homöopathen nennen das eine »Tiefpotenz«.

Bei einer C-Potenz hingegen wird nicht 1:10, sondern 1:100 verdünnt.

Eine C12-Potenz zum Beispiel enthält man folglich, wenn man einen Teil der Urtinktur zwölf Mal 1:100 verdünnt. Bei so hohen

Verdünnungen sprechen die Homöopathen dann von »Hoch-
potenzen«. Diese sollen dann ganz besonders wirksam sein.

Noch einmal zum Mitschreiben: Je weniger der Ausgangssubstanz letztendlich in der Lösung vorhanden ist, je höher also die
Potenz ist, desto wirksamer soll das homöopathische Mittelchen
sein.

Zur Veranschaulichung: In einer C12-Verdünnung befände sich ein
Liter Urtinktur verteilt in 999.999.999.999.999.999.999.999 Liter Lösungsmittel. Die erstellte Lösung wird anschließend im
Verhältnis 1:100 auf die Globuli gesprüht. Dieser Verdünnungs-
bzw. Potenzierungsschritt wird allerdings nicht mitgezählt. Vermutlich, weil er sowieso keinen Unterschied mehr ausmacht.

Ab den Potenzen C12 beziehungsweise D24, die rein rech-
nerisch das gleiche Endergebnis liefern, ist statistisch gesehen
kein Molekül der Ausgangssubstanz mehr enthalten. Das heißt,
ab diesen Potenzen wird endgültig nur noch Lösungsmittel mit
Lösungsmittel verdünnt, wobei die Wirkung laut der Homöopathen aber von Mal zu Mal weiter zunehmen soll.

Globuli bestehen übrigens aus reinem Haushaltszucker, der
Saccharose, und nicht, wie viele annehmen, aus Milchzucker, der
Lactose. Und Globuli ist immer die Mehrzahl. Man wirft also
nicht ein Globuli in den Mülleimer, sondern einen Globulus
oder noch besser: alle Globuli.

Ich schildere der älteren Dame also, was es mit den Potenzen auf
sich hat.

»In der Homöopathie werden die Ausgangssubstanzen verdünnt, und je höher die Potenz, also je größer die Verdünnung
ist, desto weniger ist dann noch von der Ausgangssubstanz enthalten«, kläre ich sie auf.

»Na, dann nehmen wir eine kleine Potenz, damit möglichst viel vom Wirkstoff enthalten ist«, schlussfolgert sie vollkommen logisch. Da die Homöopathie mit Logik allerdings nichts zu tun hat, irrt sie sich leider.

»Je geringer die Potenz, je mehr Ausgangssubstanz also noch enthalten ist, desto schwächer soll die Wirkung sein. Oder anders gesagt, je weniger von der Ausgangssubstanz nach dem Verdünnen noch vorhanden ist, desto stärker die angebliche Wirkung.« Das scheint für sie nicht so einleuchtend zu sein wie für die Homöopathen dieser Welt.

»Aber, das ergibt doch überhaupt keinen Sinn«, höre ich sie sagen.

»Nein, das ergibt in der Tat keinen Sinn. Das wollen die Homöopathen aber nicht wahrhaben. Die Homöopathie hat lediglich einen Placeboeffekt. Den hat aber jedes andere, richtige Arzneimittel auch. Nur haben diese eben noch zusätzlich eine pharmakologische Wirkung, also eine Wirkung, die über den Placeboeffekt hinausgeht«, erkläre ich ihr.

»Aber warum empfiehlt meine Freundin mir denn dann so etwas?«

»Das kann ich Ihnen leider nicht sagen. Aber was ich Ihnen sagen kann, ist, dass Sie Ihr Geld lieber für etwas verwenden sollten, das auch tatsächlich wirkt.« Sie schaut hilfesuchend zu ihrem Horst, doch Horst spricht mich dieses Mal direkt an.

»Dann geben Sie uns bitte etwas, das auch wirklich wirkt!«

»Sehr gerne!«, erwidere ich lächelnd und gehe zum Regal mit den Ibuprofentabletten und hole eine Packung.

»Ibuprofen?«, fragt er mich.

»Ja, das sollte gegen die Schmerzen helfen. Wenn nicht, würde ich auf jeden Fall zu einem Arzt gehen.«

»Ibuprofen haben wir noch zu Hause. Dann kommen wir heute nicht ins Geschäft. Danke trotzdem.«

»Nichts zu danken. Gerne.« Er dreht sich einfach um und spaziert zur Apotheke hinaus.

»Entschuldigen Sie bitte meinen Mann. Die Schmerzen scheinen ihm in den Kopf gestiegen zu sein. Vielen Dank für Ihre kompetente Beratung und entschuldigen Sie bitte auch, dass wir Ihre Zeit in Anspruch genommen und nichts gekauft haben. Wir kommen wieder, versprochen«, sagt seine Frau mit einem Blick, der verrät, dass sie ein schlechtes Gewissen quält.

»Sehr gerne«, sage ich. »Kein Problem.«

Wir verabschieden uns, und sie folgt ihrem Horst nach draußen.

Kapitel 8

Warum Protonenpumpenhemmer nicht sofort wirken

Meine Kolleginnen und Kollegen haben während meines letzten Beratungsgesprächs die übrigen Kunden in der Apotheke abgearbeitet, und mein Chef ist mittlerweile auch eingetroffen. Da ich gerade nichts anderes zu tun habe, räume ich ein paar Arzneimittel weg. Da man den Kunden während einer Beratung oft verschiedene Arzneimittel präsentiert, um ihnen Entscheidungsmöglichkeiten einzuräumen, bleiben die nicht gekauften häufig eine Weile liegen, da meistens schon der nächste Kunde bereit steht. Man hat dann einfach nicht die Zeit, alles immer sofort wieder an seinen Platz zu legen. Schöne Grüße an Marie Kondo. Es tut mir leid.

Ding Dong. Meine Aufräumaktion wird jäh unterbrochen, als ein großer Mann in zerrissener Jeans und schwarzer Lederjacke die Apotheke betritt.

»Hallo, darf ich Sie hierüber bitten?«, begrüße ich ihn und deute auf den freien Handverkaufstisch. Er nickt und begrüßt mich.

»Hi, ich hätte gerne Pantoprazol gegen mein Sodbrennen.«

»Gerne. Sieben oder vierzehn Stück?« Ich mache mich bereit, um zum Regal mit den rezeptfreien Pantoprazoltabletten zu laufen, doch er schüttelt den Kopf.

»Nee, geben Sie mir mal bitte gleich die große Packung!«

Ich wende mich ihm wieder voll und ganz zu und schüttele den Kopf.

»Das geht leider nicht. Sie haben nur die Auswahl zwischen sieben und vierzehn Tabletten mit maximal zwanzig Milligramm Wirkstoff. Für mehr als vierzehn Stück oder mehr als zwanzig Milligramm müssten Sie sich vom Arzt ein Rezept besorgen«, kläre ich ihn auf. Das Gleiche gilt übrigens auch für den Wirkstoff Omeprazol, der ebenso wie Pantoprazol zur Gruppe der Protonenpumpenhemmer gehört.

Um zu verstehen, wie Protonenpumpenhemmer wirken, muss man zuerst verstehen, was Protonenpumpen sind, und dafür wäre es hilfreich zu wissen, was Protonen sind.

Ein normales Wasserstoffatom (H) besteht aus einem positiv geladenem Teilchen, dem Proton, das den Atomkern bildet, und einem negativ geladenen Teilchen, dem Elektron, das die Atomhülle bildet und sich folglich außerhalb des Atomkerns befindet. Die Ladung gleicht sich also aus. Wird das Elektron abgegeben, bleibt dementsprechend ein positiv geladenes Wasserstoffion zurück, das folglich nur noch aus einem Proton besteht.

Diese Protonen (H+) werden durch die Protonenpumpen in den Magen gepumpt, wo sie mit den negativ geladenen Chloridionen (Cl-) zusammen Salzsäure (HCl) bilden. Die Magensäure.

Werden diese Protonenpumpen durch die Protonenpumpenhemmer unumkehrbar gehemmt, werden weniger Protonen in den Magen gepumpt und dementsprechend weniger Salzsäure gebildet. Der Magen ist folglich *weniger* sauer. Der pH-Wert steigt also an, und das Sodbrennen hört auf bzw. das Magengeschwür kann abheilen.

Der pH-Wert ist dazu da, um zu bestimmen, ob eine wässrige Lösung sauer oder basisch ist. Ein pH-Wert von sieben ist neutral. Ein pH-Wert unter sieben ist sauer und einer über sieben bis pH vierzehn ist basisch bzw. alkalisch.

Mein Kunde scheint nicht lange darüber nachdenken zu müssen, für welche Packungsgröße er sich nun entscheiden wird.

»Na gut, dann geben Sie mir bitte vierzehn Stück.«

Ich nicke und mache mich auf den Weg zum Regal, wo das Pantoprazol neben dem Omeprazol und den Antazida zu finden ist. Ich nehme die Packung aus dem Regal und gehe zu ihm zurück. Bevor ich sie ihm auf den Zahlteller lege, scanne ich sie ab.

»Ich bevorzuge normalerweise zwar Großpackungen, weil die meistens viel günstiger sind, aber mit vierzehn Stück dürfte ich trotzdem eine Weile hinkommen«, erklärt er mir, »und wenn nicht, dann komme ich einfach wieder und hole mir noch eine Packung, oder ich gehe gleich zum Arzt. Mal sehen.«

»Kein Problem. Sie wissen, wie Sie die Tabletten einnehmen müssen?«, frage ich.

»Ja, ich werfe mir immer eine ein, wenn ich Sodbrennen habe«, antwortet er lachend.

»Pantoprazol muss, um wirken zu können, auf leeren Magen eine halbe Stunde vor dem Essen eingenommen werden. Am besten vor dem Frühstück, da ist der Magen definitiv leer. Die Wirkung tritt auch nicht sofort ein, sondern braucht eine Weile. Dafür hält der Effekt dann allerdings länger an als bei einem Antazidum. Deswegen wirkt Pantoprazol auch nicht, wenn man es nur bei Bedarf einnimmt«, erkläre ich dem überrascht wirkenden Mann.

Dass die Wirkung der Protonenpumpenhemmer wie zum Beispiel Pantoprazol oder Omeprazol nicht sofort eintritt, liegt daran, dass sie nicht direkt im Magen wirken, sondern erst über das Blut an den Wirkort gelangen müssen. Um eine Besserung der Symptome zu erreichen, sollten sie wie beschrieben an zwei bis drei aufeinanderfolgenden Tagen eingenommen werden. Komplett symptomfrei ist man allerdings meist erst nach rund einer Woche. Vorausgesetzt natürlich, man hat sie jeden Morgen korrekt eingenommen.

Pantoprazol wird in der Regel in Form von Tabletten und Omeprazol in Form von Kapseln verwendet.

Um wirken zu können, muss die Tablette oder die Kapsel allerdings unbeschadet vom Magen in den Dünndarm gelangen, was nur dann gelingen kann, wenn sie sich nicht bereits im Magen auflöst. Um das zu verhindern, bekommen die Pantoprazol-Tabletten einen magensaftresistenten Überzug. Die Omeprazol-Kapseln hingegen werden mit kleinen Pellets (Kügelchen) gefüllt, die aus dem Wirkstoff mit einem magensaftresistenten Überzug bestehen.

Im Dünndarm liegen pH-Werte von schwach sauer bis schwach alkalisch vor. Der magensaftresistente Überzug löst sich auf, sobald der Abschnitt des Dünndarms mit einem schwach alkalischen pH-Wert erreicht wird. Der Wirkstoff wird dann freigesetzt und von dort aus ins Blut aufgenommen, mit dem er dann in die Belegzellen des Magens gelangt. In diesen herrscht dann wieder ein saurer pH-Wert, wodurch der Wirkstoff in seine wirksame Form übergeht. So ist er dann in der Lage, die Protonenpumpen irreversibel zu hemmen. Das bedeutet, dass, wenn sie erstmal gehemmt sind, auch gehemmt bleiben. Allerdings bilden sich bereits nach ein bis zwei Stunden wieder neue Protonenpumpen aus, die den Magen-pH-Wert wieder langsam absenken. Nach 15 Stunden sind bis zu 30 Prozent aller gehemmten Protonenpumpen durch neue ersetzt worden und nach 24 Stunden bereits fast die Hälfte. Das ist auch häufig der Grund, weshalb man vor dem Schlafengehen unter Umständen eine erneute Dosis Pantoprazol oder Omeprazol benötigt, die dem Anstieg des Magen-pH-Werts dann wieder entgegenwirkt. Deshalb empfiehlt der Arzt häufig sowohl eine morgendliche als auch eine abendliche Dosis. Aber natürlich wirken sie auch abends nicht sofort und vor allem dann nicht, wenn der Magen nicht sauer genug ist, weil man kurz zuvor etwas gegessen hat.

Würde man Pantoprazol oder Omeprazol mit einem magensaft-resistenten Überzug allerdings nach dem Essen einnehmen oder man wartet keine 30 Minuten, bis man etwas isst, löst sich der Überzug bereits im Magen auf, und der Wirkstoff wird sofort freigesetzt. Das führt dann dazu, dass er bereits im Magen aktiviert wird und so nicht mehr an seinen Wirkort gelangen kann.

Das gleiche Problem besteht, wenn die Tabletten gemörsert werden, damit sie von Kindern oder älteren Menschen besser geschluckt werden können. Durch das Mörsern wird der Überzug zerstört, und der Wirkstoff wird folglich nicht mehr vor der Magensäure geschützt.

Die Kapseln hingegen dürfen geöffnet werden. Den Inhalt kann man in etwas Wasser geben. Die magensaftresistenten Pellets lösen sich nicht im pH-neutralen Wasser auf und können deshalb einfach mitgetrunken werden. Aber auch hier gilt natürlich: mindestens eine halbe Stunde vor dem Essen einnehmen.

Dass das Pantoprazol nicht sofort wirken kann, scheint allerdings für meinen Kunden eine neue Information zu sein, aber er nimmt es mit Humor.

»Das könnte natürlich die Erklärung dafür sein, warum ich jedes Mal noch etwas anderes zusätzlich nehmen musste!«, sagt er schmunzelnd.

»Genau. Wenn man ab und zu mal Sodbrennen hat, kann man ein Antazidum einnehmen, das dann die Magensäure direkt neutralisiert. Man hat dann sofort seine Ruhe. Wird man aber öfter von Sodbrennen geplagt, dann reicht das meistens nicht mehr aus. Dann braucht man einen Protonenpumpenhemmer wie Pantoprazol oder Omeprazol, der dann die Bildung der Magensäure grundsätzlich reduziert.«

»Kann ich die Tablette eigentlich auch abends nehmen? Das Sodbrennen ist vor allem nachts besonders schlimm!«

»Ja, theoretisch können Sie das machen. Dann aber nur abends. In der Selbstmedikation, also ohne Anordnung des Arztes, darf Pantoprazol allerdings nur einmal täglich eingenommen werden. Dann empfiehlt es sich, die Tablette morgens eine halbe Stunde vor dem Frühstück einzunehmen. Ein Protonenpumpenhemmer wirkt nämlich besser, wenn danach noch etwas gegessen wird, da durch die Nahrungsaufnahme die Protonenpumpen im Magen verstärkt aktiviert werden. So können dann umso mehr von ihnen gehemmt werden. Was auch noch gegen die abendliche Einnahme spricht, ist, dass die Tablette ja auf leeren Magen eingenommen werden muss, um wirken zu können, und, ganz ehrlich, wer hat abends schon einen leeren Magen?«

»Ja, das ist wohl wahr. Ich zumindest nicht«, sagt er lächelnd.

»Falls Sie aber tatsächlich zwei Tabletten am Tag benötigen sollten, müssten Sie das auf jeden Fall mit Ihrem Arzt absprechen.«

»Okay, danke für die Infos. Ich werde die Tabletten dann jetzt immer brav eine halbe Stunde vor dem Frühstück einnehmen. Und, wenn nötig, ein Antazidum.«

»Genau. Nur sollten Sie das Pantoprazol nicht unbedingt längerfristig ohne Rücksprache mit Ihrem Arzt einnehmen.«

Protonenpumpenhemmer werden im Allgemeinen zu häufig und zu lange eingenommen. Fast jeder, der 600 oder 800 Milligramm Ibuprofen einnehmen muss, bekommt dazu noch Pantoprazol oder Omeprazol verordnet. Das liegt daran, dass Ibuprofen und andere NSAR die Bildung der Magensäure erhöhen und die schützende Schleimschicht des Magens reduzieren, weshalb es bei längerfristiger Einnahme zu Magenblutungen kommen kann. Müssen die NSAR aber über einen längeren Zeitraum eingenommen werden, ist ein zusätzlicher Protonenpumpenhemmer auf jeden Fall sinnvoll. Nur hat sich der Körper mit der Bildung von Magensäure ja letztendlich auch etwas gedacht, und sie dauerhaft zu hemmen kann ebenfalls zu Problemen führen. Weniger Magensäure bedeutet dann auch, dass weniger Keime aus der Nahrung zerstört werden, wodurch diese in den Darm und in die Lunge gelangen können, wo sie möglicherweise eine Darminfektion bzw. eine Lungenentzündung auslösen.

Aber Magensäure wird nicht nur zur Abtötung der Keime benötigt, sondern zum Beispiel auch dafür, um Vitamin B12 aus der Nahrung zu lösen. Eine langfristige Anwendung von Protonenpumpenhemmern kann dementsprechend einen B12-Mangel verursachen. Ebenso kann aber auch ein Magnesiummangel die Folge sein, weil die Aufnahme des Magnesiums ins Blut durch eine länger andauernde Einnahme von Protonenpumpenhemmer reduziert wird.

Wer über Wochen Protonenpumpenhemmer einnehmen muss, sollte auch darauf achten, diese nicht von heute auf morgen abzusetzen, da es sonst kurzfristig zu einer verstärkten Säurebildung kommen kann, die dieses Mal nicht mit Protonenpumpenhemmer behandelt werden sollte, sondern besser mit Antazida. Nicht von heute auf morgen absetzen heißt, dass man die Protonenpumpenhemmer ausschleichen muss, das macht man am besten, in dem man die Dosis langsam reduziert. Zum Beispiel indem man statt zwei Tabletten am Tag nur noch eine einnimmt oder statt 40 Milligramm nur noch 20 Milligramm. Eine weitere Möglichkeit wäre, das Dosierungsintervall zu vergrößern, also statt einer Tablette täglich nur noch eine Tablette alle zwei Tage.

»Alles klar, dann weiß ich Bescheid. Vielen Dank!«

»Gerne!«, erwidere ich. Er legt das Geld passend abgezählt auf den Zahlteller.

»4,59 Euro, richtig? Steht zumindest hier«, sagt er lächelnd und zeigt auf den Bildschirm der Kasse.

»Ja, genau. Danke. Ich wünsche Ihnen einen schönen Tag.«

»Ihnen auch. Und Tschüss, bis zum nächsten Mal.«

Als sich die Tür beim Herausgehen öffnet, höre ich Vögel zwitschern und Kinder herumtoben. Dann schließt die Tür automatisch, und es herrscht wieder Ruhe.

Kapitel 9

Welche Rezepte man unterscheidet

Als die Tür sich Sekunden später erneut öffnet, wird es sofort wieder lauter, denn eine junge sportliche Frau mit braunen langen Haaren, in denen eine sehr große Sonnenbrille steckt, kommt mit einem kleinen Mädchen und einem noch kleineren Jungen an den Händen herein. Der Junge scheint etwa vier Jahre alt zu sein und das Mädchen ein bis zwei Jahre älter.

»Hallo«, sagt sie mit starkem osteuropäischem Akzent. »Ich habe ein Rezept.«

»Hallo«, erwidere ich die Begrüßung und nehme es entgegen. Es handelt sich hierbei um ein grünes Rezept für ihren kleinen Sohn, auf dem der Kinderarzt einen mir unbekannten Saft verordnet hat. Ich tippe den Namen des Saftes in den Computer ein, während die Kinder weiterhin am Herumtollen sind. Die Mutter mahnt sie des Öfteren zur Ruhe, aber die beiden Energiebündel denken gar nicht daran, auf ihre Mutter zu hören. Mich stört das nicht. Ich bin damit beschäftigt, den Saft in der Artikelübersicht zu suchen. Leider erfolglos, sodass ich ihn googeln muss. Das Problem ist nämlich, dass manche Artikel in der Artikelübersicht so dämlich abgekürzt werden, dass es unmöglich ist, sie zu finden, wenn man weder die Abkürzung noch die PZN kennt.

Nachdem ich den Saft dank Google endlich gefunden habe, schaue ich mir näher an, was darin enthalten ist, und finde nur ein paar pflanzliche Zutaten in homöopathischen Potenzen. Die Kinderärzte bei uns in der Gegend verordnen leider häufig Homöopathie. Aus welchen Gründen auch immer. Homöopathie für Kinder macht mich jedenfalls immer dann sauer, wenn die Kinder unnötig leiden müssen, wie bei einem beliebten homöopathischen Mittelchen, das gegen eine Mittelohrentzündung verabreicht wird.

Was den Saft angeht, belastet er aufgrund des grünen Rezepts finanziell zwar nicht die übrigen Mitglieder der Krankenkasse, dafür aber die Mutter, was ich so oder so nicht gutheißen kann.

»Den Saft habe ich leider nicht da, aber ich könnte ihn bis 14 Uhr bestellen, wenn Sie mögen. Der kostet 12 Euro. Da er homöopathisch ist, hat er in der Regel keine Wirkung, die über den Placeboeffekt hinausgeht. Da es sich dabei jedoch um einen Saft handelt, könnte er allerdings trotzdem beruhigend auf die gereizte Schleimhaut wirken, alleine deshalb, weil er flüssig ist.«

»12 Euro? Aber der ist für mein Kind. Ich dachte, für Kinder muss man nichts bezahlen«, lässt sie mich wissen und geht nicht auf meinen Hinweis zur Homöopathie ein.

»Das ist meistens dann der Fall, wenn der Arzt ein rosa Kassenrezept ausgestellt hat«, erkläre ich ihr. »Da Ihr Arzt den Saft aber auf einem grünen Rezept verordnet hat, müssten Sie ihn leider selbst bezahlen!«

Grüne Rezepte sind in der Regel Empfehlungen des Arztes, auf denen rezeptfreie Arzneimittel stehen. Wenn man diese Arzneimittel allerdings aus irgendeinem Grund nicht kaufen möchte, ist das auch völlig in Ordnung. Man kann sich in der Apotheke auch komplett andere Arzneimittel aussuchen oder eine größere oder kleinere Packung des empfohlenen Produktes auswählen.

Im Reich der freiverkäuflichen Arzneimittel stehen einem jedoch alle Tore offen. Es sei denn, man beabsichtigt das Rezept bei seiner Krankenkasse einzureichen, weil man das Geld wiederhaben möchte. In dem Fall sollte man dann exakt das kaufen, was vom Arzt empfohlen wurde.

Pflanzliche Arzneimittel und leider auch homöopathische Mittelchen werden von einigen Krankenkassen bis zu einem bestimmten Betrag pro Jahr erstattet. Dazu lässt man sich das Rezept einfach in der Apotheke bedrucken, abstempeln sowie unterschreiben und schickt es dann seiner Krankenkasse per Post zu. Arzneimittel, die nicht in diese Kategorien gehören, werden meistens auch nicht erstattet.

Grüne Rezepte könnten aber genauso gut auch verschreibungspflichtige Arzneimittel enthalten, dann sind es keine Empfehlungen mehr, sondern Privatrezepte. Wir können dann zwar immer noch kleinere Packungen als die verordnete abgeben, aber eben keine größere mehr und auch kein anderes verschreibungspflichtiges Arzneimittel. Der Kunde darf sich aber immerhin das gleiche Arzneimittel von einer anderen Firma aussuchen. Das ist erlaubt. Vielleicht bevorzugt er ja eine bestimmte Firma, oder er möchte lieber das günstigste Generikum kaufen, das wir am Lager haben.

Ein Privatrezept lässt sich nur einmal einlösen. Ein grünes Rezept hingegen, auf dem ein freiverkäufliches Arzneimittel empfohlen wurde, kann immer und immer wieder in der Apotheke vorgelegt werden. Solange das Arzneimittel sich im Handel befindet und es in der Zwischenzeit nicht rezeptpflichtig geworden ist, kann man es kaufen. Mit oder ohne Rezept.

Ältere Menschen bringen meistens die leere Packung bzw.

den ausgeschnittenen Namen des Arzneimittels mit, wohingegen jüngere Menschen meist ihr Smartphone zücken und mir das Bild mit dem Produkt vors Gesicht halten.

»Ich verstehe das nicht. Wir sind doch versichert.« Sie schaut mich fragend an.

»Ich weiß nicht, warum der Kinderarzt den Saft auf einem grünen statt auf einem rosa Rezept verordnet hat. Die Krankenkasse würde die Kosten für Kinder sogar erstatten«, sage ich.

Leider sind die Krankenkassen verpflichtet, Arzneimittel der besonderen Therapierichtungen für Kinder unter zwölf Jahren oder für Jugendliche mit Entwicklungsstörungen zu bezahlen. Darunter fallen homöopathische, phytotherapeutische und anthroposophische Arzneimittel. Bei den phytotherapeutischen, also den pflanzlichen Arzneimitteln, spricht nichts dagegen, solange sie eine nachgewiesene Wirkung aufweisen können, bei den beiden anderen jedoch weiß man, dass sie keine nachgewiesene Wirkung haben. Umso unverständlicher ist es, dass diese Mittelchen vom Arzt verordnet und von den übrigen Versicherten der Krankenkasse bezahlt werden müssen. Die anthroposophische Medizin wird in Kapitel 32 behandelt.

Ein rosa Rezept, auf dem der Arzt den Saft hätte verschreiben können, ist in der Regel ein Kassenrezept, das für uns bares Geld ist, weshalb wir es einbehalten und anschließend ans Rechenzentrum schicken müssen. Dort wird dann nochmal ein Blick darauf geworfen, ob alles korrekt ist und abgerechnet werden kann. Wenn ja, schickt das Rechenzentrum die Rezepte dann weiter an die jeweiligen Krankenkassen, von der wir dann das Geld für die Arzneimittel bekommen.

Der Kunde bezahlt, sofern er nicht befreit ist, nur die Zuzahlung, die wir für die Krankenkasse einziehen müssen, und den Rest der Kosten des Arzneimittels bezahlt uns seine Kasse.

Kostet ein Arzneimittel weniger als fünfzig Euro, muss der Patient in der Regel fünf Euro für sein Arzneimittel zuzahlen. Kostet es zwischen fünfzig und hundert Euro, werden zehn Prozent Zuzahlung fällig. Viele wundern sich dann über die krummen Summen, die sie bezahlen müssen. Kostet das Arzneimittel zum Beispiel 82,30 Euro, wird eine Zuzahlung von 8,23 Euro fällig. Zehn Prozent.

Gedeckelt wird das Ganze bei einem Arzneimittelpreis von hundert Euro. Das heißt, der Patient bezahlt maximal zehn Euro Zuzahlung für ein Arzneimittel, das über hundert Euro kostet. Ein Arzneimittel für 20.000 Euro kostet demnach auch nur zehn Euro Zuzahlung.

Ebenfalls wichtig zu wissen ist, dass die Zuzahlung pro Arzneimittel fällig wird und nicht, wie immer noch einige glauben, pro Rezept.

Manchmal muss der Kunde zusätzlich zur Zuzahlung noch einen Eigenanteil bezahlen.

Das ist dann der Fall, wenn der Preis des Arzneimittels über dem vom GKV-Spitzenverband festgesetzten Festbetrag liegt. Dieser gibt den maximalen Betrag an, den die gesetzliche Krankenkasse bereit ist, für das verordnete Arzneimittel zu bezahlen. Liegt der Preis des Arzneimittels über dem Festbetrag, muss die Differenz vom Kunden selbst bezahlt werden, egal, ob er von der Zuzahlung befreit ist oder nicht.

Die Eigenanteile sorgen natürlich in der Apotheke immer wieder für hitzige Diskussionen und auch Anfeindungen uns gegenüber, vor allem dann, wenn der Patient eigentlich von der

Zuzahlung befreit ist, aber dennoch einen Eigenanteil bezahlen muss.

Vor einigen Jahren hatte ich in meiner damaligen Apotheke eine ältere Frau als Kundin, die aufgrund ihrer finanziellen Situation von der Zuzahlung befreit war und jeden Monat ein Krebsmedikament bei uns holte. Zwischen ihren Besuchen wurden die Festbeträge vom GKV-Spitzenverband geändert, sodass ihre Krankenkasse plötzlich nicht mehr den vollen Betrag ihres Arzneimittels übernahm, sondern rund 500 Euro weniger, die sie jetzt als Eigenanteil zu bezahlen hatte. Und das von nun an jeden Monat, was ihr natürlich nicht möglich war. Obwohl sie dieses Arzneimittel gut vertragen hatte, musste der Arzt als Konsequenz ein neues verordnen.

So unverständlich das aus der Sicht der Patienten und uns Apothekern auch sein mag, man muss auch die Krankenkassen verstehen, da die Originalprodukte oft ein Vielfaches eines günstigeren Generikums kosten, was daran liegt, dass der Generikahersteller kein Geld in Forschung und Entwicklung stecken musste. Trotzdem finde ich, sollten die Krankenkassen bei bestimmten Härtefällen, wie bei der eben erwähnten Frau, auch mal bereit sein, eine Ausnahme zu machen.

Es gibt allerdings auch Arzneimittel, die keiner Zuzahlung bedürfen. Das liegt dann daran, dass der Herstellerpreis um mindestens 30 Prozent unter dem gültigen Festbetrag liegt und sie deshalb von der Zuzahlung freigestellt werden können. Da viele sich die Zuzahlung natürlich gerne sparen wollen, sind die zuzahlungsbefreiten Rabattarzneimittel heiß begehrt, weshalb sie dann häufig nicht mehr lieferbar sind und der Patient auf eines zurückgreifen muss, für das er dann doch eine Zuzahlung leisten muss. Dass das dann nicht immer auf Verständnis des Kunden stößt, ist verständlich, aber leider nicht zu ändern.

Hin und wieder kommt es auch vor, dass Ärzte ein rosa Rezept als Privatrezept zweckentfremden. In der Regel sind Privatrezepte aber entweder blau oder der Arzt hat sich sein eigenes Rezept designen lassen. So schön diese selbstdesignten auch sein mögen, so wenig Platz lassen sie uns, um sie mit dem Preis und der Pharmazentralnummer des Arzneimittels zu bedrucken.

Theoretisch könnte der Arzt aber auch ein Stück Klopapier oder sonst etwas verwenden, was er gerade zur Hand hat, und darauf ein Arzneimittel verordnen. Allerdings bin ich froh, dass mir noch nie jemand sein Klopapier, sei es zwei-, drei- oder vierlagig, in die Hand gedrückt hat.

Bei Privatrezepten streckt der Patient das Geld in der Regel erstmal vor und bekommt es dann von seiner Kasse erstattet, nachdem er es eingereicht hat.

Rezeptpflichtige Arzneimittel, die nicht von der gesetzlichen Krankenkasse übernommen werden, werden ebenfalls auf Privatrezepten verordnet. Der Patient bekommt dann sein Geld nicht zurück. Beispiel wäre hier ein Arzneimittel wie Sildenafil, das bei der erektilen Dysfunktion eingesetzt wird. Mehr dazu in Kapitel 18.

Gültig sind Kassenrezepte und Privatrezepte in der Regel drei Monate lang. Ja, auch die rosafarbenen Rezepte. Allerdings bezahlt die Krankenkasse sie meistens nur vier Wochen lang. Manchmal auch einen ganzen Monat. Nach dieser Zeit wird ein Kassenrezept dann wie ein Privatrezept behandelt, was heißt, dass der Kunde das Arzneimittel zwar noch kaufen kann, aber eben nur zum vollen Preis. Die meisten Kunden lassen sich dann von ihrem Arzt ein neues Rezept ausstellen.

Ob ein Rezept nun 28 Tage oder genau einen Monat gültig ist, ist abhängig vom Bundesland und der zuständigen Krankenkasse. Aber mit vier Wochen sind wir in jedem Fall auf der sicheren Seite, das Geld für das Arzneimittel, das wir ja vorgestreckt haben, dann auch wirklich von der Krankenkasse zu bekommen.

Ansonsten gibt es noch den Sonderfall des BTM-Rezepts, auf dem mindestens ein Arzneimittel verordnet sein muss, das zu den Betäubungsmitteln gehört, wie zum Beispiel das starke Schmerzmittel Morphin. Diese Rezepte sind nur sieben Tage nach der Rezeptausstellung gültig, und sie bestehen aus drei Teilen. Ein Teil verbleibt beim Arzt, einer in der Apotheke zur Dokumentation, und der dritte Teil geht an die Krankenkasse. BTM-Rezepte kommen tatsächlich relativ häufig vor.

Ein Rezept, das nur hin und wieder mal vorkommt, ist das Isotretinoin-Rezept. Es darf für Frauen im gebärfähigen Alter nur bis zu einer Packungsgröße beliefert werden, die nicht über den maximalen Therapiebedarf von 30 Tagen hinausgeht. Das Rezept ist für Frauen bis zu sechs Tage nach der Rezeptausstellung gültig.

Isotretinoin ist ein Arzneimittel, das vor allem bei einer starken Akne verordnet wird und die Talgdrüsen verkleinert, sodass die Akne abheilen kann. Problematisch an dem Wirkstoff ist, dass es zu schweren Fehlbildungen beim Fötus kommen kann, weshalb die Frau vor der Behandlung einen Schwangerschaftstest durchführen muss. Deshalb ist auch die Regel bei der Rezeptbelieferung so streng.

Für Männer gilt diese Regel nicht, für sie ist ein Isotretinoin-Rezept ein Rezept wie jedes andere auch.

Ein weiteres Rezept, das vorkommen kann, aber extrem selten ist, ist das T-Rezept. Ich kenne tatsächliche viele Apotheker, die es noch nie in der Hand gehalten haben.

Wenn der Arzt den Contergan-Wirkstoff Thalidomid oder die verwandten Wirkstoffe Lenalidomid und Pomalidomid verordnen will, muss er so ein Rezept benutzen.

Die Wirkstoffe werden zum Beispiel beim Multiplen Myelom, einer Krebserkrankung des Knochenmarks, eingesetzt. Da alle drei Wirkstoffe stark fruchtschädigend sind und man nicht riskieren möchte, dass erneut Missbildungen bei Neugeborenen auftreten, gelten auch hier strenge Regeln. Zum Beispiel darf nicht jeder Arzt diese Arzneimittel verordnen, er muss sachkundig sein, alle Sicherheitsmaßnahmen einhalten, und außerdem muss ihm medizinisches Informationsmaterial zu den Wirkstoffen vorliegen. Die Rezepte sind sechs Tage nach Rezeptausstellung gültig und bestehen aus zwei Teilen. Ein Teil davon landet bei der Krankenkasse, und der andere muss ans BfArM, dem Bundesinstitut für Arzneimittel und Medizinprodukte, geschickt werden.

T-Rezepte müssen ebenfalls in der Apotheke dokumentiert werden.

Meine Kundin sieht es offensichtlich immer noch nicht ein, zwölf Euro für den Saft zu bezahlen, wenn sie ihn auch kostenlos haben könnte.

»Ich gehe nochmal zum Arzt und hole mir ein rosa Rezept«, lässt sie mich wissen.

»Alles klar«, antworte ich, »ich bestelle den Saft schon mal und stelle ihn dann für Sie bereit. Ab 14.30 Uhr wäre er dann da.«

»Super, vielen Dank.«

Ich bereite den Vorgang so vor, dass man später nur noch das Rezept bedrucken muss. Der Drucker rattert, und der Abholschein kommt Stück für Stück heraus. Während er fertig gedruckt wird, gebe ich ihr ein paar Traubenzucker für ihre Kinder mit, und dann schließlich auch den Abholschein. Wir verabschieden uns. Kurz bevor sie die Apotheke verlassen haben, dreht der kleine Junge sich um und winkt mir zu. Ich lächle und winke zurück.

Kapitel 10

Warum pflanzliche Arzneimittel die wahren Chemiebomben sind

Ich nutze die kleine Pause, um hinten einen weiteren Schluck Tee zu trinken. Das ganze Reden macht den Mund trocken. Als ich wieder erfrischt nach vorne gehe, kommt gerade ein Mann mittleren Alters in die Apotheke, dicht gefolgt von einer etwas älteren Frau. Ich sage noch schnell meiner Kollegin Bescheid, die gerade die Abgabe eines Betäubungsmittels dokumentiert. Sie eilt sofort nach vorne und stellt sich an die Kasse neben mich. An der dritten Kasse berät gerade eine andere Kollegin ihren Kunden.

Der Mann nimmt sich noch etwas aus dem Regal, überlässt der Dame den Vortritt und steuert dann auf meine Kollegin zu.

Die ältere Frau in ihrem auffälligen pinken Trainingsanzug kommt mit gesenktem Blick weiterhin langsam auf mich zu. In jeder Hand hält sie eine volle Tüte mit ihren Einkäufen. Als sie den HV-Tisch erreicht hat, bleibt sie stehen, und ich beobachte sie dabei, wie sie in aller Seelenruhe ihre Tüten auf die Ablage stellt. Währenddessen würdigt sie mich keines Blickes. Als alles perfekt verstaut ist, hat sie endlich die Zeit, um mich wahrzunehmen.

»Ich benötige etwas zum Abführen«, lässt sie mich und jeden anderen in der Apotheke mit lauter Stimme wissen.

93

»Leiden Sie schon länger unter Verstopfung oder nur momentan?«, frage ich sie diskret. Anscheinend aber zu diskret, denn sie schaut mich nur fragend an und streckt mir als Antwort ihr Ohr entgegen, in das ich wohl etwas lauter hineinsprechen soll.

»Ich wollte wissen, ob das nur im Moment so ist oder schon länger«, frage ich etwas lauter.

»Das geht schon seit ein paar Tagen so. Ich habe das aber immer mal wieder«, erklärt sie mir.

»Zwischen dreimal täglich und dreimal die Woche Stuhlgang zu haben ist völlig im Rahmen«, informiere ich sie und fühle mich etwas komisch dabei, so laut zu sprechen.

»Ich fühle mich so nicht wohl. Bitte geben Sie mir etwas dagegen.« Ihr Ton klingt nun etwas unfreundlich, fast so, als würde ich mich weigern, ihr etwas gegen ihre Verstopfung verkaufen zu wollen.

»Alles klar«, sage ich und laufe ein paar Schritte zum Regal mit den Abführmitteln, wo ich eine kleine Packung Dragées mit dem Wirkstoff Bisacodyl, einem synthetisch hergestellten Abführmittel, aus dem Regal entnehme.

Bei Bisacodyl kann man zwischen Dragées und Zäpfchen wählen. Obwohl die Zäpfchen bereits nach fünfzehn bis dreißig Minuten wirken, bevorzugen die meisten Menschen eher die Dragées, bei denen die Wirkung aber erst nach sechs bis zwölf Stunden einsetzt. Man nimmt dann einfach ein bis zwei Stück vor dem Schlafengehen ein.

Lustigerweise erzählen uns die Kunden häufig, dass ihre Nachbarn sie beauftragt haben, ihnen etwas gegen ihre Verstopfung aus der Apotheke mitzubringen.

Das kennt man so auch noch von Hämorrhoidensalben. Mal ehrlich, was ist denn auch naheliegender, als sich an seinen Nachbarn aus dem zweiten Stock zu wenden, wenn einem die

Hämorrhoiden jucken oder man schon seit Tagen keinen Stuhlgang mehr hatte?

Das Bisacodyl jedoch hilft tatsächlich dabei, dass es mit dem Stuhlgang besser klappt. Es sorgt dafür, dass nicht nur weniger Wasser aus dem Darm abgegeben, sondern auch mehr Wasser in den Darm aufgenommen wird. Mehr Wasser im Darm bedeutet mehr Wasser im Stuhl, wodurch er weicher und voluminöser wird. Ein größeres Volumen übt dann mehr Druck auf den Enddarm aus und regt durch Reflexe die Entleerung an. Hat man eine zu hohe Dosis eingenommen, wird die Entleerung jedoch zu stark angeregt, und es kann zu Durchfall kommen.

Bisacodyl lässt sich auch über einen längeren Zeitraum einnehmen, wenn das nötig sein sollte. Eine Gewöhnung tritt selten auf.

Meiner Kundin scheinen Dragées mit diesem Wirkstoff allerdings nicht zuzusagen, denn als sie die Packung sieht, runzelt sie plötzlich die Stirn, schüttelt ihren Kopf und guckt mich böse an.

»Wollen Sie mich vergiften? Ich will keine Chemie! Ich will etwas Natürliches, etwas Pflanzliches!«, sagt sie mit lauter, bebender Stimme. Mit dieser Reaktion habe ich nicht gerechnet, aber das scheint irgendetwas in ihr angetriggert zu haben, denn plötzlich wirkt sie verärgert, was auch meiner Kollegin und ihrem Kunden sofort auffällt, da deren Blicke erst zu meiner Kundin und dann zu mir wandern. Wahrscheinlich fragen sie sich gerade, wieso ich diese nette alte Dame vergiften möchte. Noch völlig perplex von ihrem plötzlichen Gefühlsausbruch, starte ich einen Erklärungsversuch.

»Alles ist Chemie. Wenn Sie allerdings *weniger* Chemie einnehmen wollen, dann würde ich Ihnen raten, auf pflanzliche Arzneimittel ganz zu verzichten, denn diese enthalten wesentlich mehr

Chemie als die im Labor hergestellten. Außerdem heißt »natürlich« oder »pflanzlich« nicht automatisch, dass etwas besser ist.«

Es gibt nicht wenige Menschen, die eine falsche Vorstellung von pflanzlichen Arzneimitteln haben. Pflanzlich wird immer als gut angesehen, und alles andere ist Chemie und damit böse. Aber pflanzliche Arzneimittel sind mitnichten harmlos, auch sie können schaden.

Bei verschiedenen Pflanzen hat man nach und nach entdeckt, dass sie bestimmte Eigenschaften haben, die der Gesundheit des Menschen zuträglich sein können. Das heißt aber nicht, dass diese Pflanzen nur deshalb existieren, um für uns Arzneimittel zu liefern. Weshalb sollte also etwas Pflanzliches grundsätzlich harmloser sein als etwas Synthetisches? Viele Pflanzen sind sogar giftig für uns, würde man sie einfach so zu sich nehmen, was aber nicht heißt, dass Giftpflanzen nicht auch als Arzneimittel genutzt werden können. Viele synthetische Arzneimittel basieren schließlich auf Pflanzen. Die Dosis macht das Gift.

Pflanzliche Arzneimittel können daher genauso Wechselwirkungen haben wie die im Labor hergestellten. Deshalb sollte man diese auch immer erwähnen, wenn man in der Apotheke oder beim Arzt gefragt wird, was für Medikamente man einnimmt. Sonst kann das rund neun Monate später zu einer süßen Überraschung führen, wenn eine Frau zwar die »Pille«, aber auch Johanniskraut einnimmt, da Johanniskraut deren Wirkung reduzieren kann. Mehr dazu im nächsten Kapitel.

Im Augenwinkel sehe ich, wie meine Kollegin, die mir offensichtlich mit einem Ohr zugehört hat, grinst und mir nickend zustimmt. Nur meine Kundin sieht das offenbar anders, sie schüttelt nun noch wütender den Kopf.

»Das stimmt nicht, was Sie da erzählen, Pflanzen enthalten keine Chemie!«

Ich versuche es also noch einmal mit einer etwas ausführlicheren Erklärung.

»Pflanzen produzieren chemische Verbindungen, die man mit einem bestimmten Lösungsmittel aus der Pflanze herauslösen kann, was für uns jedoch nur bei Arzneipflanzen interessant ist. Je nachdem, welches Lösungsmittel man verwendet, löst man verschiedene chemische Verbindungen aus der Pflanze heraus. Wenn man im Labor zum Beispiel Pfefferminzblätter klein macht und in Alkohol einlegt, bedeutet das, dass anschließend im Alkohol die chemischen Verbindungen vorhanden sind, die sich im Alkohol lösen. Entfernt man nun den Alkohol, bleibt häufig ein Pulver übrig, das man dann zum Beispiel zu Tabletten verarbeiten kann. Wenn man aber zu Hause einen Aufguss von einer Pflanze macht, zum Beispiel von der Kamille, nehmen Sie dafür Wasser, und darin lösen sich dann nur die chemischen Verbindungen, die auch wirklich wasserlöslich sind. Alle anderen bleiben in der Pflanze zurück. Das gleiche passiert, wenn Sie sich einen Tee oder einen Kaffee machen. Die bekannteste chemische Verbindung, die Sie da herauslösen, ist das Koffein. Generell spielt es auch keine Rolle, ob die chemischen Stoffe nun im Labor oder von einer Pflanze hergestellt wurden. Da man aber bei Arzneipflanzen oft nicht weiß, was genau die Wirkung verursacht, enthalten pflanzliche Arzneimittel meistens ein Wirkstoffgemisch, das heißt, sie bestehen aus mehreren chemischen Verbindungen. Arzneimittel aus dem Labor hingegen enthalten fast immer nur *einen* einzigen isolierten Wirkstoff. Deshalb enthalten pflanzliche Arzneimittel mehr Chemie als synthetische Arzneimittel!«

Ohne ein Wort zu sagen, hat sie gebannt gelauscht, was ich

referiert habe. Sie wirkt immer noch etwas skeptisch, aber sie scheint sich beruhigt zu haben und nun über meine Worte nachzudenken. »Aber wenn Sie lieber etwas Pflanzliches haben möchten«, setze ich meinen Monolog fort, »dann würde ich es generell erst einmal mit Flohsamenschalen probieren. Diese enthalten Schleimstoffe, die im Darm Wasser binden und deshalb aufquellen. Dadurch vergrößert sich dann das Stuhlvolumen, weshalb mehr Druck auf die Innenwand des Darms ausgeübt wird und die Darmbewegungen angeregt werden. Der Stuhl wird schneller transportiert. Außerdem wird der Stuhl durch die Schleimstoffe gleitfähiger gemacht. Was natürlich auch von Vorteil sein kann«, fahre ich fort.

»Und was ist mit Sennensblättern?«, fragt sie, jetzt wieder ganz bei der Sache.

»Sennensblätter könnte man kurzfristig durchaus mal einnehmen«, stimme ich ihr zu. »Sie wirken im Dick- bzw. im Enddarm und bewirken dort, dass durch deren chemische Inhaltsstoffe, den Anthronen, mehr Flüssigkeit und Elektrolyte in den Darm abgegeben werden, wodurch der Stuhl flüssiger wird. Häufig aber auch zu flüssig, sodass es zu Durchfall kommen kann. Außerdem werden auch hier die Darmbewegungen angeregt und damit dafür gesorgt, dass der Darm weniger Flüssigkeit abgibt. Da dadurch der Darminhalt vergrößert wird, wird auch der Druck, auf Toilette gehen zu müssen, erhöht. Allerdings reizen Sennensblätter den Darm zu sehr, was bei langfristiger Anwendung zu Kaliumverlusten führen kann und die wiederum zu einer Verstopfung, weshalb man dann zum Abführen wieder mehr Sennensblätter verwendet, und so weiter und so fort. Empfehlen würde ich Ihnen das nicht, aber wenn Sie es unbedingt nehmen möchten, dann nicht länger als ein bis zwei Wochen«, erkläre ich ihr ruhig und sachlich.

»Dann geben Sie mir bitte mal die Flohsamenschalen mit, ich probiere es erstmal damit, und wenn das nicht hilft, dann sehen wir weiter.«

»Wie Sie möchten!«, antworte ich lächelnd und laufe zur Schublade, in der sie aufbewahrt werden, und lege ihr eine Packung bester Qualität vor. Sie packt sie wortlos in eine ihrer Tüten. Anschließend kramt sie ihr Portemonnaie hervor und sucht nach Münzen, um den Betrag, der ihr auf dem Bildschirm angezeigt wird, zu bezahlen.

»Vielen Dank für Ihre Beratung, und es tut mir leid, wegen vorhin.«

»Machen Sie sich keine Gedanken deswegen! Ich wünsche Ihnen noch einen schönen Tag«, sage ich und freue mich über das Happy End(ing). Es gibt Tage, da fällt es einem extrem schwer, freundlich zu bleiben, vor allem, wenn man einen »schwierigen« Kunden nach dem anderen hat. Ich bin heilfroh, dass es in diesem Fall geklappt hat.

»Auf Wiedersehen!«, antwortet sie und ist bereits auf dem Weg, die Apotheke zu verlassen.

»Moment, Moment!«, ruft plötzlich ein junger Mann, der mit seiner Freundin in der Schlange steht und darauf wartet dranzukommen. »Ihre Tüten!«

»Ach, ja! Danke, junger Mann!«, erwidert sie und schlägt sich mit der flachen Hand gegen die Stirn. »Was man nicht im Kopf hat, hat man in den Beinen.« Sie kommt zurück und nimmt dieses Mal ihren Einkauf mit. Auf dem Weg aus der Apotheke bleibt sie noch einmal bei dem Pärchen stehen, um sich erneut zu bedanken.

Kapitel 11

Warum man niemals verschweigen sollte, dass man Johanniskraut zu sich nimmt

Nachdem die ältere Dame die Apotheke verlassen hat, kommt das Pärchen auf mich zu und begrüßt mich. Die junge Frau drückt mir zwei Rezepte in die Hand. Das eine ist ein rosa Kassenrezept und das andere eine grünes Empfehlungsrezept.

Ich beginne grundsätzlich immer mit den verschreibungspflichtigen Arzneimitteln, was keinen speziellen Grund hat. In diesem Fall bearbeite ich also zuerst das rosa Kassenrezept, auf dem der jungen Frau die Anti-Baby-Pille verordnet wurde.

Die Anti-Baby-Pille, auch orales Kontrazeptivum genannt oder umgangssprachlich einfach nur Pille, wird, Achtung Spoileralarm, hauptsächlich zur Empfängnisverhütung eingenommen.

Man unterscheidet hier Kombinationspräparate, die ein Östrogen und ein Gestagen enthalten, von Präparaten, die nur ein Gestagen enthalten. Es handelt sich dabei also immer um weibliche Sexualhormone.

Die Kombinationspräparate verhindern eine Schwangerschaft, in dem sie den Eisprung unterdrücken und sogar die Einnistung des Eis hemmen würden, falls es doch zu einem Eisprung kommen würde. Außerdem wird die Viskosität des Zervixschleims erhöht, sodass die Spermien schlechter in die Gebärmutter eindringen können. Die Zervix ist der Gebärmutterhals, und dieser wird von einem Schleimpfropf verschlossen, der normalerweise das Eindringen von Erregern verhindern soll. Kurz vor dem Eisprung verflüssigt sich der Schleim allerdings, sodass die Spermien leichtes Spiel haben. Theoretisch zumindest.

Den Spielverderber stellt dann der Gestagenanteil der Pille dar, der den Schleim so zähflüssig werden lässt, dass die Spermien kaum noch hindurchkommen können.

Das gleiche Prinzip findet auch bei Vaginalringen und transdermalen therapeutischen Systemen statt, bei denen Pflaster für die Empfängnisverhütung verwendet werden.

Bei einem reinen Gestagenpräparat, der sogenannten Minipille, wird, wie oben beschrieben, die Viskosität des Zervixschleims erhöht. Bei rund 30 Prozent der Frauen kommt dadurch auch kein Eisprung zustande.

Das Risiko schwanger zu werden ist mit einer Minipille erheblich höher als mit einem Kombinationspräparat, was klar sein sollte, da die »normale« Pille zusätzlich ein Östrogen enthält.

Außerdem muss bei der Minipille viel mehr darauf geachtet werden, dass die Einnahme nicht vergessen wird. Passiert das bei der Minipille mit dem Wirkstoff Levonorgestrel, sollte man sie innerhalb der nächsten drei Stunden einnehmen. Sonst besteht kein sicherer Empfängnisschutz mehr. Bei dem Gestagen Desogestrel hingegen hat man, wie bei einem Kombinationspräparat auch, bis zu zwölf Stunden Zeit, die Einnahme nachzuholen.

Die Minipille sollte übrigens nicht mit der Mikropille verwechselt werden, bei der es sich auch um ein Kombinationspräparat handelt, die aber eine deutlich geringere Hormondosis enthält.

Die junge Frau ist 21 Jahre alt, wie ich ihrem Rezept entnehmen kann, deshalb bekommt sie die Pille noch von ihrer Krankenkasse bezahlt und muss nur die fünf Euro Zuzahlung leisten. Allerdings muss sie sich mit einem der Rabattarzneimittel zufriedengeben, womit einige Frauen nicht einverstanden sind, wenn die gewohnte Pille nicht mehr zu den Rabattpartnern gehört.

»Es stehen drei Pillen zur Auswahl, welche hatten Sie denn immer?«, frage ich sie.

»Die, die draufsteht!«, gibt mir die junge Frau etwas genervt zu verstehen.

»Gerne!«, erwidere ich, da es sich bei der verordneten auch um ein Rabattarzneimittel handelt, darf ich sie tatsächlich abgeben.

In Deutschland ist es so, dass Frauen unter 18 Jahren nicht für die Pille bezahlen müssen. Zwischen 18 und 22 Jahren bezahlen sie fünf Euro Zuzahlung und ab dem vollendeten 22. Lebensjahr den kompletten Preis.

Bis zum 29. März 2019 war es noch so, dass Frauen schon mit der Vollendung des 20. Lebensjahres die vollen Kosten übernehmen mussten. Das hat sich nun glücklicherweise geändert.

Wird die Pille allerdings aufgrund einer anderen Indikation, wie zum Beispiel einer schweren Akne, verordnet, dann bezahlt die Krankenkasse sie auch, wenn man bereits älter als 22 Jahre alt ist.

Während ich die Pille aus dem Automaten kommen lasse, schaue ich mir das grüne Rezept genauer an.

Johanniskraut. Gegen eine leichte Depression.

Ein Johanniskrautextrakt besteht aus mehreren chemischen Verbindungen, als Hauptwirkkomponente gilt neben einigen Flavonoiden das Hyperforin. Die Substanzen wirken, indem sie die

Wiederaufnahme der Neurotransmitter Noradrenalin, Serotonin, GABA, Dopamin sowie, etwas schwächer, die von Glutamat hemmen.

Neurotransmitter sind Botenstoffe, die vereinfacht gesagt elektrische Signale von einer Nervenzelle auf eine andere Zelle übertragen.

Wird ihre Wiederaufnahme zum Beispiel durch einen Johanniskrautextrakt gehemmt, ist deren Konzentration im synaptischen Spalt, dem Zwischenraum zwischen der Nervenzelle und der nachgeschalteten Zelle, erhöht, wodurch es zu einer Verstärkung der Übertragung der Botenstoffe kommt.

Die Wirkung sollte innerhalb von vier Wochen eintreten.

Das Problem an Johanniskraut ist, dass es ein starker P-gp- und CYP3A4-Induktor ist.

Das P-Glykoprotein ist eine Effluxpumpe, das heißt, dass es zum Beispiel verschiedene Wirkstoffe an der Aufnahme ins Blut hindert. Durch Johanniskraut werden mehr Pumpen aktiviert und weniger Wirkstoff aufgenommen. Das und die vermehrten CYP3A4-Enzyme, die den Wirkstoff deshalb stärker abbauen, reduzieren weiter die Menge, die davon im Blut ankommen wird. Betroffen sind einige Arzneimittel, wie zum Beispiel orale Kontrazeptiva (die Pille), aber auch die Pille danach, Phenprocoumon, Ciclosporin, HIV-Protease-Inhibitoren usw. Um das auszuschließen, sollte man sowohl beim Arzt als auch beim Apotheker immer angeben, wenn ein Johanniskrautpräparat eingenommen wird.

Das Johanniskraut wurde ihr allerdings von einem anderen Arzt empfohlen, sodass der eine möglicherweise nichts von der Pille und der andere nichts vom Johanniskraut weiß.

Ich fordere auch das Johanniskraut vom Automaten an und lege es ihr neben die Pille.

»Nehmen Sie das Johanniskraut schon länger ein?«, frage ich sie.

»Nein, das ist jetzt das erste Mal!«, antwortet sie mir. »Warum?«

Ich nehme die Pille aus dem Ausgabefach des Automaten und scanne die Packung gegen. »Weil das Johanniskraut die Wirkung der Pille reduzieren kann. Das heißt, die Wahrscheinlichkeit, schwanger zu werden, steigt, wenn sie beide Arzneimittel zusammen einnehmen.« Sie schaut mich verwundert an.

»Aber das ist doch nur pflanzlich!« Sie zuckt mit den Schultern.

»Pflanzlich heißt nicht, dass es keine Wechselwirkungen oder Nebenwirkungen geben kann. Weiß Ihr Arzt, dass Sie die Pille einnehmen? Die Rezepte sind ja von verschiedenen Ärzten«, erwidere ich.

»Nein, ich wusste nicht, dass das wichtig sein könnte, und habe deshalb auch nichts gesagt.«

Am besten wäre es immer, wenn man als Patient auf alles hinweist, was man mehr oder weniger regelmäßig einnimmt. »Ich würde Ihnen auf jeden Fall raten, nochmal das Gespräch mit Ihren Ärzten zu suchen. Vielleicht kann Ihnen der Arzt statt des Johanniskrauts etwas anderes verordnen.«

Sie guckt ein bisschen genervt. »Ich habe jetzt eigentlich keine Lust, nochmal zum Arzt zu rennen. Ich glaube, ich lasse das Johanniskraut einfach weg. Was meinen Sie?« Sie schaut mich fragend an.

»Das kann ich nicht beurteilen, Ihr Arzt wird Ihnen das ja nicht ohne Grund verordnet haben«, antworte ich. Ihr Freund, der das ganze Gespräch interessiert verfolgt hat, meldet sich jetzt zu Wort.

»Schatz, ich glaube, du solltest auf deinen Arzt hören und

das Johanniskraut nicht einfach so weglassen. Wir machen einen neuen Termin bei ihm aus, und bis dahin benutzten wir halt Kondome.«

Nickend stimme ich ihm zu.

»Na gut, dann machen wir das halt so«, lenkt sie ein.

»Sonst sind Sie mit der Anwendung von beiden Arzneimitteln vertraut?«, frage ich.

»Ich denke schon. Gibt es irgendetwas, was ich unbedingt wissen müsste?«

»Die Einnahme der Pille erhöht das Thromboserisiko, deshalb sollten Sie nicht noch zusätzlich rauchen, da das Risiko dadurch noch weiter erhöht wird. Was das Johanniskraut angeht, könnte es durch das UV-Licht der Sonne theoretisch zu Hautreaktionen kommen, sogenannte phototoxische Reaktionen. Auch wenn die eher bei helleren Typen auftreten und nicht sehr wahrscheinlich sind, wenn Sie die normale Dosis des Johanniskrauts nicht überschreiten, sollte man davon wissen«, erkläre ich.

»Ja, okay. Ich werde drauf achten.«

»Sehr gut! Ansonsten reduziert ein geeigneter Sonnenschutz natürlich die Wahrscheinlichkeit des Auftretens«, antworte ich und nenne ihr die Summe, die sie bezahlen muss.

Ihr Freund legt mir das Geld passend auf den HV-Tisch.

Nachdem sie sich verabschiedet haben, verlassen sie miteinander diskutierend die Apotheke. Worüber sie diskutieren, bekomme ich nicht mehr mit, denn ich bin mal wieder auf dem Weg zu meinem Tee. Jedoch nicht, ohne dem älteren Herrn, der gemütlich in der Schlange wartend auf seinem Rollator sitzt, anzudeuten, dass ich gleich wieder zurück sein werde.

Kapitel 12

Warum man sterben kann, wenn man täglich ASS 100 einnehmen muss und dazu Ibuprofen schluckt

Keine halbe Minute später stehe ich wieder im HV. Der ältere Herr steht auf, stellt sich hinter seinen Rollator und schiebt ihn langsam auf mich zu.

»Guten Tag«, begrüße ich ihn.

»Guten Tag, einmal ASS, bitte«, kommt er sofort zur Sache. Um ihm diesen Wunsch zu erfüllen, benötige ich aber weitere Informationen.

ASS ist die Abkürzung für Acetylsalicylsäure und gehört, wie das bereits erwähnte Ibuprofen, auch zur Gruppe der NSAR und wirkt, in dem es sowohl das COX-1- als auch das COX-2-Enzym hemmt.

In einer Dosierung von 500 bis 1000 Milligramm pro Einzeldosis, das entspricht ein bis zwei Tabletten, nimmt man ASS gegen Schmerzen und Fieber ein. Frühestens nach vier Stunden darf die nächste Dosis eingenommen werden. Drei Gramm pro Tag sollten hierbei jedoch nicht überschritten werden.

Bei älteren Patienten ab 65 Jahren darf die Gesamtdosis jedoch vier Tabletten nicht überschreiten. In dem Fall maximal eine Tablette als Einzeldosis und frühestens nach vier Stunden die nächste.

ASS sollte nach dem Essen eingenommen werden, da es dann verträglicher für den Magen ist.

Möchte man ASS allerdings zur »Blutverdünnung« einnehmen, reichen schon 100 Milligramm täglich aus.

Genau genommen verdünnt ASS 100 das Blut nicht, sondern hemmt das Verkleben der Thrombozyten (Blutplättchen).

Normalerweise dienen die Thrombozyten dem Zweck, einen Pfropf, auch Blutgerinnsel oder Thrombus genannt, zu bilden, um verletzte Gefäße in einem ersten Schritt zu reparieren, bevor sie durch die Fibrinvernetzung komplett verschlossen werden.

Es kann jedoch passieren, dass sich auch ohne Verletzung Thromben bilden, die dann Blutgefäße verstopfen und so zu einem Herzinfarkt, einer Lungenembolie oder einem Schlaganfall führen können – je nach Ort des verstopften Blutgefäßes.

Bestimmte Krankheiten und erbliche Veranlagungen erhöhen das Risiko eines durch einen Thrombus verstopften Gefäßes.

Um das Risiko wieder zu senken, kann ASS 100 eingenommen werden.

Gleiches gilt nach bestimmten herzchirurgischen Eingriffen, um einem Blutgerinnsel vorzubeugen.

Dass das täglich eingenommene ASS 100 auch wirklich wirkt, erkennt man übrigens leicht daran, dass sich selbst kleine Blutungen schwerer stoppen lassen.

Da ich nicht weiß, zu welchem Zweck mein Kunde das ASS einnehmen möchte, tue ich das Naheliegende. Ich frage nach.

»Möchten Sie das ASS zur Blutverdünnung oder gegen Schmerzen haben?«

»Zur Blutverdünnung«, antwortet er mir.

»Gern. Die ›normalen‹ oder die magensaftresistenten?«, bitte ich ihn um weitere Informationen, doch er schaut mich nur fragend an.

»Keine Ahnung. Was ist denn besser?«

»Beide Versionen können die Magenschleimhaut reizen und zu Blutungen führen. Die magensaftresistenten Tabletten sind ein kleines bisschen verträglicher, da die direkte Reizung der Magenschleimhaut entfällt.«

Interessiert hört er mir zu. »Na, das klingt doch gut. Nehme ich die genauso ein wie die normalen?«, möchte er wissen.

»Nein. Die magensaftresistenten Tabletten müssen Sie nüchtern einnehmen. Also eine halbe Stunde vor dem Frühstück.«

»In Ordnung. Warum nicht auch nach dem Essen?«

»Durch den Überzug übersteht so eine Tablette den sauren pH-Wert des Magens und löst sich erst dann auf, wenn der pH-Wert im Darm ansteigt. Der pH-Wert des Magens ist allerdings nur dann sauer, wenn man nichts gegessen hat. Nach einer Mahlzeit steigt der pH-Wert an, wodurch sich der magensaftresistente Überzug der Tablette dann bereits im Magen auflöst. Das gilt übrigens für alle magensaftresistenten Überzüge.«

»Also wirkt die Tablette nicht, wenn ich sie nach dem Frühstück einnehmen würde?«

»Die Wirkung wäre bei ASS dieselbe. Es geht hier nur um die direkte Magenschleimhautreizung. Pantoprazol gegen Sodbrennen zum Beispiel würde, nach dem Frühstück eingenommen, nicht mehr wirken, weil die Säure den Wirkstoff zerstört.«

Das scheint ihn allerdings nicht überzeugt zu haben. »Nein, nein, ich bleibe lieber bei den Tabletten, die ich kenne. Geben Sie mir bitte die normalen.«

Ich nicke und fordere die »normalen« Tabletten vom Automaten an. »Kann ich sonst noch etwas für Sie tun?«, frage ich ihn, während ich die Tabletten auf den Zahlteller lege.

»Ja, geben Sie mir bitte noch eine Packung Ibuprofen dazu.«

Während sofort ein Warnsignal wegen Wechselwirkung der beiden Arzneimittel in meinem Kopf aufploppt, gehe ich zum Regal, um eine Packung Ibuprofen zu entnehmen.

»Zwanzig Stück? 400 Milligramm?«, frage ich ihn sicherheitshalber, während ich bereits vor dem Regal stehe. Die Wahrscheinlichkeit, dass genau diese Packung gemeint ist, wenn jemand nach Ibuprofen fragt, ist am größten. Die Kunden wären überrascht, würde ich ihnen bei der bloßen Aufforderung nach Ibuprofen einfach Ibuprofen-Zäpfchen auf den HV-Tisch legen.

»Ja, genau. Zwanzig sollten reichen.«

Ich lege die Ibuprofen-Tabletten links neben die bereits auf dem Zahlteller liegenden ASS-Tabletten. »Sie dürfen maximal eine Ibuprofen-Tablette am Tag ...« Noch bevor ich meinen Satz vollenden kann, unterbricht er mich.

»Ich dachte, ich dürfte dreimal am Tag eine einnehmen?«
»Theoretisch ja, praktisch nein«, antworte ich kryptisch. »Wenn Sie kein ASS zur Blutverdünnung einnehmen würden, wäre das richtig. Da Sie aber ASS 100 einnehmen, würden drei Tabletten am Tag die Wirkung des ASS aufheben, und das könnte gefährlich werden. Deshalb maximal eine Tablette am Tag, und zwar frühestens zwei Stunden nach der Einnahme des ASS 100 und bis zu acht Stunden vor der nächsten.«

Er zieht seine Augenbrauen nach oben und schaut mich fragend an. »Ich habe aber schon öfter mehr als eine eingenommen.«

Da hat er tatsächlich Glück gehabt, denn ein Teil der Acetylsalicylsäure bindet an das Enzym, das dafür verantwortlich ist, dass sich die Thrombozyten zusammenlagern. Dieses wird dadurch unwiderruflich gehemmt, sodass dieser Thrombozyt zu nichts mehr zu gebrauchen ist und erst ein neuer gebildet werden muss, der ihn quasi ersetzt.

Ist aber Ibuprofen im Blut vorhanden, bindet sich dieses zuerst an das Enzym und versperrt dadurch dem ASS den Zugang zu dessen Bindungsstelle. Folglich kann das ASS nicht mehr verhindern, dass sich die Thrombozyten zusammenlagern. Möglicherweise gilt das gleiche auch für Naproxen und Metamizol. Für Diclofenac und die COX-2-Hemmer (Coxibe) hingegen gilt das nicht.

»Das sollten Sie in Zukunft unbedingt unterlassen, denn wenn das ASS nicht wirken kann, erhöht sich die Gefahr einer Zusammenlagerung der Thrombozyten, was wiederum einen Herzinfarkt, eine Lungenembolie oder einen Schlaganfall auslösen könnte.«

Mit großen Augen schaut er mich an. »Das hat mir noch nie jemand gesagt, und ich nehme dieses Zeug schon seit vielen Jahren.«

»Dann haben Sie wirklich Glück gehabt. Das hätte für Sie auch tödlich enden können. Wie gesagt, eine Tablette pro Tag ist in Ordnung, es müssen aber die Abstände eingehalten werden. Was Sie zumindest in Bezug auf das ASS bedenkenlos nehmen können, wäre Paracetamol.«

»Okay, vielen Dank für den Tipp. Ich werde in Zukunft darauf achten. Dann hab ich bisher wohl tatsächlich Glück gehabt.«

Ich nicke. »Kann man so sagen, ja.«

Wir verabschieden uns, und er macht sich mit seinem Rollator langsam auf den Weg nach draußen. Ich schaue mich um und sehe zu meiner Freude: Die Apotheke ist nun leer.

Kapitel 13

Warum die Grapefruit der Feind mancher Arzneimittel ist

»Duhuuu?«, höre ich plötzlich die PKA hinter mir flöten.

»Ja?«, frage ich, während ich mich umdrehe.

»Könntest du bitte dieses Rezept neu bedrucken und das Arzneimittel umbuchen? Das, was draufgedruckt wurde, ist nun doch nicht lieferbar, und stattdessen hatte ich das hier bestellt.« Sie drückt mir eine Schachtel Ibu 800 in die Hand.

»Klar! Mach ich.«

Ich verkaufe die Ibu-800-Packung ab, die mir meine Kollegin gegeben hat, und retourniere die, die wir nun doch nicht bekommen haben, sodass der Bestand wieder korrekt ist.

Anschließend beklebe ich das Rezept mit einem Korrekturetikett und decke mit einem Klebezettel das bereits aufgedruckte Datum ab, damit es nicht erneut aufgedruckt wird. Nun gebe ich die PZN des Arzneimittels in den Computer ein, das der Kunde bekommen wird, und bedrucke das Rezept erneut.

Plötzlich höre ich ein Räuspern, und mein Blick wandert nach oben.

»Oh, Entschuldigung. Ich habe nicht mitbekommen, dass jemand reingekommen ist«, sage ich zu der rund siebzig

Jahre alten Frau, die wie aus dem Nichts aufgetaucht plötzlich vor mir steht.

Ihre schicke weiße Bluse scheint farblich perfekt mit ihrer Dauerwelle abgestimmt zu sein.

»Und ich bin nicht die Einzige«, sagt sie augenzwinkernd und zeigt auf eine Frau im Sommerkleid, schätzungsweise Ende 40, die sich gerade unsere Naturkosmetik anschaut.

»Ich war wohl zu sehr in meine Arbeit vertieft, verzeihen Sie bitte.«

»Aber das macht doch nichts. Sie wirkten so konzentriert, da wollte ich nicht stören«, sagt sie lächelnd.

»Sie stören doch nicht! Was kann ich für Sie tun?«, frage ich und schaue sie erwartungsvoll an.

»Moment.« Sie kramt in ihrer Tasche herum und zieht ein rosa Kassenrezept hervor. »Mein Arzt hat mir Simvadingsbums aufgeschrieben. Ich nehme das zwar schon seit vielen Jahren ein, aber diesen blöden Namen kann ich mir einfach nicht merken.« Da sie selbst darüber lacht und manche Arzneimittelnamen auch wirklich schwer zu merken sind, kann ich mir ein Grinsen nicht verkneifen.

»Simvastatin heißt der Wirkstoff. Damit wird der Cholesterinspiegel gesenkt«, erkläre ich ihr.

Simvastatin gehört, wie alle Statine, zur Gruppe der HMG-CoA-Reduktasehemmer. Die HMG-CoA-Reduktase ist ein Enzym, das, wie der Name schon sagt, HMG-CoA reduziert. Wird HMG-CoA reduziert, entsteht dabei Mevalonat.

Wird dieses Enzym aber von einem Statin, wie dem Simvastatin, gehemmt, wird folglich weniger Mevalonat gebildet und auch die nachfolgenden Schritte eingeschränkt. Letztendlich wird dadurch weniger Cholesterin gebildet, wodurch der Cholesterinspiegel in den Zellen nach und nach absinkt. Um die geringere Cholesterinsynthese auszugleichen, wird die Anzahl der LDL-Rezeptoren auf den Oberflächen der Leberzellen erhöht, wodurch dann mehr LDL-Cholesterin aus dem Blut gefischt werden kann.

LDL-Cholesterin wird als das böse Cholesterin bezeichnet. Die Abkürzung LDL steht für Low Density Lipoprotein, womit eine Verbindung aus einem Fett mit einem Eiweiß gemeint ist, das eine geringe Dichte (Masse pro Volumen) aufweist. Die Aufgabe des LDLs ist unter anderem der Transport des Cholesterin.

Während das LDL das Cholesterin aus der Leber in die Zellen transportiert, transportiert HDL, das High Density Lipoprotein, also das Lipoprotein mit hoher Dichte, es zurück in die Leber. Deshalb bezeichnet man es auch als das gute Cholesterin, da eine dauerhaft erhöhte Cholesterin-Konzentration im Blut das Risiko von Gefäßerkrankungen, vor allem der am Herzen, steigert.

Als sie den richtigen Namen des Wirkstoffes hört, lacht sie und und reicht mir dabei das Rezept.

»Ja, genau. Jetzt, wo Sie es sagen!« Ich nehme das Rezept entgegen und bedanke mich. Ursula Grimm, 72 Jahre alt, Simvastatin 20 Milligramm, 100 Tabletten. Das Rezept ist gültig und enthält keine Fehler. Ich scanne es ein, und der Computer sucht die passenden Rabattarzneimittel heraus, wovon ich eines auswähle, und schwupp ist es auch schon da. Anschließend entnehme ich es dem Ausgabefach, scanne es gegen und zeige es ihr.

»Oh, wieder eine andere Verpackung. Meine sah aber anders aus.« Ich schaue sie fragend an.

»Wie sah sie denn aus?«

Sie denkt kurz nach, bevor sie antwortet. »Das war immer so eine blaue Packung.«

Ich schaue mir die Rabattarzneimittel ihrer Krankenkasse erneut an und suche das Simvastatin einer Firma heraus, von der ich mir relativ sicher bin, dass es eine blaue Verpackung hat und das von ihr gemeinte ist. In der Sekunde, in der ich das neue Arzneimittel aus dem Ausgabefach des Automaten nehme, jubelt sie.

»Ja, genau. Das ist die, die ich immer habe!« Sie strahlt über beide Ohren. Glücklicherweise hatte ich das Rezept noch nicht bedruckt, sodass ich mir eine Korrektur ersparen kann. Ich scanne die Packung ab und lege sie ihr hin.

»Sie kennen sich mit der Anwendung aus?«, möchte ich wissen.

»Ja, natürlich, ich nehme die schon seit über zwanzig Jahren«, antwortet sie lachend.

»Gut, dann ist Ihnen sicher auch bekannt, dass Sie komplett auf Grapefruit und Grapefruitprodukte verzichten müssen?« Sie schaut mich überrascht an und schüttelt den Kopf.

Die Grapefruit und dementsprechend auch der Grapefruitsaft enthalten verschiedene Inhaltsstoffe. Einer davon ist Naringin, das unter anderem in der Darmschleimhaut CYP3A4-Enzyme hemmt. Damit die alte Enzymaktivität wiederhergestellt werden kann, müssen erst wieder neue entstehen, was ein paar Tage dauern kann.

CYP-Enzyme haben die Aufgabe, körperfremde Substanzen, wie es Arzneimittel nun einmal sind, umzuwandeln, damit sie besser ausgeschieden werden können. Verschiedene CYP-Enzyme bauen verschiedene Wirkstoffe ab.

Wird ein Arzneimittel über den Mund (peroral) eingenommen, gelangt nicht die gesamte Wirkstoffmenge ins Blut. Wenn zum Beispiel von 100 Milligramm nur 80 Milligramm im Blut ankommen, dann hat das Arzneimittel eine Bioverfügbarkeit von 80 Prozent.

Wird die Bildung der abbauenden Enzyme angeregt, gelangt folglich weniger Wirkstoff ins Blut, wodurch die Wirkung reduziert wird.

Werden diese Enzyme hingegen gehemmt, wird weniger Wirkstoff abgebaut. Die Bioverfügbarkeit des Arzneimittels erhöht sich also und dementsprechend auch die Wirkung und die Nebenwirkungen.

Je nach aufgenommener Menge des Narigins wird verhältnismäßig weniger Simvastatin abgebaut, wodurch es zwei- bis siebenmal so stark wirkt. Schluckt man also 40 Milligramm Simvastatin vor dem Schlafengehen und hat zuvor ein Glas Grapefruitsaft getrunken, wäre das im schlimmsten Fall so, als hätte man sieben 40-Milligramm-Tabletten auf einmal geschluckt. Nicht so gut.

Da es einige Tage dauern kann, bis die CYP3A-Enzyme wieder neu synthetisiert werden und die ursprüngliche Aktivität wieder hergestellt ist, kann auch ein Glas Grapefruitsaft, das vor zwei, drei Tagen getrunken wurde, die Wirkung des Simvastatins oder anderer Wirkstoffe, die über CYP3A4 abgebaut werden, verstärken.

Eine Auswahl weiterer Beispiele wären: Amiodaron, Amlodipin, Carbamazepin, Fentanyl, Lercanidipin, Nifedipin, Quetiapin, Sildenafil, Verapamil, Zolpidem.

Für Frau Grimm scheint das, wie gesagt, allerdings eine neue Information zu sein.

»Auf Grapefruit und Grapefruitprodukte verzichten? Nein, davon weiß ich nichts. Das hat mir noch nie jemand gesagt. Also abends keinen Grapefruitsaft mehr, wenn ich die Tabletten einnehme, ja?«

»Nein, Sie müssen, solange Sie dieses Arzneimittel einnehmen, komplett auf Grapefruit verzichten. Selbst, wenn Sie zum

Frühstück ein Glas Grapefruitsaft trinken würden, hat das Auswirkungen auf die Tablette am Abend.«

»Hmm, seltsam. Und warum ist das so?«, möchte sie wissen.

»Die Grapefruit enthält eine Substanz, die die Enzyme hemmt, die für den Abbau des Simvastatins verantwortlich sind, sodass die Wirkung des Simvastatins verstärkt wird. In dem Fall kann das dann zu einer Rhabdomyolyse führen, das heißt, dass sich dadurch Ihre Muskeln abbauen. Das wiederum kann Ihre Nieren schädigen. Letztendlich kann man sogar daran sterben. Deshalb ist es wichtig, dass Sie am besten komplett auf alle Grapefruitprodukte verzichten!«

Geschockt schaut sie mich an. »Und was ist mit Orangen?«

Ich lächle, weil ich diese Frage erwartet habe. Sie wird schließlich in 99 Prozent der Fälle gestellt. Ich schüttele den Kopf. »Orangen dürfen Sie essen. Nur Grapefruits nicht.«

Sie legt sich ihre Hand auf ihren Mund und blickt mich betroffen an. »Ich habe hin und wieder mal eine gegessen«, gesteht sie mir.

»Hatten Sie manchmal das Gefühl eines Muskelkaters, ohne Sport gemacht zu haben? Das ist ein Zeichen dafür, dass die Muskeln abgebaut werden«, erkläre ich, und ihre Augen werden groß.

»Daher kommt das? Hin und wieder hatte ich tatsächlich Muskelkater und mich immer gewundert, woran das liegen könnte, weil ich ja eben keinen Sport gemacht hatte. Ich dachte, das würde am Alter liegen. Ich bin ja auch nicht mehr die Jüngste.« Sie lacht gequält. »Aber ob ich da jetzt immer eine Grapefruit gegessen habe, kann ich auch nicht mehr beantworten!«

»Ist ja bislang nichts Schlimmes passiert«, sage ich beruhigend, um dann mit ernstem Ton hinzuzufügen: »Aber achten Sie bitte in Zukunft darauf, ja?«

Sie nickt. »Auf jeden Fall, und ich werde mal meinen Arzt drauf ansprechen, der soll mich mal untersuchen, ob mit meinen Nieren alles in Ordnung ist.«

»Tun Sie das!«

»Eine Frage hätte ich noch: Kann ich das Simvastatin auch morgens einnehmen?«

»Da das Enzym, das dafür sorgt, dass vermehrt Cholesterin gebildet wird, gegen Mitternacht am aktivsten ist, sollte man Statine abends einnehmen. So können sie am besten wirken.«

»Alles klar. Werde ich machen. Ich danke Ihnen für die gute Beratung und wünsche Ihnen noch einen schönen Tag.«

»Den wünsche ich Ihnen auch. Auf Wiedersehen!«

»Danke. Bis zum nächsten Mal!«

Kapitel 14

Warum man keine Angst vor dem »bösen Cortison« haben muss

Da die Frau im Sommerkleid offensichtlich noch nicht fertig ist und mittlerweile schon seit ein paar Minuten durch die Apotheke flaniert, habe ich die Gelegenheit genutzt und mit meiner Kollegin geplaudert.

»Entschuldigen Sie bitte, ich möchte Sie nur ungern stören, aber ich würde das gerne bezahlen«, unterbricht sie uns, in jeder Hand ein Duschgel haltend.

»Das ist kein Problem. Sie stören nicht!«

»Bei wem darf ich bezahlen?«

»Bei wem Sie möchten.«

»Alles klar, dann komme ich zu Ihnen, das ist näher.« Sie legt die beiden Duschgele links neben den Zahlteller.

»Gerne«, antworte ich.

»Ich habe außerdem noch ein Rezept für meine Tochter. Der Arzt hat vor kurzem Asthma bei ihr festgestellt und dieses Spray verordnet. Meine Tochter sagt, dass es nicht wirklich etwas gebracht hat, weshalb ich dieses Spray eigentlich nicht mehr holen will.« Sie hält mir das Rezept hin, und ich nehme es entgegen.

»Okay, wir gucken gleich mal. Vielen Dank«, antworte ich, während ich aufs Rezept blicke und alles Notwendige überprüfe.

Daniela Schneider, 18 Jahre alt. Der Lungenfacharzt verordnete ihr ein inhalatives Glucocorticoid, umgangssprachlich »Cortison-Spray« genannt.

Asthma bronchiale ist eine chronische Entzündung der Atemwege. Die Krankheit ist gekennzeichnet durch eine Überempfindlichkeit des Bronchialsystems und einer anfallsweise auftretenden Atemnot aufgrund einer akuten Verengung der Atemwege.

Man unterscheidet das allergische (extrinsische) und das nichtallergische (intrinsische) Asthma. Während die Ursachen beim allergischen Asthma Allergene wie Pollen oder Hausstaub sind, die eine Überempfindlichkeitsreaktion im Körper auslösen, sind es beim nichtallergischen Asthma unspezifische Reize wie zum Beispiel körperliche Anstrengung, kalte Luft, aber auch Zigarettenrauch.

Häufig leiden Asthmatiker jedoch an Mischformen der beiden Varianten, die sich aus dem allergischen Asthma heraus entwickeln.

Die häufigsten Symptome des Asthmas umfassen eine erschwerte Ausatmung, das sogenannte Giemen, Luftnot bzw. Kurzatmigkeit, einen trockenen Husten und meistens auch noch eine eingeschränkte körperliche Leistungsfähigkeit.

Das Ziel einer Asthmatherapie ist vor allem eine Verbesserung der Lebensqualität sowie der Prognose der Krankheit.

Während man zum Beispiel darauf achten sollte, den Allergenen, auf die man reagiert, aus dem Weg zu gehen, so werden medikamentös hauptsächlich solche Arzneimittel verwendet, die entweder die Bronchien erweitern oder die Entzündung bekämpfen. Letztere sind die sogenannten Glucocorticoide, um die es hier auch gehen soll.

Bei den Glucocorticoiden handelt es sich um sogenannte

Steroidhormone, also Hormone, die ein Steroidgerüst aufweisen und die damit alle mehr oder weniger die gleiche chemische Struktur wie das Cholesterin haben.

Umgangssprachlich werden alle Glucocorticoide einfach als »Cortison« oder auch gerne mal als »böses Cortison« bezeichnet, und das, obwohl die Glucocorticoide eher ein Glücksfall für die Medizin sind.

Glucocorticoide wirken antientzündlich, antiallergisch und immunsuppressiv (das Immunsystem unterdrückend).

Man kann Glucocorticoide systemisch, also über den Blutkreislauf, einnehmen, zum Beispiel in Tablettenform, oder aber lokal, das heißt direkt an der Stelle, wo sie wirken sollen.

Werden Glucocorticoide systemisch eingesetzt, zum Beispiel bei stärkeren allergischen Reaktionen oder bei rheumatischen Erkrankungen, haben sie das höchste Risiko für unerwünschte Wirkungen. Dennoch ist die Angst meist unbegründet, denn selbst die Einnahme hoher Einzeldosen führt für gewöhnlich nicht zu gefährlichen Nebenwirkungen. Auch dann nicht, wenn sie über mehrere Tage eingenommen werden müssen.

Um das Risiko für Nebenwirkungen möglichst zu reduzieren, sollten systemisch wirkende Glucocorticoide am besten morgens zwischen 6 und 8 Uhr eingenommen werden, denn dann ist die Sekretion des körpereigenen Glucocorticoids, dem Cortisol, am höchsten, wodurch der natürliche Rhythmus des Körpers am wenigsten gestört wird.

Die Cortisolfreisetzung wird im Gehirn über den Hypothalamus und die Hypophyse reguliert, das heißt, ist zu wenig Cortisol im Blut vorhanden, wird im Hypothalamus ein Hormon freigesetzt, das dafür sorgt, dass in der Hypophyse ein weiteres Hormon ins Blut abgegeben wird, das dann wiederum die Nebennierenrinde anregt, neues Cortisol zu bilden.

Ist jedoch zu viel Cortisol bzw. ein anderes Glucocorticoid im Blut, wird über eine negative Rückkopplung der Befehl gegeben, weniger Cortisol bzw. kein Cortisol zu bilden.

Wäre die Konzentration an Glucocorticoiden dauerhaft erhöht, weil langfristig hohe Dosen eingenommen werden müssen, hätte die Nebennierenrinde nichts mehr zu tun und würde sich zurückbilden. Man nennt das Atrophie. Die Nebenniere wird kleiner, da die Anzahl der Zellen, die für die Cortisolproduktion verantwortlich sind, zurückgeht.

Würde man nun die Glucocorticoidtherapie abrupt absetzen, wäre die Nebennierenrinde nicht in der Lage, Cortisol in der benötigten Menge herzustellen, da sie nicht über ausreichend Zellen verfügt. Damit dieser Fall nicht eintritt, muss man das »Cortison« ausschleichen, in dem man die Dosis zum Beispiel täglich halbiert. So können Entzugserscheinungen wie Stimmungsschwankungen oder Muskelschmerzen verhindert werden.

Hin und wieder muss das Glucocorticoid aber auch abends eingenommen werden, was den Vorteil hat, dass dadurch die nächtlich auftretende Entzündungsreaktion besser unterdrückt werden kann, aber eben auch den Nachteil, dass der Regelkreis der Cortisolfreisetzung noch ein gutes Stück mehr durcheinandergebracht wird.

Eine lokale Anwendung hingegen beschränkt die Wirkung und die Nebenwirkungen hauptsächlich auf den Ort der Anwendung.

Eine Form der lokalen Anwendung von Glucocorticoiden, wie sie auch bei der Asthmatherapie eingesetzt wird, wäre die inhalative Applikation zum Beispiel mittels Pulverinhalatoren oder Dosieraerosolen. Die Wirkstoffe gelangen bei einer richtigen Inhalationstechnik nur an den Ort, an dem sie wirken sollen, in die Lunge. Bei einer falschen Inhalationstechnik landet der

Wirkstoff jedoch im Mund und wird dann heruntergeschluckt. Da die Bioverfügbarkeit gering ist, also wenig davon ins Blut aufgenommen wird, ist das Risiko für systemische Nebenwirkungen allerdings äußerst gering. Um lokale Nebenwirkungen im Mund zu reduzieren, wie die einer oralen Candidose (auch Mundsoor genannt), sollte nach jeder Anwendung der Mund ausgespült, etwas gegessen oder die Zähne gründlich geputzt werden.

Eine orale Candidose im Mund wird durch den Hefepilz Candida albicans verursacht, der im Mund und Rachenraum zwar immer vorhanden ist, aber dessen übermäßige Vermehrung durch die immunsuppressive Wirkung des Glucocorticoids nicht mehr in Schach gehalten werden kann.

Das Risiko systemischer Nebenwirkungen ist bei Pulverinhalatoren kleiner als bei Dosieraerosolen, da beim Pulver bis zu achtzig Prozent des Wirkstoffes in der Lunge landen, wohingegen es beim Dosieraerosol nur zehn bis zwanzig Prozent sind. Der Rest wird einfach verschluckt.

Wissen sollte man ebenfalls, dass die Wirkung der inhalativen Glucocorticoide nicht sofort eintritt und sie wiederholt angewendet werden müssen, damit sie wirken können, auch dann, wenn man das Gefühl hat, man benötige sie momentan nicht.

Inhalative Glucocorticoide werden auch bei der COPD, der chronisch obstruktiven Lungenerkrankung eingesetzt, allerdings erst ab einem mittleren Schweregrad der Krankheit.

Die COPD ist eine Krankheit, die meistens durch Rauchen verursacht wird.

Des Weiteren verwendet man Glucocorticoide zur lokalen Behandlung entzündlicher Hauterkrankungen, siehe Kapitel 16, oder ebenfalls lokal in Form von Nasensprays bei einer allergischen Rhinitis. Siehe Kapitel 22.

Während sich meine Kundin ihrem Smartphone zuwendet, lasse ich die Duschgele erstmal links liegen und versuche das Rezept einzuscannen, was allerdings nicht auf Anhieb gelingen will, da der Scanner nicht so auf zerknitterte Rezepte steht. Nachdem er das Rezept dann endlich akzeptiert hat, prüft der Computer wie immer automatisch, ob Rabattpartner vorliegen. Wie ich mir schon gedacht habe, gibt es in diesem Fall keine. Ich bedrucke das Rezept also mit dem verordneten Spray und nehme es an mich, nachdem der Drucker es wieder ausgespuckt hat.

»Einen kleinen Moment, bitte. Ich bin gleich wieder da«, sage ich und verschwinde für einen Moment nach hinten, um das Spray aus dem Arzneimittelkühlschrank zu holen. Da ich schon mal hinten bin, gönne ich mir einen Schluck meines längst kalten Tees. Als ich wieder nach vorne komme, muss ich sie leider wieder von ihrem Smartphone ablenken.

»Wie verwendet Ihre Tochter das Spray denn, wenn es nicht so gut funktioniert?«, frage ich die Mutter.

»Na, immer dann, wenn sie schlecht Luft bekommt.«

»Na, dann ist es auch kein Wunder«, platzt es aus mir heraus, und ich beginne zu erklären. »Das Spray muss, um richtig wirken zu können, jeden Tag, alle zwölf Stunden angewendet werden. Der eine Wirkstoff, der darin enthalten ist, das ›Cortison‹ Beclometason, hemmt die Entzündung, und das Formoterol erweitert die Bronchien für rund zwölf Stunden. Wenn sie schlecht Luft bekommt, muss sie das Salbutamolspray anwenden, das der Arzt ihr ebenfalls verordnet haben wird«, erkläre ich meiner Kundin, die mich inzwischen zunehmend schlecht gelaunt anblickt.

Beclometason gehört zu den Glucocorticoiden und wird in der Asthmatherapie inhalativ zur Entzündungshemmung verwendet. Es handelt sich dabei um ein Prodrug, das heißt, der Wirkstoff wird erst durch Enzyme der Lunge in die eigentlich wirksame Form umgewandelt. Das hat den Vorteil, dass dadurch sowohl das Risiko für systemische wie auch für lokale Nebenwirkungen reduziert wird.

Um besser Luft zu bekommen, werden Beta-2-Sympathomimetika eingesetzt, welche die Beta-2-Rezeptoren der Bronchialmuskulatur aktivieren, wodurch diese dann erschlafft. Die Bronchien werden erweitert.

Man unterscheidet hierbei langwirksame Beta-2-Sympathomimetika, die LABA (long acting beta-2-agonist) von den kurzwirksamen Beta-2-Sympathomimetika den SABA (short acting beta-2-agonist).

Formoterol gehört mit Salmeterol zur Gruppe der LABA und wirkt für fünf bis siebzehn Stunden und wird deshalb zweimal täglich angewendet. Allerdings immer in Kombination mit einem antientzündlich wirkenden Glucocorticoid.

Salbutamol hingegen gehört mit Fenoterol und Terbutalin zu den SABA und wirkt nur drei bis sieben Stunden lang.

Sowohl bei Salbutamol als auch bei Formoterol tritt die Wirkung innerhalb von Minuten ein, weshalb sie dementsprechend im Notfall verwendet werden können. Da Salbutamol nicht so lange wie das Formoterol wirkt, sollte es im Notfall allerdings bevorzugt werden. Außerdem lässt es sich gut im Alltag anwenden, wenn man zum Beispiel nach dem Treppensteigen schwer Luft bekommt.

Es empfiehlt sich, fünf bis zehn Minuten vor der Inhalation eines Glucocorticoids Salbutamol zu inhalieren, da es die Aufnahme des Glucocorticoids verbessert.

Meine Kundin wirkt ungehalten.

»Wie bitte? Da ist Cortison drin? Ich möchte nicht, dass meine Tochter Cortison bekommt. Das hat doch so viele Nebenwirkungen! Und dick soll man ja auch davon werden«, klagt sie. Ich versuche, sie zu beschwichtigen.

»Wenn Ihre Tochter dieses Spray korrekt inhaliert, landet es direkt in der Lunge und wirkt nur dort. Ein kleiner Anteil wird zwar verschluckt, aber davon geht nur ein noch minimaler Anteil ins Blut über. Die Wahrscheinlichkeit, dass Nebenwirkungen auftreten, ist also relativ gering. Und Gewicht nimmt man auch nur zu, wenn man über einen längeren Zeitraum Tabletten in einer hohen Dosis einnimmt. Das ist ja hier nicht der Fall. Das Gleiche gilt ebenfalls für Osteoporose und Diabetes, was auch nicht auftritt, wenn man mal kurzfristig ein paar Tabletten einnehmen muss. Bei inhalativen Glucocorticoiden wie dem Spray für Ihre Tochter treten solche Nebenwirkungen nicht auf.«

»Na gut, dann glaube ich Ihnen das mal. Aber wehe, sie wird dick davon. Dann komme ich wieder!«, droht sie mir scherzhaft.

»Keine Sorge, wird sie nicht. Wichtig ist aber, dass sie nach der Anwendung des Sprays immer den Mund ausspült, etwas isst oder ihre Zähne putzt, damit sich kein Mundsoor ausbildet«, füge ich noch hinzu.

»Mundsoor? Was soll das sein?«

»Eine Pilzinfektion im Mund. Das ist nichts Schlimmes, aber es kann unangenehm sein und schmerzen.«

»Okay, ich werde sie darauf hinweisen, dass sie da aufpasst. Was schulde ich Ihnen denn?«, möchte sie wissen.

»21,90 Euro macht es zusammen«, antworte ich ihr und sie legt mir 22 Euro auf den Zahlteller. Ich nehme das Geld und packe es in die Kasse. Als ich ihr die zehn Cent Wechselgeld geben will, winkt sie nur ab.

»Die dürfen Sie gern behalten. Als Dankeschön für Ihre Beratung«, zwinkert sie mir zu. »Ich wünsche Ihnen noch einen schönen Tag.«

Ich halte die zehn Cent triumphierend in die Luft und strahle übers ganze Gesicht.

»Vielen herzlichen Dank! Ihnen auch einen schönen Tag. Tschüss.« Sie nickt mir zum Abschied noch einmal zu, und schon ist sie weg. Da gerade kein anderer Kunde in der Apotheke ist, gehe ich nach hinten und stecke die Zehn-Cent-Münze zu den anderen Centmünzen in die Kaffeekasse und freue mich, dass ihr meine Beratung zehn Cent wert war.

Kapitel 15

Warum man keine Multivitamine einnehmen sollte

»Hallooooo?« Ich bin gerade mal gefühlt fünf Sekunden hinten, da scheint sich schon der nächste Kunde in die Apotheke geschlichen zu haben und sich zu wundern, warum niemand da ist. Okay, okay. Ich stelle die Kaffeekasse wieder an ihren Platz zurück, gehe nach vorne und werde von einem jungen, sportlichen Typen mit blonden, nach hinten gegelten Haaren erwartet.

»Guten Tag«, erwidere ich, »was kann ich für Sie tun?« Statt einer Antwort hält er mir eine leere Dose entgegen.

»Ja, das ist eine sehr schöne Dose!«, sage ich.

»Na, die hätte ich gerne nochmal.« Ich nehme die Dose an mich und schaue mir das Etikett an. Hochdosierte Multivitamine aus den USA.

»Ich glaube nicht, dass es die in Deutschland gibt«, lasse ich ihn wissen. Er zuckt jedoch nur mit den Schultern.

»Und so was Ähnliches?«

»Multivitamine gibt es natürlich auch in Deutschland. Die Frage ist immer, warum man die einnehmen sollte. Haben Sie denn einen Vitaminmangel?«, möchte ich wissen.

»Ähm, weiß nicht. Keine Ahnung.«

»Aber warum wollen Sie denn dann welche einnehmen?«

127

Er zuckt mit den Schultern. »Na, weil ich meiner Gesundheit damit etwas Gutes tun will.«

Vitamine sind Verbindungen, die für den Körper lebensnotwendig sind, die er aber nicht selbst herstellen kann. Man unterteilt sie in fettlösliche und wasserlösliche Vitamine. Ein Zuviel an wasserlöslichen Vitaminen wird in der Regel vom Körper wieder ausgeschieden, fettlösliche Vitamine hingegen können vom Körper gespeichert werden.

Zu den fettlöslichen Vitaminen gehören die Vitamine A, D, E und K (Eselsbrücke: EDEKA) und zu den wasserlöslichen alle B-Vitamine und Vitamin C. Eine Überdosierung wasserlöslicher Vitamine stellt bei normaler Nierenfunktion meistens kein Problem dar, wohingegen eine Überdosierung der fettlöslichen Vitamine gravierende Gesundheitsschäden hervorrufen kann. Vor allem trifft das auf hohe Dosen der Vitamine A und D zu.

Ein allgemeiner Mangel an Vitaminen tritt bei einer ausgewogenen Ernährung selten auf, allerdings wird Vitaminmangel durch Fehlernährung, Rauchen oder Alkoholmissbrauch begünstigt. Vitamine, bei denen relativ häufig ein Mangel auftritt, sind die Vitamine A, D, B1, B6 und Folsäure (ebenfalls ein B-Vitamin).

Sollte tatsächlich mal ein Mangel vorliegen, macht er sich durch eine Einschränkung der körperlichen und geistigen Leistungsfähigkeit bemerkbar. Diese Symptome können dann durch die Einnahme des fehlenden Vitamins wieder beseitigt werden.

Von Produkten, die alle Vitamine enthalten, rate ich generell ab, denn wenn kein Mangel an allen Vitaminen besteht, weshalb sollte man sie dann zu sich nehmen?

Trotz allem boomt der Vitaminmarkt. Das liegt sicherlich auch daran, dass Vitamine häufig als Lösung für so ziemlich alle Krankheiten der Welt angesehen werden.

Der Wunsch, seiner Gesundheit etwas Gutes zu tun, ist natürlich verständlich. Aber ein Multivitamin-Präparat ist nicht automatisch die Lösung.

Es gibt auch keine überzeugenden Daten dafür, dass jemand, der sich ausgewogen ernährt, mit zusätzlichen Vitamingaben Krankheiten verhindern oder bestehende Krankheiten heilen könnte. Ob ein Mangel an einem Vitamin vorliegt, muss vom Arzt bestimmt werden. Falls es dann im Zuge einer Nahrungsumstellung nicht ausreichend zugeführt wird, kann man sich immer noch ein entsprechendes Präparat in der Apotheke kaufen. Seiner Gesundheit tut man allerdings garantiert nichts Gutes, wenn man ohne Grund wahllos alle Vitamine zu sich nimmt.

Es kann sogar zu ernsthaften Gesundheitsschäden kommen, wenn man längerfristig hochdosierte Vitamine und Mineralstoffe zur Vermeidung und Behandlung von Krankheiten zu sich nimmt, wie es das Prinzip der orthomolekularen Medizin ist, bei der es sich ebenfalls um eine pseudomedizinische Methode handelt.

»Ich würde Ihnen empfehlen, ein Blutbild machen zu lassen und dann zu schauen, ob ein Mangel an Vitaminen vorliegt. Woran allerdings fast immer ein Mangel besteht, ist Vitamin D, vor allem in den dunkleren Monaten.« Er sieht mich fragend an.

»Wieso das denn?«

»Der Körper kann Vitamin D3 selbst herstellen, benötigt dafür aber Sonnenstrahlen. Genau genommen kann er nur eine Vorstufe davon in der Haut bilden, die dann durch UV-Strahlen in Vitamin D3 umgewandelt wird. Deshalb ist das Vitamin D3 strenggenommen auch kein Vitamin«, beginne ich zu erklären.

»Verstehe ich nicht. Wieso ist es deshalb kein Vitamin?«

»Weil Vitamine per Definition nicht vom Körper selbst hergestellt werden können und deshalb von außen zugeführt werden müssen.« Er nickt interessiert.

»Ah, okay, das wusste ich nicht. ›Vitamin‹ D stellt der Körper also selbst her.« Beim Aussprechen des Wortes »Vitamin« formt er mit seinen Fingern Anführungszeichen in der Luft.

»Genau, und dazu werden Sonnenstrahlen auf der Haut benötigt, und zwar die UVB-Strahlen. Ist die Haut bedeckt – oder der Himmel – wird dementsprechend weniger Vitamin D gebildet, weshalb es zum Mangel kommen kann. Logischerweise tritt dieser Mangel dann auch eher in den Wintermonaten auf.« Er schaut mich fragend an. »Was ist mit Sonnencreme? Dadurch müsste doch genauso weniger Vitamin D gebildet werden.« Ich stimme ihm zu.

»Genau, auch Sonnencreme reduziert die Bildung von Vitamin D in der Haut. Es ist aber immer besser, ein Vitamin-D-Präparat einzunehmen als auf Sonnencreme zu verzichten«, erkläre ich.

»Wegen Hautkrebs und so, ja?«, fragt er.

»Ja, Sonnencreme senkt das Hautkrebsrisiko. Aber auch allein schon wegen der Hautalterung würde ich Sonnencreme verwenden. Sonnenstrahlen lassen die Haut nämlich schneller altern. Deshalb empfehle ich auch immer Sonnenschutz für das Gesicht.«

»Und was ist mit Vitamin C und den B-Vitaminen?«

»Ein Vitamin-C-Mangel kommt in der Regel nicht vor. Denn man nimmt es durch die Nahrung zu Genüge auf. Was Erkältungen betrifft, so hilft es minimal, wenn die Erkältung bereits da ist, aber um einer Erkältung vorzubeugen, bringt es wenig bis gar nichts. Selbst bei denen, die einen erhöhten Bedarf haben, wie zum Beispiel Hochleistungssportler, Schwangere, Raucher, ist er trotzdem nicht größer als 300 Milligramm pro Tag. Eine

Brausetablette, die 1000 Milligramm Vitamin C enthält, ist also ziemlich sinnlos, denn der Körper scheidet einfach das wieder aus, was er nicht benötigt. Wenn man Vitamin C unbedingt einnehmen möchte, dann besser in retardierter Form, das heißt, der Körper wird den ganzen Tag über mit Vitamin C versorgt. Die B-Vitamine hingegen spielen für die geistige Leistungsfähigkeit eine Rolle, fürs Nervensystem und für den Energiestoffwechsel. Aber Mangelerscheinungen sind da auch eher selten. Es sei denn, man ernährt sich ausschließlich vegan, dann kann ein Mangel an Vitamin B12 tatsächlich vorkommen, da es hauptsächlich in tierischen Produkten enthalten ist. Aber auch Vegetarierer haben manchmal einen B12-Mangel. Ansonsten müssen Frauen, die schwanger werden wollen oder es bereits sind, Folsäure, ebenfalls ein B-Vitamin, zu sich nehmen, um Neuralrohrdefekte beim Embryo zu vermeiden.«

»Dann habe ich damit sicher kein Problem«, sagt er lachend.

»Ich lasse einfach mal ein Blutbild machen und sehe dann weiter.«

»Ja, das ist wahrscheinlich die beste Idee!«, erwidere ich.

»Danke für die Beratung und sorry, dass ich jetzt nichts gekauft habe.«

»Kein Problem, alles gut!«

»Falls mein Arzt was feststellen sollte, komme ich auf jeden Fall wieder. Tschau!« Er nimmt seine Sporttasche, die wohl die ganze Zeit auf dem Boden stand und hängt sie sich um die Schulter.

»Tschau!«

Während er die Apotheke verlässt, muss ich unbedingt was trinken. Mittlerweile hat sich zwar eine Schlange gebildet, aber mein Mund ist ganz trocken vom vielen Reden, und schließlich sind ja noch zwei meiner Kolleginnen vorne.

Kapitel 16

Warum Cortisoncreme bei juckender Haut nicht immer die Lösung ist

Ich wische mir einen Tropfen meines köstlichen Earl Grey Tees von den Lippen und bin bereit für neue Herausforderungen. So langsam bekomme ich allerdings Hunger. Aber es ist noch ein bisschen hin, bis ich endlich in die Mittagspause kann.

Der Nächste in der Schlange ist ein älterer Herr. Ich würde ihn mal auf Ende 70 schätzen. Was mir sofort auffällt, als er auf mich zukommt, ist seine extrem trockene Haut im Gesicht.

»Guten Tag«, begrüßt er mich, »ich bräuchte eine Cortisoncreme!«

»Guten Tag, sehr gerne. Mit 0,25 oder 0,5 Prozent Hydrocortison?«, frage ich.

Wie man bereits in Kapitel 14 erfahren hat, wird jedes Glucocorticoid von den Kunden einfach Cortison genannt, was dazu führt, dass auch wir das so machen, um besser verstanden zu werden.

Hydrocortison ist ein schwaches Glucocorticoid und aus diesem Grund ist es auch freiverkäuflich. Zumindest in einer Konzentration bis maximal 0,5 Prozent. Nach dem Auftragen dringt es in die Haut ein, wo es dann seine Wirkung gegen entzündliche und allergische Hauterkrankungen entfalten kann.

Verwendet man eine Salbe, wird in der Regel mehr Wirkstoff in die Haut aufgenommen, als wenn man eine Creme oder ein Gel auftragen würde, sodass eine bessere Wirkung gewährleistet ist.

Eine Salbe enthält im Gegensatz zu einer Creme oder einem Gel kein Wasser.

Worauf man jedoch achten sollte, ist, dass man weder Gel, Creme oder Salbe großflächig aufträgt, da es sonst zu systemischen Nebenwirkungen durch das Glucocorticoid kommen könnte. Ein kleiner Teil kann immer ins Blut übergehen, doch dieser kleine Teil wird umso größer, je mehr man davon aufträgt.

Außerdem sollte die Anwendung zeitlich begrenzt werden, um das Risiko von Hautatrophien, also einem Dünnerwerden der Haut, zu reduzieren. Bei Hydrocortisonzubereitungen sollte eine Anwendung von zwei Wochen nicht überschritten werden. Bei anderen Glucocorticoiden kann der Zeitraum jedoch ein anderer sein. Um sicherzugehen, wie lange er ist, lesen Sie die Packungsbeilage und fragen Sie Ihren Arzt oder Apotheker.

Mein Kunde scheint nicht darüber nachdenken zu müssen, ob er nun die 0,25- oder die 0,5-prozentige kaufen möchte.

»Ich nehme die Starke! Die 0,25-prozentige.«

»Das wäre dann aber die Schwächere. Die mit 0,5 Prozent Hydrocortison ist die Stärkere!«, erwidere ich und er guckt mich skeptisch an.

»Aber fünfundzwanzig ist doch größer als fünf!«

»Das ist richtig. Aber 0,25 ist kleiner als 0,50.«

»Von mir aus, dann nehm ich halt die 0,5er. Und bitte eine Große! Mir juckt nämlich immer die ganze Haut am Körper.« Jetzt schaue ich ihn skeptisch an.

»Sie wollen die Creme auf den ganzen Körper schmieren?« Er schüttelt den Kopf.

»Nicht auf den ganzen. Nur da, wo's juckt«, erklärt er.

»Cortisoncremes dürfen nicht großflächig angewendet werden, weil dann zu viel von dem Wirkstoff ins Blut gelangen und es deshalb zu systemischen Nebenwirkungen kommen kann«, erkläre ich.

»Hmm, das ist jetzt doof, denn es sind schon einige juckende Stellen.« Wenn ich sein Gesicht betrachte, kann ich mir schon gut vorstellen, wie der Rest so aussieht und dass seine Haut ziemlich jucken muss.

»Aber die Haut ist intakt, ja?«

»Ja, ich kratze immer mal wieder, aber nicht so, dass die Haut deswegen offen wäre«, antwortet er.

»Okay. Womit cremen Sie sich Ihre Haut denn nach dem Duschen immer ein?«

Er lacht. »Gar nicht. Das ist doch Weiberkram«, sagt er augenzwinkernd.

Ich kenne zwar keine Statistiken dazu, aber ich bin mir relativ sicher, dass umso älter die Männer sind, desto seltener cremen sie sich ihre Haut ein.

»Sie meinen, dass Frauen einfach schlauer sind und sich die Haut nach dem Duschen eincremen, weshalb ihre Haut besser gepflegt ist und darum auch nicht juckt?«, frage ich, vielleicht ein wenig zu provokativ. Aber das Wort »Weiberkram« hat mich gestört, ob er es jetzt scherzhaft meinte oder nicht. Er schaut mich an, ich schaue ihn an. Für einen kurzen Moment dachte ich, dass ich möglicherweise doch ein wenig zu weit gegangen wäre.

»Ja, meine Frau hat, als sie noch lebte, sich regelmäßig eingecremt. Sie hatte nie Probleme und immer extrem zarte Haut.«

»Wenn Sie Ihre Haut mit Duschgel oder Seife entfetten und ihr danach keine Fette zurückgeben, weil Sie sich nicht eincremen, dann ist es kein Wunder, dass Ihre Haut trocken ist und juckt. Dadurch zerstören Sie sich die ganze Hautbarriere, vor allem, weil Sie dazu noch ständig kratzen, wenn es juckt. Wollen Sie diese Probleme in den Griff bekommen, dann sollten Sie Ihre Haut nach jedem Waschen eincremen oder zumindest ein rückfettendes Duschgel beziehungsweise ein Duschöl verwenden«, erkläre ich ihm.

»Ich soll jetzt auf meine alten Tage noch damit anfangen, mir Creme auf die Haut zu schmieren?«

»Sie können es auch sein lassen und sich jedes Mal die Haut blutig kratzen, wenn Ihnen das lieber ist«, antworte ich augenzwinkernd.

»Na gut. Haben Sie denn eine da?«

»Selbstverständlich. Ich zeige Ihnen mal eine gute Creme. Kleinen Moment, bitte.« Ich laufe zum Regal und nehme eine Körpercreme für sehr trockene Haut aus dem Regal und zeige sie ihm.

»Diese hier ist gut geeignet für trockene Haut. Sie enthält zehn Prozent Harnstoff.«

Harnstoff oder auch häufig Urea genannt, weil es für manche weniger eklig klingt, ist eine Verbindung, die sich in den oberen Schichten der Haut einlagert und dort die Feuchtigkeit bindet. Dadurch wird die Haut nicht nur vor dem Austrocknen geschützt, sondern auch weich und geschmeidig.

Durch normale Hautalterungen und durch Krankheiten wie Neurodermitis sinkt der Gehalt an Harnstoff in der Haut, und sie wird dadurch trocken.

Außerdem hat der Harnstoff noch keratolytische Eigenschaften, das heißt, er hilft, bereits abgestorbene Zellen aus der Horn-schicht der Haut zu entfernen.

Dadurch, dass der Harnstoff eine wasserbindende Wirkung hat, wirkt er zudem noch antibakteriell, weshalb der Creme we-niger Konservierungsmittel zugesetzt werden muss.

Wichtig zu wissen ist außerdem, dass man harnstoffhaltige Cremes nicht auf verletzter Haut auftragen sollte, da das zu star-kem Brennen führen kann.

Man braucht sich auch nicht davor zu ekeln, denn die Zeit, wo der Harnstoff aus Pferdeurin hergestellt wird, ist lange vorbei. Heutzutage wird er synthetisch hergestellt. Davon abgesehen ist er in seiner Wirksamkeit identisch.

Er schaut mich neugierig an.

»Harnstoff? Riecht die Creme dann nach Urin?«, fragt er la-chend.

»Nein, nicht, wenn man keinen Urin beimischt«, sage ich grinsend. »Die riecht wegen der dezenten Duftstoffe sogar ganz gut. Der Harnstoff versorgt die Haut mit Feuchtigkeit und schützt sie so vor dem Austrocknen. Am besten cremen Sie sich täglich nach dem Duschen damit ein.«

»Also morgens und abends.«

»Morgens und abends? Sie duschen zweimal am Tag?«, frage ich leicht verwundert.

»Ja, ich habe früher auf dem Bau gearbeitet, da will man dann schon nach der Arbeit duschen. Und das habe ich so beibehal-ten.«

»Okay, kann ich nachvollziehen, aber warum dann morgens gleich wieder?«

»Na, um wach zu werden«, antwortet er so, als wäre es die logischste Schlussfolgerung der ganzen Welt.

»Hmm. Verstehe. Aber zweimal duschen ist nun wirklich nicht gut für die Haut. Theoretisch wäre es am besten, noch nicht mal täglich zu duschen. Aber zweimal am Tag duschen, und sich dann nicht einzucremen? Da ist es dann ja auch kein Wunder, wenn Sie Probleme mit der Haut bekommen.«

»Was Hänschen nicht lernt, lernt Hans nimmermehr. Nein, im Ernst, ich verstehe, was Sie mir sagen wollen. Ich versuche, das mit dem Duschen mal zu reduzieren und mich jetzt immer danach mit dieser Creme einzucremen. Ich nehme die dann, und bitte geben Sie mir trotzdem noch die stärkere Cortisoncreme mit, für alle Fälle. Ich werde sie auch nur auf kleine Stellen auftragen. Versprochen.« Er grinst mich frech an.

»Klingt vernünftig«, sage ich und hole ihm die Cortisoncreme. Ich scanne sie ab und lege sie neben die Körpercreme.

»Die können Sie bis zu dreimal täglich dünn auftragen. Nur nicht länger als zwei Wochen«, erkläre ich.

»Gut.« Während er das Geld aus seinem Portemonnaie heraussucht und es mir perfekt abgezählt auf den Zahlteller legt, schaue ich in der Schublade noch nach einer Gesichtscreme für extrem trockene Haut und werde fündig. Ich lege sie ihm dazu.

»Oh, vielen Dank. Die ist fürs Gesicht, ja?«

»Genau, probieren Sie die einfach mal aus«, sage ich.

»Ja, mach ich. Danke für die Beratung. Auf Wiedersehen.«

»Gerne, auf Wiedersehen.«

Häufig ist es so, dass man nach hinten geht, wenn man das Kundengespräch beendet hat – vor allem, wenn sonst niemand mehr in der Apotheke wartet.

Idealerweise steht natürlich immer eine Kollegin oder ein Kollege bereit und nimmt die potenziellen Kunden in Empfang.

Da eine Apotheke aber von der einen Sekunde auf die andere plötzlich voll sein kann, haben wir Klingeln. Während es im Supermarkt die Kunden sind, die eine zweite Kasse fordern, machen wir das selbst. Meistens sind dann die gerufenen Kolleginnen und Kollegen genervt, weil sie dadurch ihre anderen Arbeiten unterbrechen müssen. Wenn man gerade auf Toilette ist, bringt das mit dem Klingeln natürlich auch nicht wirklich viel.

Kapitel 17

Warum die Homöopathie nur der monetarisierte Placeboeffekt ist. Teil 2: Die, die alles besser wissen

Als die Automatiktür aufgeht, eilt ein etwa sechzig Jahre alter Mann in einer weißen Leinenhose samt beigefarbenem, kurzärmligem Leinenhemd auf mich zu. Seine langen Haare trägt er zum Zopf gebunden.

»Einmal Belladonna D12 Globuli«, begrüßt er mich. Da ich jeden darauf hinweise, wenn er im Begriff ist, etwas ohne nachgewiesene Wirkung zu kaufen, mache ich das auch bei ihm, obwohl ich von Anfang an das Gefühl habe, dass er eher nicht so der Typ für wissenschaftliche Fakten ist und die Globuli aus tiefster Überzeugung kauft.

Mit der Zeit lernt man die Leute einzuschätzen und liegt in den meisten Fällen damit auch richtig. Aber eben nicht immer.

»Dass das homöopathisch ist und deshalb keine nachgewiesene Wirkung hat, ist Ihnen bekannt?« Seine Miene verfinstert sich. Ich scheine wohl einen Nerv getroffen zu haben.

»Wollen Sie mir etwa was über Homöopathie erzählen? Ich bin Heilpraktiker! Ich kenne mich damit aus!«

Oh boy! Wer mich kennt, weiß, dass ich kein großer Freund von Heilpraktikern bin. Ich versuche zwar nie etwas zu verallgemei-

139

nern, aber in diesem Fall fällt es mir extrem schwer. Heilpraktiker scheinen sich auf Geschwurbel spezialisiert zu haben, das heißt: Sobald eine Therapie auf einer absurden Annahme basiert und keine nachgewiesene Wirkung hat, die über den Placeboeffekt hinausgeht, scheint sie für Heilpraktiker interessant zu sein. Mir ist bisher auch noch kein Heilpraktiker untergekommen, der seine Patienten nach dem aktuellen Stand der Wissenschaft »behandelt«. Vielmehr scheint es so, als suchten sie sich gezielt das heraus, was möglichst dem Stand der Wissenschaft widerspricht, wie die Homöopathie, die Schüßler-Salze, anthroposophische Medizin, Bach-Blüten usw. Sie nennen es Alternativmedizin. Wir wissenschaftlich denkenden Menschen nennen es Pseudomedizin, da es keine Alternative zur Medizin gibt. Wenn es wirkt, ist es Medizin, und wenn es nicht wirkt, ist es auch keine Alternative.

Heilpraktiker haben nicht Medizin studiert, sie dürfen deshalb auch keine verschreibungspflichtigen Arzneimittel verordnen, was für sie selten ein Problem ist, da die meisten Heilpraktiker sowieso kein Interesse an (richtiger) Medizin haben oder wie sie es abfällig nennen: Schulmedizin.

Was viele leider nicht wissen: Um Heilpraktiker zu werden, braucht man keine Ausbildung. Es genügt ein Hauptschulabschluss, ein ärztliches Attest, ein polizeiliches Führungszeugnis und ein Mindestalter von 25 Jahren. Wenn man dann noch in einem Test beim Gesundheitsamt nachweisen kann, dass man keine Gefahr für die öffentliche Gesundheit darstellt, steht einer Heilpraktikerkarriere nichts mehr im Weg. Der Test besteht aus 60 Multiple-Choice-Fragen, von denen man 45 richtig beantworten muss, und einer mündlichen Prüfung. Das war's. Dann wird man auf Patienten losgelassen.

Ich bekomme hin und wieder mal Rezepte, die von Heilpraktikern ausgestellt worden sind, und fast immer müssen die Kunden dann tief in die Tasche greifen und weit über 100 Euro ausgeben. Meistens für diverse homöopathische Globuli. Es ist auch keine Seltenheit, dass die Globuli, die der Heilpraktiker für seinen Patienten ausgesucht hat, extra angefertigt werden müssen, weil diese hohen Potenzen nicht im Handel erhältlich sind.

Häufig handelt es sich dabei um LM-Potenzen, also Verdünnungen im Verhältnis 1:50.000, in denen dann schon lange nichts mehr von der Ausgangssubstanz enthalten ist. Ab LM5 ist kein Molekül mehr darin zu erwarten. Würde die homöopathische Pharmafirma einfach die Rohglobuli abpacken statt der hohen LM-Potenz, würde das niemandem auffallen, stattdessen darf der Kunde auch noch einen Aufpreis bezahlen, weil das Präparat extra für ihn hergestellt werden musste. Mich ärgert das!

Mittlerweile ist die Apotheke rappelvoll, sodass auch mein Chef sich an eine Kasse gestellt hat und gerade dabei ist, einen Kunden zu beraten.

Plötzlich betritt ein Mann in seinen Sechzigern mit auffällig rotem Polo-Shirt die Apotheke und ist erstmal ziemlich entsetzt über all die Menschen, die sich brav in der Schlange anstellen, die ihr Ende erst ein paar Meter *vor* der Apotheke findet. Schlau wie er ist, versucht er sie zu umgehen, indem er sich direkt an eine unserer Kassen anstellt.

»Bitte stellen Sie sich am Ende der Schlange an!«, höre ich meinen Chef bestimmt sagen. Irgendetwas vor sich hinfluchend gehorcht der ungeduldige Kunde und stellt sich tatsächlich hinten an, was nicht selbstverständlich ist, da viele Kunden ganz einfach die Apotheke verlassen, wenn sie sich nicht vordrängeln dürfen.

Mein Heilpraktikerkunde interessiert sich weder für den

Mann im roten Polo-Shirt noch für meine Beratungspflicht. Ich habe ihn offensichtlich mit der Wahrheit verärgert.

»Kein Grund, wütend zu werden. Es ist meine Pflicht, Sie darauf aufmerksam zu machen«, antworte ich. Doch das scheint ihn nur noch mehr aufzubringen.

»Ich empfinde das als Frechheit, dass Sie so etwas sagen! Sie sind doch auch nur ein von der Pharmaindustrie gekaufter Handlanger, der die Homöopathie kleinhalten will, weil sie im Gegensatz zu den ganzen Chemiekeulen, die Sie hier sonst so verkaufen, ganz natürlich wirkt«, bellt er mich an. Ich checke kurz den Puls auf meinem Fitnessarmband, atme tief ein und zitiere – ohne laut zu werden – einen meiner Tweets.

»Die Homöopathie wirkt nicht natürlich. Sie wirkt natürlich nicht!« Ich weiß zwar nicht, was ich mir davon erhofft habe, aber jetzt werde ich von seinen wütenden Augen einfach nur angestarrt. Doch ich halte seinem Blick stand und sehe, wie er – mitten in der Apotheke – einen Sonnenbrand im Gesicht zu bekommen scheint. Wie man richtig sonnencremt, verrate ich übrigens in Kapitel 21.

»Sie haben doch sowas von keine Ahnung! Als Apotheker quatschen Sie doch auch nur das nach, was Sie in Ihren schulmedizinischen Büchern gelesen haben.«

»Ich quatsche nur das nach, was aussagekräftige Studien herausgefunden haben. Und es gibt auch nach über zweihundert Jahren keine seriöse Studie, die bei einem homöopathischen Mittelchen jemals eine Wirkung nachweisen konnte, die über den Placeboeffekt hinausgeht!«, antworte ich sanft und ganz sachlich.

Trotz dieser Tatsache wird die Homöopathie zwar liebend gern von Heilpraktikern empfohlen, leider aber auch gelegentlich von Ärzten, die es eigentlich besser wissen sollten.

Es ist keine Seltenheit, dass ich ein grünes Empfehlungsrezept bekomme, auf denen ein Arzt ein homöopathisches Mittelchen empfohlen hat. Vor allem scheint es aber einige Kinderärzte zu geben, die gerne Homöopathie verordnen. Und das steht dann sogar auf rosa Kassenrezepten, da homöopathische Mittelchen für Kinder leider von der Krankenkasse bezahlt werden. Die Allgemeinheit muss also für eine Therapie aufkommen, die nachweislich nicht mehr als einen Placeboeffekt bieten kann.

Jede Krankenkasse bezahlt Homöopathie. Das ist insofern ärgerlich, weil gerade Krankenkassen ansonsten an jedem Ende sparen, wie zum Beispiel bei den bei Apothekern wie Kunden gleichermaßen unbeliebten Rabattverträgen wirksamer Arzneimittel.

Aber nicht nur manche Ärzte scheinen den Placeboeffekt eines homöopathischen Mittelchens für dessen tatsächliche Wirkung zu halten. Auch in den eigenen Reihen gibt es leider einige Kolleginnen und Kollegen, die aktiv Homöopathie empfehlen. Und genau da muss man als Kunde aufpassen. Sonst ist der Schock, ein Placebo in der Apotheke gekauft zu haben, groß, wenn man sich zu Hause das vermeintliche Arzneimittel mal genauer anschaut.

Deshalb empfehle ich jedem, der das Pech hat, unwissentlich bei einem homöopathischen Arzt oder Apotheker zu landen, immer explizit am Anfang des Gesprächs zu sagen, dass nichts Homöopathisches gewünscht wird.

Ob es sich um ein Placebo handelt, was man da eben gekauft hat, kann man auch an der Verpackung erkennen, auf der dann »homöopathisches Arzneimittel« stehen muss. Das Wort »Arzneimittel« steht aber leider noch nicht in Anführungszeichen.

Außerdem kann man an den »Inhaltsstoffen« erkennen, ob es sich um Homöopathie handelt oder nicht, da eine Potenz hinter dem »Wirkstoff« steht. Man achte also auf die Buchstaben »D«, »C«, »LM« und »Q« mit einer Zahl dahinter, die die Anzahl der Verdünnungsstufen angibt.

Es gibt fast immer eine Alternative zur Homöopathie zu kaufen, deren Wirkung dann über den Placeboeffekt hinausgeht.

Fast immer, weil die Homöopathie schließlich in der Lage ist, buchstäblich gegen alles etwas anzubieten. Das ist auch nicht sonderlich schwer, wenn man keinen Beweis für die Wirksamkeit liefern muss.

Selbst gegen Liebeskummer gibt es Globuli zu kaufen. Diese Indikation wäre bei einem richtigen, zulassungspflichtigen Arzneimittel nicht möglich, da es nichts Wirksames gegen Liebeskummer zu kaufen gibt. Und Alkohol ist keine Lösung.

In solchen Fällen kann die (richtige) Medizin keine Alternative bieten, da sie eine Wirkung nicht nur behaupten darf, sondern eben auch beweisen muss.

Man mag vielleicht denken, dass die Homöopathie gar nicht so schlimm sei und man das jedem selbst überlassen solle, ob er auf sie reinfallen will oder nicht, da sie bei Krankheiten, die sowieso von selbst besser werden, kein Problem darstellt.

Die Gefahr der Homöopathie besteht für den Einzelnen auch viel eher darin, sich in eine Welt der Unwissenschaftlichkeit hineinziehen zu lassen und als Konsequenz die (richtige) Medizin abzulehnen. Das ist leider keine Seltenheit, und es ist auch kein Zufall, dass viele Menschen, die an die Homöopathie glauben, auch vehemente Impfgegner sind.

»Behandelt« man eine schlimme Erkrankung wie Krebs rein homöopathisch, kann es für eine richtige Behandlung leider viel zu schnell viel zu spät sein.

Wenn jemand meint, diese Entscheidung trotz besseren Wissens für sein Leben treffen zu müssen, muss er auch mit den

Konsequenzen leben. Jedoch fehlt eben häufig das bessere eigene Wissen, weshalb man ja Fachleuten oder Heilpraktikern aus reiner Verzweiflung sein Vertrauen schenkt, die dann solche Empfehlungen aussprechen, obwohl sie es selbst besser wissen sollten oder eben keine fundierte wissenschaftliche Ausbildung besitzen, um es besser wissen zu können.

Da aber auch die, die im Gesundheitswesen die Entscheidungen treffen, es nicht für nötig halten, wahrheitsgemäß über die Grenzen der Homöopathie aufzuklären, mache ich das nicht nur in diesem Buch, sondern auch im Internet. Und da bin ich weder der Erste noch der Einzige. Menschen wie Susanne und Norbert Aust, Udo Endruscheit, Edzard Ernst, Natalie Grams, Christian Lübbers und viele mehr haben auf diesem Feld schon einiges geleistet. #Globukalypse

Da wir die Homöopathie nicht kritiklos hinnehmen wollen, opfern wir sogar unsere Freizeit, um darüber aufzuklären, was dann nicht selten zu Anfeindungen und unsinnigen Behauptungen führt wie, dass wir nur von der »Pharmaindustrie gekauft« wären. Dieselbe Pharmaindustrie übrigens, die sehr große Umsätze mit reinem Zucker in Form sehr kleiner Kügelchen erzielt.

Besonders fatal ist, dass es leider auch Eltern gibt, die ihren Kindern dringend benötigte Arzneimittel verweigern, weil sie nichts von der »bösen Schulmedizin« halten. Das kann dann ziemlich gefährlich für die Kinder werden, die sich noch nicht einmal dagegen wehren können.

Das alles interessiert aber nicht den Herrn, der jetzt vor mir steht und anscheinend nichts von seriösen Studien hält, die eindeutig belegen, dass die Homöopathie keine Wirkung hat, die über den Placeboeffekt hinausgeht.

»Da bin ich anderer Meinung!«, zischt er mich an.

»Dann bin ich ja froh, dass es in der Wissenschaft nicht um Meinungen, sondern um Fakten geht«, antworte ich ihm freundlich.

»Sie werden Ihre Einstellung schon noch ändern, wenn Sie älter und bereit dazu sind, auch mal über den eigenen Tellerrand zu schauen. Es gibt mehr als nur die Schulmedizin. Seien Sie ruhig mal offen für alles!«, höre ich ihn predigen.

»Wie heißt es doch so schön? Wer für alles offen ist, kann nicht ganz dicht sein!«, erwidere ich und unterdrücke dabei den Impuls, ihn anzuzwinkern.

Während er sich wütend und ohne seine Globuli auf den Weg nach draußen macht, muss er noch unbedingt das letzte Wort haben:

»Sie werden schon sehen!« Ja, ich werde schon sehen. Aber vor allem werde ich darüber schreiben …

Die Apotheke ist mittlerweile wieder ganz schön voll geworden. Dass ich mit meinem letzten Kunden nicht im Guten auseinander ging, ist auch dem ein oder anderen aufgefallen. Eine ältere Dame guckt ihm hinterher und zeigt ihm den Vogel.

Kapitel 18

Warum ein Arzneimittel verschreibungspflichtig ist

So, nachdem der Herr seine Zuckerkügelchen nun doch nicht bei mir kaufen wollte, bin ich nun der Glückliche, der auch noch den freundlichen Herrn im roten Polo-Shirt abbekommt.

Zur Belohnung stecke ich mir auch ein wenig Zucker in den Mund. Traubenzucker. Colageschmack. Lecker.

Ich bin bereit für die nächste Runde. Ding, ding, ding. Und es geht los.

»Ein Saftladen ist das hier! Woher soll ich denn bitte wissen, dass das eine Schlange ist?«, blafft er mich unfreundlich an und spart sich jegliche Form der Begrüßung.

»Vielleicht daran, dass mehrere Menschen hintereinander stehen und darauf warten dranzukommen?«, erwidere ich weder freundlich noch unfreundlich. Anstatt darauf einzugehen, schüttelt er nur den Kopf.

»Wie auch immer. Ich brauche Sildenafil-Tabletten!«

Sildenafil ist ein Wirkstoff, der Männern mit Erektionsstörungen dabei hilft, eine Erektion zu bekommen. Allerdings nur dann, wenn auch tatsächlich eine sexuelle Stimulation vorliegt. Der Wirkstoff unterstützt das Einströmen des Bluts in den Schwellkörper des Penis, sodass eine Erektion nicht nur ermöglicht, sondern auch aufrechterhalten werden kann.

Der Wirkstoff ist allerdings wesentlich besser unter seinem Handelsnamen bekannt, den ich leider nicht nennen darf, den aber jeder kennt, der schon mal in den Spamordner seines E-Mail-Accounts geguckt hat. Genau! Die blauen, eckigen Tabletten.

Interessanterweise werden die in der Apotheke so gut wie nie verlangt. Die meisten Männer, denen Sildenafil verordnet wurde, wollen die wesentlich günstigeren Nachahmerpräparate kaufen.

Zum Vergleich: Zwölf Tabletten des Originals mit je hundert Milligramm Sildenafil kosten am 09.01.2021 in Deutschland 180,04 Euro, wohingegen ein gleichwertiges Präparat schon ab 17,65 Euro zu haben ist. In Deutschland, Österreich und der Schweiz benötigt man ein Rezept, um auf legalem Weg an diese Tabletten zu kommen, und nach genau dem frage ich meinen »freundlichen« Kunden jetzt auch.

»Haben Sie ein Rezept für die Sildenafil-Tabletten?«

Sein Gesicht läuft so rot an, dass man nicht mehr unterscheiden kann, wo das Polo-Shirt aufhört und wo Hals und Gesicht beginnen. Ich muss ein bisschen darüber schmunzeln, was möglicherweise der Grund dafür sein könnte, warum mein wütender Kunde noch ein klein weniger wütender wird.

»Im Ausland bekomme ich die ohne Rezept! Erst letztens habe ich mir eine Packung in der Türkei gekauft!«

Dass man die Tabletten in der Türkei ohne Rezept bekommt, ist tatsächlich so, aber das ändert nichts daran, dass Sildenafil in Deutschland der Verschreibungspflicht unterliegt.

Die Verschreibungspflicht dient nämlich in erster Linie dem Schutz des Patienten. Wenn ein Arzneimittel neu auf den Markt kommt, muss nicht nur dessen Wirksamkeit bestätigt worden sein, sondern auch die Unbedenklichkeit.

Zu diesem Zeitpunkt hat das Arzneimittel bereits drei Phasen klinischer Studien hinter sich, in denen es sowohl an gesunden wie auch an kranken Menschen getestet wurde.

In der ersten Phase wird das neue Arzneimittel an eine kleine Gruppe freiwilliger, in der Regel gesunder Testpersonen verabreicht. Verläuft die erste Phase erfolgreich, wird eine Genehmigung für eine zweite Phase benötigt, in der das Arzneimittel hauptsächlich an Patienten getestet wird, die an eben jener Krankheit leiden, gegen die das Arzneimittel wirken soll. Um dann eine Zulassung zu erhalten, muss das Arzneimittel in der dritten Phase an einer noch größeren Gruppe kranker Personen getestet werden. Diese Phase kann unter Umständen mehrere Jahre dauern. Mit Abschluss der dritten Phase und dem Erhalt der Zulassung wird das Arzneimittel auf den Markt gebracht und kann nun von einem Arzt verordnet werden.

Wenn sich nun nach längerer Anwendung und der Überwachung durch Ärzte und Apotheker herausstellen sollte, dass das Anwendungsrisiko gering ist, kann das Arzneimittel aus der Verschreibungspflicht entlassen werden, sodass man es ohne Rezept in der Apotheke kaufen kann. Genausogut kann es auch passieren, dass Arzneimittel wieder verschreibungspflichtig werden, wenn die Risiken für die Anwender plötzlich zu groß werden sollten, weil neue, schwerwiegende Nebenwirkungen bekannt wurden.

Manche Arzneimittel sind verschreibungspflichtig, gleichzeitig aber auch nicht. Ibuprofen zum Beispiel, das, wie in Kapitel 3 beschrieben, bis 400 Milligramm frei verkäuflich ist.

Es gibt aber auch verschreibungspflichtige Ibu 400, die sich dann eben in einer erweiterten Indikation unterscheiden, wie zum Beispiel bei rheumatischen Erkrankungen.

Ab 600 Milligramm ist Ibuprofen allerdings immer verschreibungspflichtig.

Ein anderes Beispiel wäre Paracetamol, das in höheren Dosen gefährlich sein kann, weshalb eine Packung nicht mehr als zehn Gramm Paracetamol enthalten darf. Dementsprechend beinhalten die Packungen mit 500 Milligramm Paracetamol je Tablette maximal zwanzig Tabletten und die Tabletten mit je 1000 Milligramm Paracetamol gibt es nur in einer Zehnerpackung. Es darf dennoch mehr als eine Packung gekauft werden, denn das Ganze wird nicht unbedingt konsequent umgesetzt.

Einige verschreibungspflichtige Arzneimittel haben zudem auch ein großes Missbrauchspotential, wie zum Beispiel Zolpidem, welches sehr häufig als Schlafmittel verordnet wird, obwohl es stark abhängig machen kann. Solche Arzneimittel können schon alleine deshalb nicht frei verkäuflich angeboten werden, da auch hier eine ärztliche Überwachung zwingend notwendig ist.

Andere Länder handhaben das jedoch anders. In London zum Beispiel konnte oder kann man am Flughafen auf der Toilette ein Arzneimittel mit dem Wirkstoff Codein aus dem Automaten ziehen. In Deutschland hingegen gibt es codeinhaltige Arzneimittel nur auf Rezept und nicht ohne Beratung auf dem Flughafenklo.

In der Türkei gibt es Sildenafil nicht nur ohne Rezept, sondern die Apotheken werben sogar dafür in ihren Schaufenstern.

Womit wir wieder bei dem Mann mit dem roten Kopf wären. Und seinem Urlaub in der Türkei.

»Das freut mich für Sie, dass sie die Tabletten in der Türkei ohne Rezept bekommen haben. Aber in Deutschland ist Sildenafil nach wie vor verschreibungspflichtig!«

»Ich habe das aber auch schon in Deutschland ohne Rezept bekommen!«, beschwert er sich in demselben unfreundlichen Ton, den er schon die ganze Zeit an den Tag legt.

Dass er das auch in Deutschland in einigen Apotheken ohne Rezept bekommt, glaube ich ihm auch aufs Wort. Leider.

Ich habe selbst schon in einer Apotheke gearbeitet, in der von mir verlangt wurde, dass ich rezeptpflichtige Arzneimittel einfach so abgegebe. Weil ich da absolut dagegen bin, wechselte ich konsequenterweise die Apotheke.

»Das mag sein. Aber wie gesagt, Sildenafil ist verschreibungspflichtig, das heißt, Sie brauchen ein Rezept, und ich würde mich strafbar machen, würde ich es Ihnen ohne geben.« Langsam aber sicher klingt meine Stimme dann doch etwas genervter, weil ich es nicht nachvollziehen kann, warum ich mich ständig wiederholen muss.

»Ah, Moment. Ich habe ein Rezept!«, sagt er plötzlich in einem veränderten Ton, weshalb ich mich frage, wozu wir dann diese ganze Diskussion überhaupt führen müssen. Er zieht sein Smartphone aus der Hosentasche, klappt das Cover auf, als wäre es ein Buch, tippt seinen PIN ein, wischt hin und her und hält mir dann sein Gerät vors Gesicht. Was ich sehe, ist ein längst abgelaufenes, bereits bedrucktes Rezept, auf dem Folgendes geschrieben steht: »Sildenafil 100 mg film kaplı tablet«. Ein türkisches Rezept, das er wahrscheinlich in seinem Türkei-Urlaub von einem türkischen Arzt verordnet bekommen hat, obwohl man es dort auch ohne bekommt.

»Das ist kein Rezept«, sage ich, »das ist ein Foto von einem Rezept!« Doch auch das beendet diese Diskussion nicht.

»Das hat mir ein Arzt in der Türkei verordnet, und das hätte er wohl kaum gemacht, wenn ich es nicht brauchen würde.« Er lässt nicht locker, aber verschwendet seine Zeit, denn bei mir beißt er damit auf Granit.

»Haben Sie nicht vorhin erzählt, dass Sie Sildenafil in der Türkei rezeptfrei bekommen haben?«, wundere ich mich.

»Ja, beim zweiten Mal ging es ohne Rezept. Beim ersten Mal wusste ich das noch nicht und bin zum Arzt. So, da ich Ihnen nun ein Rezept vorweisen kann, können Sie mir die Tabletten ja endlich geben!«

»Nein, kann ich nicht. Erstens muss ein Rezept im Original vorliegen, zweitens darf es nicht älter als drei Monate alt sein, falls der Arzt keine Gültigkeitsdauer festgelegt hat, und drittens muss es von einem Arzt innerhalb der EU ausgestellt worden sein. Deshalb ist ein türkisches Rezept in Deutschland leider nicht gültig«, erkläre ich ihm in aller Seelenruhe.

Um in Deutschland an rezeptpflichtige Arzneimittel zu kommen, muss eine ärztliche oder zahnärztliche Verschreibung aus den Mitgliedstaaten der Europäischen Union, den Vertragsstaaten des Abkommens über den Europäischen Wirtschaftsraum (EWR) oder aus der neutralen Schweiz vorliegen.

Bei Betäubungsmitteln wird allerdings ein deutsches BTM-Rezept benötigt.

Ärzte aus den eben genannten Ländern dürfen in deutschen Apotheken auch ohne Rezept verschreibungspflichtige Arzneimittel kaufen. Dazu müssen sie nur ihren gültigen Arztausweis sowie den Personalausweis vorzeigen.

Ich hatte einmal einen US-amerikanischen Arzt vor mir stehen, der ein verschreibungspflichtiges Arzneimittel wollte. Ich musste ihn leider zu einem deutschen Arzt schicken, damit er sich ein Rezept für das Arzneimittel holen konnte.

Würde ein Zahnarzt ein Rezept über Sildenafil ausstellen, dürfte ich es auch nicht herausgeben, da Sildenafil nicht zur Behandlung von Zahn-, Mund- oder Kieferkrankheiten eingesetzt werden kann. Kurzum: Es fällt nicht in den Zuständigkeitsbereich eines Zahnarztes.

Der Mann vor mir schüttelt genervt den Kopf.

»Und ohne geht es gar nicht?«, versucht er es erneut.

»Nein, ohne geht es gar nicht!«, wiederhole ich mich.

»Können Sie keine Ausnahme machen?«, fragt er mich, und so langsam werde ich ungehalten.

»Nein, ich kann keine Ausnahme machen, Sie brauchen für Sildenafil ein in Deutschland gültiges Rezept!«, wiederhole ich mich erneut. Stakkato. Er möchte etwas erwidern, sagt aber erstmal nichts, dreht sich um und fängt dann an zu fluchen.

»Sowas hab ich noch nie erlebt. Kundenfreundlichkeit kennen die hier nicht! Hier komme ich nie wieder her!«, flucht er im Hinausgehen.

»Das hoffe ich doch«, sage ich leise zu mir. Offensichtlich nicht leise genug, denn der Kunde meines Kollegen neben mir schaut mich an und grinst dabei. Ich grinse zurück, nehme mir noch einen Traubenzucker und rufe die ältere Dame auf, die in der Schlange darauf wartet, endlich dranzukommen.

Kapitel 19

Worauf man bei der Einnahme des Schilddrüsenhormons L-Thyroxin achten muss

Die offensichtlich rüstige Rentnerin, gekleidet in einen Jogginganzug aus den Achtzigern, tritt an den HV-Tisch heran und überreicht mir wortlos ein Rezept. Ich ringe mir ein Lächeln ab und fürchte, dass auch sie etwas schwieriger sein könnte.

Mein Lächeln erwidert sie nicht, doch sie murmelt etwas zurück, das möglicherweise »Guten Tag« heißt. Mein Blick wandert über das Rezept und erfasst alle wichtigen Daten. Frau Fischer, so heißt die sportliche Dame, ist 83 Jahre alt. Verordnet sind 100 Tabletten mit je 175 Mikrogramm L-Thyroxin.

L-Thyroxin ist ein Hormon, das neben Triiodthyronin in der Schilddrüse, einer kleinen, schmetterlingsförmigen Hormondrüse, die sich unterhalb des Kehlkopfes an der Vorderseite des Halses befindet, gebildet wird.

Die Schilddrüse stellt mengenmäßig mehr L-Thyroxin als Triiodthyronin her, von Letzterem ist dafür aber mehr im Blut vorhanden. Das liegt daran, dass L-Thyroxin nach der Freisetzung ins Blut in Triiodthyronin umgewandelt wird. Beide Hormone binden an den gleichen Rezeptor, allerdings bindet das Triiodthyronin wesentlich stärker, was zur Folge hat, dass es konsequenterweise auch stärker wirkt.

L-Thyroxin und Triiodthyronin haben im Körper zahlreiche Wirkungen. Sie können zum Beispiel den Grundumsatz erhöhen, der angibt, wie viele Kalorien der Körper im Ruhemodus verbrennt, um dessen überlebenswichtige Funktionen aufrechtzuerhalten. Liegt man zum Beispiel faul auf dem Sofa rum, benötigt der Körper trotzdem Energie, um Nahrung zu verdauen oder das Herz schlagen zu lassen. Egal, was man also tut, man verbrennt immer Kalorien. Mal mehr und mal weniger.

Je höher der Grundumsatz ist, desto mehr Kalorien werden verbrannt.

Durch einen Mangel an beiden Schilddrüsenhormonen wird der Grundumsatz folglich reduziert, weshalb man bei gleichbleibender Kalorienzufuhr automatisch zunimmt. Das ist dann auch der Grund, warum Menschen mit einer unbehandelten Schilddrüsenunterfunktion häufig über Gewichtszunahme klagen.

Damit die Schilddrüse überhaupt Hormone bilden kann, benötigt sie Iod, welches mit der Nahrung zugeführt werden muss. Das stellt in Deutschland allerdings oft ein Problem dar. Da wir mit der Nahrung häufig zu wenig Iod zu uns nehmen, reichert man hierzulande das Speisesalz mit Iodat an. Seitdem das in Deutschland so gemacht wird, werden wir von der World Health Organization auch nicht mehr als Iodmangelgebiet eingestuft.

Fünf Gramm dieses mit Iodat angereicherten Salzes enthalten bereits 100 Mikrogramm Iod.

Der Körper eines Erwachsenen benötigt täglich zwischen 150 und 200 Mikrogramm dieses Spurenelements. In der Schwangerschaft benötigt er sogar bis zu 230 Mikrogramm, weil auch das Kind mitversorgt werden muss. Aus diesem Grund enthalten die meisten »Schwangerschaftsvitamine« Iod.

Wer seinen Bedarf trotz des Iodsalzes nicht decken kann, hat immer noch die Möglichkeit, stattdessen Kaliumiodid-Tabletten einzunehmen.

Ein starker Iodmangel führt zu einer Vergrößerung der Schilddrüse. Man nennt das auch Struma oder Kropf. Dadurch versucht die Schilddrüse, das Iod effektiver aus dem Blut zu fischen. Ist allerdings nicht ausreichend Iod im Blut vorhanden, kann auch nicht ausreichend davon aufgenommen werden. Das wiederum führt zu einer mangelnden Produktion der Schilddrüsenhormone und damit zu einer Unterfunktion der Schilddrüse, weshalb man gezwungen ist, L-Thyroxin einzunehmen.

Je weniger L-Thyroxin die Schilddrüse selbst noch bilden kann, desto mehr muss logischerweise von außen in Form von Tabletten zugeführt werden.

In Deutschland wurden laut Arzneimittelreport 2014 mindestens 4,1 Millionen Menschen in Deutschland mit Schilddrüsenhormonen behandelt. Die meisten davon aufgrund einer latenten Schilddrüsenunterfunktion, das heißt, dass sie sich zwar durch Blutbestimmungen nachweisen lässt, die Patienten aber noch keine Symptome zeigen.

Nach Ibuprofen wurde im selben Jahr kein Arzneimittel häufiger verordnet als L-Thyroxin. Wer nicht selbst an einer Unterfunktion der Schilddrüse leidet, kennt sehr wahrscheinlich jemanden aus seiner Familie oder aus seinem Freundeskreis, der es tut.

Wenn man L-Thyroxin einnimmt, gelangt niemals die gesamte Menge ins Blut. Von einer 100-Mikrogramm-Tablette werden höchstens 80 Mikrogramm aufgenommen.

Das heißt, L-Thyroxin ist nur zu maximal 80 Prozent bioverfügbar. Woran genau das liegt, ist nicht bekannt. Was man jedoch weiß, ist, dass sich die Bioverfügbarkeit von Hersteller zu Hersteller stark unterscheiden kann, was mit der Zusammensetzung der Tabletten zu tun hat. Lösen sie sich schneller im Magen auf, dann kommt der Wirkstoff schneller im Darm an und kann dementsprechend auch schneller ins Blut aufgenommen werden. Das kann große Unterschiede in der Wirkung ausmachen, weshalb es wichtig ist, dass man immer bei »seinen« Tabletten bleibt.

Um die Bioverfügbarkeit allerdings nicht noch weiter zu reduzieren, muss die Tablette mindestens 30 Minuten vor dem Frühstück eingenommen werden. Schluckt man sie erst nach dem Frühstück, konkurriert das L-Thyroxin mit den Aminosäuren aus den Eiweißen der Nahrung um die Transporter, welche die Aufnahme aus dem Darm in das Blut regeln. Sind manche von ihnen bereits durch Aminosäuren besetzt, so stehen diese dem L-Thyroxin nicht mehr zur Verfügung, und es wird im Darm dann einfach weitertransportiert und letztendlich ausgeschieden.

Die Aufnahme des L-Thyroxins wird dadurch zu rund einem Drittel reduziert.

Kationen wie zum Beispiel das Calcium aus der Milch reduzieren die aufgenommene Menge an L-Thyroxin noch weiter.

Aus diesem Grund sollte man weder Milch noch Mineralwasser oder Orangensaft zur Einnahme verwenden und davon auch nichts innerhalb der ersten halben Stunde nach der Einnahme trinken.

Vorsicht ist auch bei Eisen geboten, das als Kation ebenfalls L-Thyroxin bindet und es an der Aufnahme ins Blut hindert, sodass die Einnahme von Eisentabletten bevorzugt abends erfolgen sollte.

Das Rezept von Frau Fischer stecke ich also in den Scanner, der alle Daten erfasst, woraufhin das Programm dem Automaten den Befehl gibt, exakt die vom Arzt verordnete Packung L-Thyroxin herauszulassen.

Da man L-Thyroxin, wie oben erwähnt, nicht austauschen sollte, steht es seit dem 10. Dezember 2014, zusammen mit bestimmten anderen Arzneimitteln, auf der Substitutionsausschlussliste. Was heißt, dass es seit diesem Tag für L-Thyroxin keine Rabattverträge mehr gibt, und in der Apotheke nur noch exakt das Präparat abgegeben werden darf, welches vom Arzt verordnet wurde. Ein Aut-idem-Kreuz, das den Austausch verhindern soll, ist also schon seit vielen Jahren nicht mehr nötig. Hinter mir poltert es, und der Automat wirft die angeforderten Tabletten in das Ausgabefach. Ich entnehme die Packung, scanne sie gegen und lege sie ihr auf den Zahlteller.

»So, Frau Fischer, bitte schön, Ihre Tabletten. Sie kennen sich mit der Einnahme aus?«, frage ich sie vorsichtig.

»Na sicher, ich nehme die ja schon seit über zwanzig Jahren!«, antwortet sie leicht genervt. Ich lächle trotzdem. Mein Pokerface sitzt. Um ehrlich zu sein, habe ich eine Antwort, die so oder so ähnlich ist, bereits erwartet. Bei keinem anderen Arzneimittel wird ein Beratungsversuch gefühlt so schnell abgeblockt wie bei L-Thyroxin. Fast alle scheinen es schon ewig einzunehmen und deshalb der Meinung zu sein, dass sie alles richtig machen. Da sich aber immer wieder zeigt, dass sie es zwar schon lange einnehmen, es aber trotzdem nicht richtig machen, versuche ich dennoch immer etwas dazu zu sagen.

»Gut. Achten Sie bitte immer darauf, dass Sie die Tabletten morgens auf leeren Magen mit einem großen Glas Leitungswasser einnehmen, und danach mindestens eine halbe Stunde lang nichts essen und trinken.«

Sie schaut mich etwas skeptisch an.

»Auch keinen Kaffee? Ich trinke kurz nach der Einnahme häufig eine Tasse Kaffee mit Milch. Zum Wachwerden.«

Ich schüttele den Kopf.

»Gerade Kaffee mit Milch stellt ein Problem dar, denn das Calcium in der Milch hindert das L-Thyroxin an der Aufnahme«, erkläre ich ihr, während sie mich ungläubig anstarrt. Sie zuckt jedoch nur mit ihren Schultern.

»Dann ist das halt so. Dann wirkt es halt ein bisschen weniger. Kann ja nicht allzu schlimm sein.«

»L-Thyroxin wird in sehr geringen Dosen eingenommen. Man dosiert hier im Mikrogrammbereich. Wenn davon auch nur ein kleiner Teil verloren geht, kann das große Unterschiede in der Wirkung hervorrufen«, erkläre ich ihr. Doch das scheint sie nicht wirklich zu interessieren.

»Ja, nun. Dann lass ich eben die Milch weg!«

Doch leider ist auch das nicht die optimale Lösung. »Nicht nur das Calcium aus der Milch hemmt die Aufnahme des L-Thyroxins, sondern auch das im Kaffee enthaltene Koffein. Deshalb sollte die Tablette wirklich immer nur mit Leitungswasser eingenommen werden. Auch Mineralwasser sollte nicht dazu verwendet werden«, erkläre ich ihr geduldig.

Der Grund dafür ist, dass Mineralwasser meistens mehr Calcium als normales Leitungswasser enthält. Wohnt man allerdings an einem Ort, an dem das Leitungswasser sehr reich an Calcium ist, kann dadurch natürlich auch die Aufnahme des L-Thyroxins zu einem gewissen Teil verhindert werden. Aber darauf werden die Patienten bei der Dosisfindung durch ihren Arzt oder ihre Ärztin eingestellt.

Ein Problem kann allerdings im Urlaub an fremden Orten entstehen, wenn dort das Leitungswasser viel weniger Calcium als zu Hause enthält. Die Aufnahme des L-Thyroxins wird durch dieses Leitungswasser dann weniger gehemmt, wodurch es dementsprechend stärker wirkt und es zu Herzrasen kommen kann.

Das Ganze gilt natürlich auch umgekehrt, falls das Wasser am

Urlaubsort mehr Calcium enthält, würde der Körper dadurch weniger L-Thyroxin aufnehmen. Es könnte also zu Symptomen einer Schilddrüsenunterfunktion wie zum Beispiel Müdigkeit und Erschöpfung kommen. Die wären natürlich schwächer ausgeprägt als würde man überhaupt kein L-Thyroxin einnehmen. An einem Urlaubsort mit einem hohen Calcium-Gehalt im Leitungswasser bräuchte man also theoretisch auch eine höhere Dosis des Schilddrüsenhormons.

Frau Fischer hingegen scheint sich nun damit abfinden zu wollen.

»Na, gut. Sie haben gewonnen. Dann trinke ich in Zukunft meinen Kaffee eben erst eine halbe Stunde später.«

»Ich möchte Sie jetzt nicht völlig verunsichern, aber das sollten Sie auch nicht tun. Denn wenn Sie Ihren Kaffee mit Milch immer direkt nach der Einnahme des L-Thyroxins getrunken haben, dann kam bisher nie die gesamte Dosis des Hormons im Blut an. Würden Sie jetzt plötzlich alles richtig machen und den Kaffee mit Milch weglassen, wäre plötzlich die komplette Menge L-Thyroxin verfügbar, weshalb die Wirkung nun viel zu stark wäre. Sie müssten deshalb bitte erst zum Arzt gehen und sich dort neu einstellen lassen«, erkläre ich.

Frau Fischers Blick wird wieder finsterer. »Dann kann ich ja gleich weitermachen wie bisher!«

Aber so einfach ist es auch nicht. »Wenn Sie sich nicht richtig einstellen lassen, werden Ihre Werte immer schwanken, und Sie immer irgendwelche Beschwerden haben, je nachdem ob Ihr Körper gerade zu viel oder zu wenig L-Thyroxin abbekommen hat. Das Problem ist nämlich, dass Sie nicht jeden Tag die exakt gleiche Menge Milch in den Kaffee schütten und ihn im exakt gleichen Abstand zu der L-Thyroxin-Einnahme, in der exakt gleichen Geschwindigkeit trinken. Denn nur in diesem Fall käme theoretisch immer die gleiche, allerdings reduzierte Menge L-Thyroxin im Blut an.«

Sie wirft mir seufzend einen Fünf-Euro-Schein auf den Zahlteller und zieht die Augenbrauen nach oben. »Okay, Sie haben mich überzeugt. Ich werde mit meinem Arzt reden.«

»Ja, das ist wirklich das Beste. Ich wünsche Ihnen einen schönen Tag. Auf Wiedersehen.«

»Danke, den wünsche ich Ihnen auch. Auf Wiedersehen.«

Puh, ich brauche jetzt so langsam mal eine Pause. Zum Glück dauert es nicht mehr lange.

Kapitel 20

Warum Hände desinfizieren besser für die Haut ist, als sie zu waschen

Nachdem die Frau die Apotheke verlassen hat, bequeme ich mich hinter meinem HV-Tisch hervor und gehe zu dem Aufsteller mit den Handcremes, vor dem ein großer, junger Mann steht, der schätzungsweise rund zwanzig Jahre alt ist. Er starrt schon eine Weile auf das Angebot und wirkt ein wenig überfordert.

»Sie finden sich zurecht?«, frage ich ihn vorsichtshalber. Er schaut mich an und beginnt zu lachen.

»Nicht wirklich! Wie soll man denn hier durchblicken? Das ist doch verrückt.«

»Tja, jeder Kosmetikhersteller hat mindestens eine eigene Handcreme im Programm«, erwidere ich.

»Ich benötige auf jeden Fall eine für extrem trockene Hände. Schauen Sie mal!« Er hält mir seine Hände hin und ja, er hat recht. Ich suche ihm zwei Cremes heraus, die ich für seine Bedürfnisse am geeignetsten finde.

»Ich würde Ihnen diese beiden hier empfehlen. Die eine bietet Schutz für die Hände, wenn man sie oft waschen muss. Die tragen Sie am besten immer vor der Arbeit und nach den Pausen auf. Die andere hier repariert die angegriffenen Hände, weshalb man sie nach der Arbeit auftragen sollte. Wenn man sie vor dem Schlafengehen verwenden möchte, kann man sie auch extra dick auftragen und dann Baumwollhandschuhe drüber ziehen«, erkläre ich.

Bei einer Hautcreme handelt es sich um eine Emulsion, sie besteht somit immer aus einer wässrigen und einer öligen Phase. Da die beiden Phasen nicht miteinander mischbar sind, man sie aber gemischt benötigt, verwendet man einen Emulgator, der dann diesen Job übernimmt. Emulgatoren sind Tenside. Gleich mehr dazu.

Je nachdem, ob die ölige oder die wässrige Phase überwiegt, unterscheidet man Öl-in-Wasser- (O/W) oder Wasser-in-Öl-Emulsionen (W/O). Die letzteren sind natürlich fettiger und dementsprechend besser für trockene Hände.

»Das ist genau das, was ich suche«, freut er sich.

»Ich nehme sie beide.«

»Gerne«, antworte ich, während wir gemeinsam zum HV-Tisch laufen. Ich scanne die beiden Cremes ab und lege sie ihm auf den Zahlteller.

»Wie oft waschen Sie sich am Tag die Hände?«, frage ich ihn.

»Schon ziemlich oft. Ich mag das Gefühl einfach nicht, etwas angefasst zu haben, was schon jemand vor mir angefasst hat. Vielleicht übertreibe ich es ja auch ein wenig. Keine Ahnung.« Ich nicke verständnisvoll.

»Na ja, es ist schon eklig, dass sich viele Menschen ständig in die Hand husten oder niesen und sich auch nicht die Hände waschen, nachdem sie auf dem Klo waren. Dann fassen sie Türklinken oder Haltestangen an, die man dann selbst berührt, oder sie geben einem direkt die Hand. Ich finde es nicht übertrieben, wenn man das eklig findet und sich deshalb seine Hände waschen möchte. Andererseits ist es natürlich für die Haut besser, das Waschen zu reduzieren. Sie können Ihre Hände, wenn sie nicht dreckig sind, aber auch ganz einfach desinfizieren.«

Er schaut mich skeptisch an. »Aber Desinfizieren entfettet die Hände doch noch mehr, als wenn ich sie wasche!«

Ich schüttele den Kopf. »Wenn Sie Ihre Hände mit einer Seife oder einem Waschsyndet waschen, werden sie entfettet, und die Fette der Haut landen im Abfluss. Je heißer das Wasser, desto stärker werden die Fette durch die Seife aus der Haut gelöst. Dadurch wird sie trocken und kann aufplatzen. Deshalb sollte man am besten ein rückfettendes Produkt verwenden und nach dem Waschen sofort die Hände eincremen.«

Bei einer Seife handelt es sich genauso wie bei einem Syndet um ein Tensid.

Ein Syndet (synthetic detergents) ist ein aus künstlichen Rohstoffen hergestelltes Tensid. Im Gegensatz dazu wird Seife durch das Verkochen von pflanzlichen oder tierischen Fetten mit Natronlauge oder Kalilauge hergestellt.

Tenside sind sowohl lipophil (fettliebend) als auch hydrophil (wasserliebend).

Sie setzen außerdem die Oberflächenspannung des Wassers herab. So kommen sie besser mit den Schmutzpartikeln, aber auch mit den Lipiden (Fetten) der Haut in Kontakt und können sie so leichter herauslösen.

Wäscht man sich also mit einer Seife oder einem Syndet die Hände, richten sich die lipophilen Schwänze der Tenside kugelförmig um die Schmutzpartikel, aber auch um die Lipide der Haut aus, während die hydrophilen Köpfe des Tensids dem Wasser zugewandt sind. Das nennt man Mizellen.

Durch den Waschvorgang landen die Mizellen mit den Schmutzpartikeln und den Fetten der Haut im Abfluss.

Wenn man also eine Seife oder ein Syndet verwenden möchte, dann am besten ein rückfettendes Produkt, damit die Haut weniger austrocknet.

Ansonsten unterscheidet sich eine Seife von einem Syndet vor allem im pH-Wert.

Eine Seife hat einen pH-Wert von 9–10, sie ist also basisch, weshalb sie den Säureschutzmantel der Haut neutralisiert und damit vorübergehend der Haut schadet. Pilze und Bakterien können sich leichter ansiedeln, wenn der Säureschutzmantel gestört ist.

Sofern die Haut gesund ist, baut sie den Säureschutzmantel aber relativ schnell wieder auf.

Ein Syndet hingegen ist pH-hautneutral, das heißt, es hat, wie die Haut auch, einen pH-Wert von 5,5. Dadurch schadet es der Haut weniger als eine Seife. Aber auch Syndets können die Haut austrocknen.

Bei einer Entzündung der Haut ist ein Syndet jedoch meistens besser verträglich als eine Seife.

Aber egal, ob man eine Seife oder ein Syndet verwendet: Je heißer das Wasser ist, desto stärker wird dadurch die Haut entfettet.

Erhöht man die Temperatur eines Lösungsmittels, lässt sich darin in der Regel – bis zu einer bestimmten Konzentration – mehr von dem jeweiligen Stoff lösen.

Wenn man stattdessen ein Desinfektionsmittel verwendet, muss man, damit es möglichst alle Keime abtöten kann, für mindestens dreißig Sekunden die Hände nass halten. Es löst zwar ebenfalls die Lipide aus der Haut heraus, doch es verdunstet wieder, und die Lipide bleiben anschließend auf der Haut zurück.

Wenn die Hände also nicht wirklich dreckig sind und man nur eine Desinfektion erreichen will, also ein Abtöten der Keime bis zu einem gewissen Grad, sollte man die Hände eher desinfizieren.

Im Vergleich zum Händewaschen mit Seife oder Syndet ist das Desinfizieren der Hände somit schonender für die Haut. Sie wird weniger entfettet und platzt dementsprechend nicht so leicht auf. Trotzdem empfiehlt es sich, sie hin und wieder danach einzucremen.

Er hört meinen Erklärungen aufmerksam zu. »Und warum ist ein Desinfektionsmittel die bessere Lösung?«

»Wenn man die Hände desinfiziert, werden die Fette aus der Haut gelöst, aber wenn das Desinfektionsmittel verdunstet ist, bleiben die Hautfette zurück« erkläre ich ihm.

»Okay, ich verstehe, weil die Fette beim Desinfizieren nicht verloren gehen, ist es im Vergleich zum Händewaschen besser für die Haut«, schlussfolgert er.

»Ganz genau. Wichtig ist nur, dass die kompletten Hände für mindestens dreißig Sekunden nass sind. Damit so ziemlich alle Keime abgetötet werden können.«

»Kann ich auch beides machen? Waschen und Desinfizieren?«

»Das ist nicht zu empfehlen. Wenn man seine Hände wäscht, lagert sich Wasser in die Hornschicht der Haut ein. Desinfiziert man sich danach die Hände, wird das Desinfektionsmittel dadurch verdünnt, wodurch es nicht mehr richtig wirkt.«

»Ah, das macht Sinn! Und andersrum?«

»Wenn Sie die Hände erst desinfizieren, lösen Sie die Hautfette heraus, wenn Sie sie dann waschen, lassen sie sich noch viel leichter wegspülen. Das schadet der Haut dann noch mehr.«

»Verstehe, okay. Also lieber nur desinfizieren.«

»Genau.«

»Gut. Dann würde ich zu den beiden Cremes noch ein Desinfektionsmittel dazunehmen.«

»Gerne«, antworte ich und lege ihm eine kleine Flasche Desinfektionsmittel neben die Cremes.

»Ach, und haben Sie die Baumwollhandschuhe da, von denen Sie vorhin gesprochen haben?«, möchte er wissen.

»Ja, Größe 9 dürfte Ihnen passen«, antworte ich. Ich gehe zur Schublade und ziehe Baumwollhandschuhe der entsprechenden Größe heraus. Ich öffne die Packung und zeige sie ihm.

»Sieht gut aus. Die nehme ich dann auch noch dazu.« Ich scanne das Desinfektionsmittel und die Handschuhe ab und nenne ihm die Summe. Er zeigt mir seine Kreditkarte, die ich reflexartig an mich nehmen möchte, aber er zieht sie zurück. Wir lachen darüber, und ich lasse sie ihn selbst auf das Kartenlesegerät auflegen.

»So, vielen Dank. Ich hoffe, Ihren Hände geht's bald besser.«

»Ja, danke und vielen Dank für die Beratung. Tschüss!«

»Tschüss«, erwidere ich. Er packt alles in seinen Rucksack und verlässt die Apotheke.

Als er gerade zur Tür hinausgehen möchte, kommen schon die nächsten Kunden herein.

Kapitel 21

Wie man richtig sonnencremt

Bei meinen nächsten Kunden handelt es sich um eine kleine Familie, die sofort zielstrebig auf mich zukommt.

»Oh, so ruhig hier. Sonst ist hier viel mehr los.«

»Das ändert sich ständig. Vorhin endete die Schlange erst vor der Tür.«

»Ah, dann haben wir ja Glück. Wir fahren nächste Woche in den Urlaub und würden gerne Sonnencreme kaufen.«

»Wir«, das sind vermutlich sie, ihr Mann und die Tochter im Teenageralter, die nur Augen für ihr ständig piependes Smartphone hat.

»Gerne. Unsere Sonnencremes stehen hier drüben in dem Regal.« Während ich das sage, komme ich hinter meinem HV-Tisch hervor und bitte sie, mir zu folgen.

Sonnencremes, ebenso wie -lotionen, -gels, -sprays und was es sonst noch so gibt, gehören zu den Sonnenschutzmitteln. Sie sollen die Haut vor UV-Strahlen schützen.

Das elektromagnetische Wellenspektrum umfasst alle elektromagnetischen Strahlen. Je kurzwelliger die Strahlung ist, desto energiereicher ist sie.

Der Anteil dieses Spektrums, den wir sehen können, ist das Lichtspektrum. Es reicht von Violett bis Rot.

Violette Strahlung ist kurzwelliger und somit energiereicher als die Strahlen, die im Spektrum folgen: Blau, Gelb, Grün, Orange und schließlich Rot.

Am oberen Ende des Lichtspektrums schließen sich die Infrarotstrahlen, die IR-Strahlen, an. Sie sind somit energieärmer als die roten Strahlen, auf die sie folgen, weil ihre Wellen länger sind.

Unterhalb der violetten Strahlen im Spektrum befinden sich die ultravioletten Strahlen, die UV-Strahlen, die kurzwelliger und somit energiereicher sind als alle sichtbaren Strahlen.

Man teilt sie in UV-A-, UV-B- und UV-C-Strahlen ein. Die letzteren sind die mit der kürzesten Wellenlänge und damit die energiereichsten unter den UV-Strahlen. Das Gute an ihnen ist allerdings, dass sie es nicht bis zur Erdoberfläche schaffen, da sie in den obersten Luftschichten der Erdatmosphäre abgefangen werden.

Fünf Prozent der Sonnenstrahlen, die auf die Erde gelangen, sind UV-Strahlen. 95 Prozent davon sind UV-A-Strahlen.

In hohen Dosen können sowohl die UV-A- als auch die UV-B-Strahlen großen Schaden anrichten, weshalb man sich Ihnen nicht für längere Zeit ungeschützt aussetzen sollte.

Die Haut besteht aus drei Schichten, die übereinander liegen und untereinander eine feste Bindung besitzen. Sie wird eingeteilt in Oberhaut (Epidermis), Lederhaut (Dermis) und die Unterhaut (Subcutis).

UV-A-Strahlen gelangen tiefer in die Haut als UV-B-Strahlen. Sie dringen bis in die Lederhaut vor, die aus Bindegewebe besteht. Dort schädigen sie das Kollagen, wodurch es zu einer frühzeitigen Hautalterung kommen kann.

Die UV-A-Strahlen sind ebenso für Sonnenallergie und Pigmentstörungen verantwortlich.

Die energiereicheren UV-B-Strahlen hingegen können nur bis in die Oberhaut eindringen.

Sie sind dafür verantwortlich, dass die Haut durch Melaninbildung braun wird, was letztendlich zu einer Verlängerung der Eigenschutzzeit führt.

Doch wenn man es mit der Sonne übertreibt, sind es die UV-B-Strahlen, die einen mit einem Sonnenbrand bestrafen. So mancher Engländer kann davon im Urlaub ein Lied singen.

Aber die UV-B-Strahlen sind eben nicht nur für einen ordentlichen Sonnenbrand verantwortlich, sondern auch für Hautkrebs. Sie schädigen direkt das Erbgut, was daraufhin normalerweise wieder durch körpereigene Reparaturmechanismen ausgebessert werden kann. Sind diese Mechanismen aber überlastet, weil man sich zu lange intensiver Sonnenstrahlung ausgesetzt hat, können sie die DNA nicht mehr fehlerfrei reparieren, weshalb das Risiko besteht, dass die Zellen mit fehlerhafter DNA zu Krebszellen entarten und dadurch Hautkrebs entsteht.

Trägt man ein Sonnenschutzmittel auf, so reduzieren sich diese Risiken. Allerdings muss beachtet werden, dass Sonnenschutzmittel keinen hundertprozentigen Schutz bieten und sie dementsprechend auch kein Freifahrtschein dafür sind, sich extensiv in der Sonne aufzuhalten. Einen Sunblocker gibt es deshalb nicht, es kommen immer UV-Strahlen durch.

Sonnenschutzmittel reduzieren im Prinzip nur die Anzahl der UV-Strahlen, die in die Haut eindringen können. Je höher der Lichtschutzfaktor, desto mehr Strahlen werden abgeblockt. Um aber den angegebenen Lichtschutzfaktor auch wirklich zu erreichen, darf das Sonnenschutzmittel nicht zu sparsam aufgetragen werden. Lieber zu viel als zu wenig.

Man unterscheidet bei den Sonnenschutzmitteln physikalische von chemischen Filtern.

Physikalische Filter dringen nicht in die Haut ein, sie wirken wie kleine Spiegel, an denen die UV-Strahlen abprallen und somit keine Schäden in der Haut verursachen können. Da sie die Haut aber nie zu 100 Prozent abdecken können, kommen immer vereinzelte Strahlen durch.

Chemische Filter hingegen dringen in die Haut ein und warten dort auf die UV-Strahlen, die sie dann aufnehmen und in Wärme umwandeln.

Es gibt natürlich auch Produkte, die beide Arten von Filtern einsetzen.

»Ich würde immer eine Sonnencreme mit dem LSF 50+ empfehlen. Je weniger Sonnenstrahlen durchkommen, desto besser ist das für die Haut«, sage ich. Die Frau schaut mich skeptisch an, während ihr Mann sich die Cremes anguckt und die Tochter weiterhin ihr Smartphone.

»Aber wir wollen doch auch braun werden«, klagt sie.

»Werden Sie ja auch, es dauert halt nur etwas länger.«

Der Mann dreht sich zu mir.

»Sagen Sie mal, was genau bedeutet eigentlich der Lichtschutzfaktor?«, möchte er wissen.

»Die Haut hat eine Eigenschutzzeit. Das ist die Zeit, die man ungeschützt in die Sonne gehen kann, bis die Haut rot wird. Je nach Hauttyp ist sie unterschiedlich lang. Je dunkler die Haut, desto länger ist auch die Eigenschutzzeit. Um sie zu verlängern, muss man ein Sonnenschutzmittel auftragen. LSF 50 bedeutet, dass die Eigenschutzzeit mit 50 multipliziert wird. Also angenommen, die Eigenschutzzeit betrüge zehn Minuten und man würde zum Beispiel eine Sonnencreme mit dem Lichtschutzfaktor 50 auftragen, so verlängert sie sich um den Faktor 50 auf 500 Minuten. Theoretisch. Das ist natürlich einerseits davon abhängig, wie intensiv die Sonne strahlt, und andererseits, ob man genügend Sonnencreme aufgetragen hat, was die wenigsten tun. Außerdem muss man immer mal wieder nachcremen, um den Schutz aufrechtzuerhalten. Vor allem dann, wenn man zum Beispiel im Wasser war oder stark geschwitzt hat«, erkläre ich.

»Ah, okay. Das habe ich tatsächlich noch nie gemacht.«

»Wichtig ist auch, dass man sich eincremt, bevor man das erste Mal am Tag in die Sonne geht. Ginge man bei einer Eigenschutzzeit von zehn Minuten für nur fünf Minuten ungeschützt in die Sonne und würde danach eine Sonnencreme mit Lichtschutzfaktor 50 auftragen, dann ließe sich die fünfzig nur noch mit der fünf multiplizieren, und man dürfte an diesem Tag folglich nur noch 250 Minuten in die Sonne gehen!«

»Wenn man also für fünf Minuten ungeschützt in der Sonne war, verliert man ganze 250 Minuten, die man hätte in der Sonne verbringen können. Das ist interessant«, sagt er nachdenklich und widmet sich wieder den Cremes. Die Tochter hat währenddessen unser Plakat entdeckt, auf dem Strand und Meer zu sehen sind, und nun steht sie davor und macht Selfies.

»Und braun werde ich dann trotzdem?« hakt die Frau nochmal nach.

»Ja. Auf jeden Fall. Je länger Sie allerdings in die Sonne gehen, desto schlechter ist das letztendlich für die Haut. Sonne stresst die Haut.«

»Aber wenigstens wird dann ordentlich Vitamin D gebildet«, meldet ihr Mann sich wieder zu Wort.

»Mit Sonnencreme natürlich weniger als ohne. Aber es ist wichtiger, die Haut zu schonen als sie wegen der Vitamin-D-Bildung ungeschützt der Sonne auszusetzen«, erkläre ich. »Außerdem sieht man länger jung aus, wenn man Sonnencreme benutzt, weil die UV-Strahlen die Haut altern lassen. Je höher der Lichtschutzfaktor, desto weniger Hautalterung findet statt und das Risiko für Pigmentflecken und schlimmstenfalls Hautkrebs wird auch reduziert.«

»Wir nehmen LSF 50+!«, ruft die Tochter herüber. Die Eltern lachen. Ich auch.

»Moment!«, meldet sich der Vater wieder zu Wort. »Zwei Fragen hätte ich noch. Was bedeutet denn jetzt Lichtschutzfaktor 50+? Das ist doch dann noch besser als fünfzig, oder?«

»Ja, das bedeutet, dass der Lichtschutzfaktor höher als 50 ist. Wie hoch genau, wird nicht angegeben. Damit wird verhindert, dass die Firmen sich gegenseitig mit immer höheren Lichtschutzfaktoren überbieten.«

»Ah, okay. Danke. Und nun meine letzte Frage, dann lass ich Sie auch in Ruhe. Was bedeutet denn dieser Kreis hier um das UV-A?« Er zeigt auf die Flasche.

»Das ist das sogenannte UV-A-Siegel. Es gibt an, dass der UV-A-Schutzfaktor ein Drittel des ausgewiesenen UV-Schutzes betragen muss. Man sollte immer darauf achten, dass das Sonnenschutzmittel, das man kaufen möchte, dieses Siegel enthält. Denn die UV-A-Strahlen können genauso wie die UV-B-Strahlen lichtbedingte Hautschäden auslösen, sodass man sich auch vor ihnen schützen sollte.«

»Ja, dann geben Sie uns die Fünfziger Plus mit.«

»Gerne, wie viele denn?«

»Was meinen Sie mit wie viele?«, fragt die Mutter mich. »Reicht eine denn nicht aus?«

»Wenn Sie nur übers Wochenende wegfahren, dann wahrscheinlich schon. Wie lange bleiben Sie denn im Urlaub?«, frage ich.

»Wir fahren für zwei Wochen ans Meer.«

Ich schüttele den Kopf. »Sie benötigen pro Person etwa eine 200 Milliliter Flasche pro Woche. Sie bräuchten also sechs Flaschen. Man muss wirklich viel Sonnenschutz auftragen, um den angegebenen Lichtschutzfaktor überhaupt zu erhalten. Außerdem müssen Sie sich öfter eincremen, um den Schutz auch wieder aufzufrischen. Obwohl sich die Eigenschutzzeit der Haut verlängert, wenn Sie brauner werden, würde ich Ihnen raten, sich nicht weniger oft einzucremen. Und immer ordentlich Sonnencreme auftragen. Die Faustregel für Erwachsene lautet, dass jede Körperregion mit einem Strang Sonnencreme eingecremt werden soll. Ein Strang entspricht der Länge der ganzen Hand. Und das jeweils für den Kopf, den Hals, den Bauch, die Arme und die Beine. Insgesamt, also für den ganzen Körper, etwa das Volumen eines Golfballs«, erkläre ich. Alle drei stehen vor mir und machen große Augen.

»So viel?«, fragen sie unisono.

»Ja, so viel!«, lache ich. »Das unterschätzen die meisten!«

Der Mann nimmt drei Flaschen der Körperlotion mit dem LSF 50+ aus dem Regal.

»Wir nehmen jetzt mal drei Flaschen mit. Wenn das nicht reicht, können wir dort sicher auch noch was kaufen. Falls es aus irgendwelchen Gründen doch zu viel gewesen sein sollte, dann nutzen wir es halt im nächsten Urlaub wieder«, sagt er.

»Nach Anbruch ist der Schutz noch für ein Jahr gewährleistet. Danach sollten Reste weggeworfen werden«, erkläre ich.

Er nickt. »Okay.«

»Ich hätte auch noch eine Frage«, meldet die Frau sich erneut zu Wort.

»Braucht man extra eine Sonnencreme fürs Gesicht, oder kann man sich auch die Körpercreme ins Gesicht schmieren?«

»Sie können jede Creme für alles anwenden. Die Cremes unterscheiden sich allerdings in ihrer Konsistenz, weshalb es angenehmer ist, sich eine Sonnencreme ins Gesichts zu schmieren, die auch wirklich fürs Gesicht gedacht ist. Außerdem enthalten Sonnencremes fürs Gesicht keine ›Kriechstoffe‹, durch die sich die Creme zwar besser verteilen lässt, aber eben auch in die Augen kriechen kann. Und das brennt dann ordentlich.«

»Hmm, okay. Wir probieren es aber trotzdem erst mal so, oder was meint ihr?« Sie schaut abwechselnd zu ihrem Mann und ihrer Tochter. Beide nicken mit dem Kopf und bestätigen ihre Entscheidung.

Wir laufen gemeinsam zur Kasse, und ich scanne alle drei Flaschen ab. Die Frau bezahlt. Ich packe ihnen noch ein paar Proben mit in die Tüte, und der Mann nimmt sie an sich.

»Dann vielen Dank und einen schönen Urlaub«, wünsche ich den dreien.

»Vielen Dank! Und danke für die Beratung«, antwortet die Frau. Ihr Mann und ihre Tochter sind schon vorausgegangen. Wir verabschieden uns, und dann folgt sie den beiden, die mittlerweile vor der Tür warten.

Kapitel 22

Was bei einer Allergie hilft

Der Nächste in der Schlange ist ein junger Mann, der sehr mitgenommen aussieht. Seine Augen sind rot und verquollen. Ich bereite mich mental schon mal auf ein bisschen Seelsorge vor.

»Hallo, alles okay?«

»Hallo, geht so. Ich weiß, dass ich aussehe, als hätte ich die ganze Nacht geheult. Aber Schuld ist mein Heuschnupfen.«

Okay, das ist natürlich auch eine Erklärung.

»Ich glaube Ihnen das jetzt einfach mal«, sage ich mit einem Grinsen im Gesicht, und ich bin froh, dass das der Grund für die roten Augen ist.

»Ja, ist wirklich so!« Er beginnt zu lachen.

»Sind denn nur die Augen betroffen oder ist auch die Nase zu?«, frage ich.

Er versucht als Antwort Luft durch seine Nase einzusaugen. Normalerweise ist das häufig eine Reaktion auf meine Frage, ob jemand Taschentücher geschenkt haben möchte.

»Ja, definitiv. Auch die Nase ist zu. Was können Sie mir empfehlen?«

»Sie können ein antiallergisches Nasenspray benutzen, am

besten eines mit dem Wirkstoff Mometason. Das hat bei einem allergischen Schnupfen die beste Wirkung. Da es aber nicht sofort wirkt, sondern erst nach einem halben Tag, spätestens aber nach anderthalb, können Sie bis dahin zusätzlich noch ein normales Nasenspray verwenden. Das dann aber für maximal eine Woche«, erläutere ich.

Bei Heuschnupfen hat man bei den freiverkäuflichen Nasensprays die Wahl zwischen einem normalen, abschwellenden Nasenspray, einem, das ein Antihistaminikum enthält, und einem, mit einem Glucocorticoid – ihr wisst schon: »Cortison«.

Während ein normales abschwellendes Nasenspray nur für maximal eine Woche angewendet werden sollte, wie man in Kapitel 1 erfahren hat, kann man als Alternative oder nach einer Woche eines anwenden, das ein Antihistaminikum wie Azelastin enthält, das nicht nur die Nase abschwellen lässt, sondern auch entzündungshemmend wirkt.

Besser wirken allerdings glucocorticoidhaltige Nasensprays, und von denen wirkt das mit dem Wirkstoff Mometason am besten.

Mometason steht mittlerweile in zahlreichen Nasensprays auch rezeptfrei zur Verfügung. Der Vorteil glucocorticoidhaltiger Nasensprays ist, dass sie sowohl zur Besserung des allergischen Schnupfens führen als auch gegen die juckenden Augen helfen. Aber auch diese Sprays müssen jeden Tag angewendet werden, um effektiv zu sein. Die Wirkung tritt frühestens nach einem halben Tag und spätestens nach anderthalb Tagen ein. Die Nebenwirkungen sind dabei hauptsächlich lokal beschränkt, wie eine trockenen Nasenschleimhaut, Nasenbluten, Nasen- oder Halsschmerzen. Die Wahrscheinlichkeit, dass systemische Nebenwirkungen auftreten, ist sehr gering.

Wenn ich jedoch ein Cortison-Nasenspray vorschlage, höre ich häufig die Antwort »Nein, ich möchte kein Cortison.« Nicht jedoch mein aktueller Kunde.

»Ja, okay. Cool«, nickt er mir zu.

»Das Nasenspray hilft auch gegen die juckenden Augen. Falls es aber nicht ausreichen sollte, gibt es auch extra Augentropfen, zum Beispiel welche mit dem Antihistaminikum Azelastin. Die nehmen den Juckreiz, können aber im Auge erstmal brennen. Ich habe auch Tropfen ohne Konservierungsmittel da. Es ist grundsätzlich immer besser, konservierungsmittelfreie Präparate zu verwenden! Das gilt für Augentropfen genauso wie für Nasensprays«, erkläre ich ihm.

In Nasensprays wird, wenn ein Konservierungsmittel verwendet wird, Benzalkoniumchlorid eingesetzt (siehe Kapitel 1).

In Augentropfen ist das auch häufig der Fall, aber nicht ausschließlich. Während es in den Nasensprays der Nasenschleimhaut schadet, schadet es in Augentropfen der Hornhaut des Auges. Heutzutage gibt es sowohl bei Nasensprays als auch bei Augentropfen fast immer eine Alternative ohne Konservierungsmittel. Allerdings nicht bei den Mometason-Nasensprays. Das ist zwar bedauerlich, aber leider notwendig. Das Problem ist, dass das Mometason nicht gelöst vorliegt, sondern als Suspension mit Mikrokristallen. Die wiederum würden in einer Nasensprayflasche, die aufgrund des Systems ohne Konservierungsstoffe auskommt, die Filter verstopfen.

»Gibt es sonst noch was, was ich tun kann?«, möchte er von mir wissen.

»Wichtig ist zum Beispiel, dass Sie jeden Abend Ihre Haare

waschen, um die anhaftenden Pollen zu entfernen, auch Nasenduschen können helfen. Ansonsten wäre es auch möglich, dass Sie ein Antihistaminikum in Tablettenform einnehmen. Cetirizin oder Loratadin zum Beispiel. Am häufigsten wird jedoch Cetirizin verwendet. Da Cetirizin aber müde macht, soll man die Tablette vor dem Schlafengehen einnehmen. Loratadin hingegen macht die Wenigsten müde.«

Viele Allergiegeplagte, die täglich ihre Loratadin-Tabletten einnehmen, nahmen zuvor Cetirizin ein, sind dann aber umgestiegen, weil sie sich von Cetirizin am nächsten Tag wie gerädert fühlten. Während diese beiden Wirkstoffe zu den Antihistaminika der zweiten Generation zählen, gibt es auch noch andere Antihistaminika, die man ausprobieren könnte, zum Beispiel die Wirkstoffe Levocetirizin und Desloratadin, die aus Marketinggründen teilweise zur dritten Generation gezählt werden, obwohl sie wenige bis keine Vorteile bieten. Fairerweise muss man sagen, dass »wenig« bei manchen einen Unterschied zu machen scheint. Einen Versuch wäre es also wert.

Cetirizin ist ein Racemat. Das heißt, dass es zu gleichen Teilen aus zwei Molekülen besteht, die sich zueinander wie Bild und Spiegelbild verhalten. Nur ein Molekül von beiden verursacht jedoch die gewünschte Wirkung: das Levocetirizin. Nimmt man also zehn Milligramm Cetirizin ein, hat man dadurch fünf Milligramm Levocetirizin zu sich genommen und im Grunde die gleiche Wirkung wie wenn man eine 5 Milligramm-Tablette mit reinem Levocetirizin eingenommen hätte, welche aber natürlich teurer gewesen wäre.

Beim Loratadin hingegen verhält es sich anders. Loratadin wandelt sich im Körper fast vollständig in Desloratadin um. Es ist daher im Prinzip egal, ob man Loratadin oder Desloratadin einnimmt. Einen Versuch wäre es in jedem Fall wert.

Manche kommen mit dem neumodischen Zeug überhaupt nicht klar und verwenden deshalb Antihistaminika der ersten Generation, wie zum Beispiel Doxylamin oder Diphenhydramin. Diese machen die Heuschnupfengeplagten im Vergleich zu den neueren Antihistaminika aber wesentlich müder, weshalb man sie heutzutage hauptsächlich als Schlafmittel einsetzt.

Der Kopf meines Kunden scheint die ganzen Informationen zu verarbeiten.

»Ich denke, ich probiere mal das mit dem Mometason-Nasenspray und den Augentropfen aus, deren Wirkstoff ich schon wieder vergessen habe. Und geben Sie mir bitte auch noch ein normales abschwellendes Nasenspray dazu.«

Ich nicke und lege ihm alles auf den HV-Tisch. »Das abschwellende Nasenspray können Sie bis zu dreimal am Tag anwenden, das Mometason-Nasenspray hingegen nur einmal, dafür zwei Sprühstöße. Und wichtig: Immer davor schütteln. Die Augentropfen mit dem Wirkstoff A-ze-las-tin können Sie morgens und abends anwenden. Jeweils einen Tropfen in jedes Auge.«

»Alles klar, vielen Dank. Und wenn es nicht hilft, probiere ich es mal mit den Cetirizin-Tabletten.«

Ich nicke ihm zu. »Genau, Sie können es dann stattdessen erst einmal mit den Tabletten alleine versuchen, und wenn weder das eine noch das andere helfen sollte, dann kombinieren Sie die Tabletten einfach mit dem Nasenspray und den Augentropfen. Falls das dann auch nicht ausreichend sein sollte, versuchen Sie am besten mal die unterschiedlichen Wirkstoffe aus. Als letzter Ausweg bleibt dann nur noch der Gang zum Arzt.«

Er lacht. »Das wollte ich eigentlich vermeiden.«

Mein Kunde bezahlt alles und bekommt von mir noch die obligatorische Packung Taschentücher geschenkt.

»Vielen Dank! Die kann ich gebrauchen!«

»Als hätte ich es geahnt«, sage ich scherzhaft, und wir verabschieden uns.

Kapitel 23

Warum Rauchen eine noch schlechtere Idee ist, wenn man die Pille nimmt

Mittlerweile bin ich allein vorne. Es steht kein Kunde mehr in der Schlange. Das gibt mir die Möglichkeit, hinter dem HV-Tisch hervorzukommen und der großen, gut gekleideten Frau, die vor dem Kosmetikregal steht und sich intensiv die Cremes anguckt, behilflich zu sein. Ich gehe zu ihr und spreche sie an.

»Guten Tag, Sie finden sich zurecht?«

Aus ihrer Konzentration gerissen dreht sie sich zu mir und guckt mich an. »Hallo. Ääh, ja, danke. Ich schaue nur etwas und komme dann gleich zu Ihnen, mein Rezept einlösen.«

Ich nicke. »Gerne. Wenn Sie Fragen haben, sagen Sie ruhig Bescheid«, antworte ich.

Sie nickt mir lächelnd zu, und ich gehe zurück hinter meinen HV-Tisch. Zwei bis drei Minuten später kommt sie zu mir, legt eine Creme auf den Zahlteller und daneben ihr Rezept.

»Danke. Einen kleinen Moment, bitte, ich hole Ihnen erstmal den Inhalt der Verpackung.«

Da unsere Kosmetik öfter mal geklaut wird, stellen wir nur die leeren Schachteln der Produkte in die Regale. Das hat dann zur Folge, dass wir hin und wieder weniger Schachteln als deren

Inhalt haben, da manche Leute offensichtlich auch gerne leere Schachteln klauen.

Ich gehe nach hinten und suche die Creme aus dem Schrank heraus. Bevor ich sie aber in die Schachtel packe, vergleiche ich die Chargennummern auf dem Tiegel mit der auf der Verpackung. Das hat zwei Gründe. Erstens kommt es immer mal wieder vor, dass das falsche Produkt in die Verpackung gesteckt wird, und zweitens haben verschiedene Chargen verschiedene Verfallsdaten und keiner möchte eine Creme kaufen, die weniger lange haltbar ist als die, die man sich ausgesucht hat.

Mit der richtigen Creme in der richtigen Verpackung gehe ich wieder nach vorne. Bevor ich sie ihr hinlege, scanne ich sie ab.

Anschließend werfe ich einen Blick auf das Rezept. Ein Privatrezept für die Pille.

Da meine Kundin, wie ich dem Rezept entnehme, bereits 36 Jahre alt ist, muss sie für die Pille den vollen Preis bezahlen, aber hoffentlich nicht alles selbst.

Da der Frauenarzt den Frauen häufig das teure Originalprodukt verordnet, frage ich immer, ob sie gerne eine günstigere Alternative mit den gleichen Wirkstoffen haben möchten.

So lässt sich bei gleicher Wirkung häufig eine Menge Geld sparen. Manche Pillen vom Originalhersteller kosten mehr als das Dreifache eines günstigen Generikums. In einigen Fällen bieten sogar die Hersteller des Originalproduktes selbst eine günstigere Alternative an. Sie machen sich damit quasi selbst Konkurrenz, um auch ein Stückchen vom Generikakuchen abhaben zu können.

Wie ich in der Praxis feststellen musste, kommt die Frage, ob die Frau eine günstigere Pille mit den gleichen Wirkstoffen haben möchte, nicht immer gut an. Während manche Frauen froh sind, dass ich ihnen eine kostengünstigere Lösung anbiete, sind andere fast verärgert darüber und geben mir zu verstehen, dass sie nur die wollen, die sie immer haben. Kein Problem. Dennoch werde ich auch weiterhin die Möglichkeit anbieten, diese Auswahl zu treffen.

»Möchten Sie die verordnete Pille oder eine günstigere mit den gleichen Wirkstoffen?«, frage ich also.

»Wenn Sie eine günstigere haben, nehme ich die gerne. Es ist ja egal, von welcher Firma sie ist, da es eh dieselben Wirkstoffe sind, oder?« Sie lächelt.

»Genau, das ist meistens egal. Es kommt nur trotzdem hin und wieder vor, dass Frauen berichten, dass sie die Pille einer anderen Firma nicht vertragen haben«, antworte ich ihr.

»Ich riskiere es«, sagt sie lachend. Ich nicke als Antwort und gucke, welche Pillen auf idem, also von den Wirkstoffen her, gleich sind, und werde fündig.

»Ich habe eine Pille da, die kostet in etwa 20 Euro weniger als die verordnete, ich könnte aber noch eine bestellen, die rund 25 Euro weniger kostet.«

»Das ist lieb von Ihnen, ich nehme aber die, die da ist.« Sie lächelt wieder.

»Ja, gerne.« Ich lasse die Pille aus dem Automaten kommen und zeige sie ihr.

»Das wäre dann diese hier.«

»Perfekt! Gekauft!«, sagt sie entschlossen. Ich scanne die Packung noch mal gegen und lege sie auf den Zahlteller. Die obligatorische Frage, ob sie sich mit der Anwendung auskennt, darf natürlich nicht fehlen, obwohl es äußerst selten vorkommt, dass eine Frau hier eine Beratung wünscht.

»Sie kennen sich mit der Anwendung aus, nehme ich an?«, frage ich also eher rhetorisch.

»Ja, sehr gut«, lacht sie. »Ich nehme sie ja schon seit 20 Jahren.«

»Okay, dann ist Ihnen sicher auch bekannt, dass Sie nicht rauchen sollten, wenn Sie die Pille nehmen«, sage ich. Ihr Lächeln verschwindet, und sie blickt etwas schuldig drein.

»Ja, ich weiß. Ich komme aber nicht davon los. Ich habe es schon mit allem versucht«, gesteht sie mir. »Die Kaugummis schmecken übrigens eklig«, fügt sie lachend hinzu.

»Das Problem ist einfach, dass die Pille allein schon das Risiko einer venösen Thrombose erhöht, das durch Rauchen und Älterwerden noch weiter ansteigt. Je mehr Faktoren zusammenkommen, desto größer das Risiko. Wenn man sich also schon durch die Einnahme der Pille der Gefahr aussetzt, sollte man wenigstens versuchen, mit dem Rauchen aufzuhören. Gegen das Altern kann man ja leider nichts machen. Sorry.«

Wenn sich in einer Vene ein Blutgerinnsel durch verklumpende Blutplättchen bildet, spricht man von einer venösen Thrombose. Meistens passiert das dann in einer tiefen Bein- oder Beckenvene. »Tief« bedeutet in dem Fall, dass die Vene sich nicht direkt unter der Haut befindet, sondern etwas tiefer. Eine Thromboembolie liegt vor, wenn dieses Blutgerinnsel mit dem venösen Blut weitertransportiert wird und es so bis in die Lunge gelangt. Dort kann es Blutgefäße verstopfen. Es kommt dann zu einer Lungenembolie, die im schlimmsten Fall tödlich enden kann.

Man erkennt eine venöse Thrombose häufig an einem ziehenden Schmerz. Zusätzlich kann das Bein anschwellen und sich warm anfühlen.

Von den Frauen, die nicht schwanger sind und auch keine hormonellen Verhütungsmittel einnehmen, erleiden pro Jahr etwa 5 bis 10 von 100.000 eine venöse Thromboembolie.

Wenn sie zusätzlich die Pille nehmen, steigt das Risiko auf etwa 20 bis 40 Frauen von 100.000 an, je nachdem, welche Hormone in der Pille enthalten sind. Wird zusätzlich noch geraucht, wird das Risiko um das Neunfache erhöht!

Bei starkem Übergewicht und bei Frauen, die älter als 35 Jahre alt sind, steigt das Risiko weiter an, genauso wenn Krankheiten wie Blutgerinnungsstörungen, Diabetes mellitus oder Bluthochdruck vorliegen. Und leider auch dann, wenn Thrombose-Erkrankungen oder Herzkrankheiten bei näheren Verwandten vorkommen.

Ich sehe ihr an, dass das alles nichts Neues für sie ist.

»Ja, ich weiß, dass Sie Recht haben. Ich versuche es ja.«

»Viele Frauenärzte verordnen in solchen Fällen dann immer eine Minipille, die nur ein Gestagen und kein Östrogen enthält. Das Risiko einer Thrombose ist bei Raucherinnen, die eine Minipille nehmen, geringer als bei denen, die ein Kombinationspräparat verwenden. Dafür ist die Wahrscheinlichkeit schwanger zu werden allerdings etwas größer.« Sie schaut mich nachdenklich an.

»Hmm, das werde ich das nächste Mal mit meinem Frauenarzt besprechen. Danke für die Info!«

»Nichts zu danken, gerne!«

Sie legt das Geld abgezählt auf den Zahlteller und packt die Pille mitsamt der Creme in ihre Tasche.

»Vielen Dank für Ihre Beratung. Ich wünsche Ihnen einen schönen Tag. Tschüss«, sagt sie wieder mit einem Lächeln im Gesicht.

»Ihnen auch, danke! Tschüss«, erwidere ich. Sie dreht sich um und verlässt die Apotheke.

Kapitel 24

Pause

Ich gucke auf die Uhr und stelle erleichtert fest, dass ich jetzt endlich Pause habe. Die Apotheke ist momentan genauso leer wie mein Magen. Ein guter Zeitpunkt, etwas essen zu gehen. Ich klingle nach meiner Kollegin. Und einen kurzen Moment später kommt sie vorgehuscht.

»Huch, es ist ja gar niemand da«, sagt sie ganz überrascht.

»Jap. Ich jetzt auch nicht mehr. Guck!« Ich zeige ihr meine Uhr, auf der verschlüsselt steht, dass ich jetzt Pause habe.

»13 Uhr. Schon? Na, dann schöne Pause.«

»Danke. Bis später.«

Ich laufe die Treppen in den Keller hinunter, um meine Sachen zu holen und um Platz für neuen Tee zu machen.

Ich eile wieder nach oben, hole meinen Smoothiegurt aus dem Kühlschrank und einen kleinen Löffel und packe alles in meine Tasche.

Die Sonne scheint. Ich frische meinen Sonnenschutz kurz noch mit einem Spray auf, höre mir deshalb freche Sprüche von meiner Kollegin an, winke ihr zu und verlasse die Apotheke auf der Suche nach einer Bank.

Keine um Geld einzuzahlen, sondern eine um gemütlich in der Sonne zu sitzen und zu essen.

Ich nehme die erstbeste und setze mich. Ich tausche ein wenig Hautalterung gegen Sonnenstrahlen ein, und es fühlt sich trotzdem gut an. Während ich so genüsslich meinen Smoothiegurt löffle, surfe ich ein wenig durch das Internet und formuliere nebenbei in Gedanken einen Tweet über die Geschichte mit dem Heilpraktiker, was gar nicht so einfach ist.

Ich erzähle Geschichten aus der Apotheke. So wie sie passiert sind. Wertfrei. Zumindest versuche ich es. Das Interpretieren überlasse ich anderen. Da man schließlich nur 280 Zeichen für seinen Text hat, kann ein Tweet oder man selbst auch mal falsch verstanden werden. Es ist, wie es ist. Die 280 Zeichen stehen mir dabei noch nicht mal wirklich zur Verfügung. Ich habe 15 weniger. Daran bin ich selbst schuld, weil ich von Anfang an unter jeden Tweet meinen Hashtag #DerApotheker gesetzt habe und dann aus Prinzip auch nicht mehr damit aufgehört habe. Und irgendwann habe ich dann ein Ninja-Emoji dahinter gepackt. Das Emoji kostet gleich zwei Zeichen, aber mir gefällt es, da es irgendwie passt. Zumindest die Bedeutung des Wortes. Ninja ist japanisch und heißt übersetzt »verborgene Person«. #DerApotheker, die verborgene Person. Gefällt mir. Herzchen.

So, mein Smoothiegurt ist nun leergelöffelt, köstlich, ich bin gestärkt, und meinen Tweet habe ich veröffentlicht. Copy & Paste. Das Gleiche nochmal bei Instagram und Facebook plus Screenshot mit passendem Hintergrundbild. Erledigt. Die ersten Herzchen werden angeklickt, die ersten Kommentare veröffentlicht. Wie immer gibt es positive wie negative. Das ist nunmal der Preis, den man für viele Follower bezahlen muss. Man kann nie alle zufriedenstellen. Schon gar nicht mit jedem Tweet. Reine

Statistik. Es ist, wie es ist. Über so etwas ärgere ich mich nicht. Dafür ist das Wetter außerdem zu schön.

Ich laufe zurück in die Apotheke, da meine Pause bald vorbei ist und ich mir schließlich noch eine neue Kanne Earl Grey kochen muss.

Eines Tages werde ich mich damit auseinandersetzen, ob es gut ist, jeden Tag mehrere Liter Tee zu trinken. Aber nicht heute.

Ich betrete die Apotheke und laufe zum Wasserkocher. Ich schütte erstmal das Wasser aus, das jemand drin gelassen hat, und befülle ihn mit frischem eiskaltem Leitungswasser. Ich mag es nicht, wenn jemand Wasser im Wasserkocher zurücklässt.

Schnell noch den Tee in die Ziehkanne, fünf Würfel Zucker, drei Minuten ziehen lassen und durch ein Sieb in die andere Kanne. Perfekt.

Ich stelle die Kanne auf einen Tisch, gieße mir einen Tasse ein und bringe kurz noch meine Sachen in den Keller.

14 Uhr: Meine Pause ist vorbei, und ich stehe schon wieder vorne an meiner Kasse. Auf in die nächste Runde.

Kapitel 25

Wie man nicht mehr benötigte Arzneimittel richtig entsorgt

Da die Pause meiner Kollegin mit dem Ende der meinigen beginnt, bin ich gerade alleine vorne. Kein Problem. Bis auf den älteren gebrechlichen Herrn mit Gehstock und dicker Brille, der gerade zur Tür hereinkommt, ist die Apotheke leer. In seiner Hand hält er eine Mülltüte, die er mir feierlich überreichen möchte.

»Ich habe Ihnen ein paar alte Medikamente mitgebracht. Die dürfen Sie für mich entsorgen.«

Ich greife nicht nach der Tüte. »Tut mir leid, wir nehmen keine Altarzneimittel mehr an. Die können Sie aber einfach in den Hausmüll werfen.«

Seine Hand mit der Mülltüte bleibt auch weiterhin ausgestreckt. »Wie bitte? Ich habe mein Hörgerät nicht im Ohr und verstanden, dass ich die einfach in den Müll werfen soll.«

Ich bestätige ihm das, was er richtig verstanden hat, nur mit lauterer Stimme.

»Ich habe die beim letzten Mal auch hier abgegeben!« Er klingt etwas aufgebracht. Da die Mülltüte schon ziemlich voll ist, ist das letzte Mal wohl schon eine ganze Weile her.

»Wir nehmen hier schon seit Jahren keine Altarzneimittel mehr an. Es tut mir leid!«, sage ich.

Bis 2009 konnten die Apotheken die abgelaufenen Arzneimittel noch kostenlos entsorgen. Seit diesem Zeitpunkt müssen Apotheken für die Kosten selbst aufkommen.

Da man in den meisten Städten allerdings seine Altarzneimittel auch einfach über den Restmüll entsorgen kann, sind die meisten Apotheken mittlerweile nicht mehr bereit dazu, die abgelaufenen Arzneimittel ihrer Kunden und (vor allem ihrer Nichtkunden) anzunehmen. Machen sie es dennoch, werden sie die Arzneimittel mit hoher Wahrscheinlichkeit ebenso in den Hausmüll werfen.

Früher landeten die Arzneimittel unbehandelt auf Deponien, wo sie dann mit dem übrigen Unrat gelagert wurden. Mittlerweile wird der Müll aber verbrannt oder zumindest mechanisch-biologisch vorbehandelt.

Werden die Arzneimittel verbrannt, zerstört das die Wirkstoffe, und sie können der Umwelt folglich keinen Schaden mehr zufügen.

Lebt man allerdings in einer Stadt, in der der Müll nicht verbrannt, sondern nur mechanisch-biologisch behandelt wird, sollte man seine nicht mehr benötigten Arzneimittel lieber beim Recyclinghof abgeben oder über ein Schadstoffmobil entsorgen, wie es viele Gemeinden anbieten.

Durch diese Methode werden leider nicht alle Wirkstoffe zerstört, weshalb sie der Umwelt durchaus noch Schaden zufügen können. Womöglich findet man in diesen Städten aber auch noch Apotheken, die die Altarzneimittel für ihre Kunden kostenlos entsorgen.

Ob die Stadt, in der man wohnt, zu den Städten gehört, die den Müll verbrennen, kann man herausfinden, in dem man entweder bei der lokalen Abfallentsorgung anfragt oder indem man online unter https://arzneimittelentsorgung.de/ nachschaut.

Übrigens dürfen auch die meisten Betäubungsmittel über den Hausmüll entsorgt werden. Falls sie aber von einer Apotheke zur Entsorgung angenommen werden, müssen diese dort im Beisein von zwei Zeugen vernichtet werden. Das ist aufwändig und wird deshalb auch nicht so gerne gemacht.

Was die Entsorgung angeht, hat jede Apotheke ihre eigenen Methoden. Man kann Tabletten zum Beispiel erst mörsern, damit sie eine möglichst große Oberfläche erhalten, um sie im zweiten Schritt besser in Wasser auflösen zu können. Hundertprozentig funktioniert das Auflösen allerdings nicht immer, weil der pH-Wert von Wasser neutral ist, im Gegensatz zum sauren pH-Wert des Magens oder des leicht alkalischen des Dünndarms.

Der dritte Schritt besteht darin, die Lösung oder, falls sich nicht alles gelöst hat, die Suspension zum Beispiel auf Katzenstreu zu kippen und das Ganze dann in den Hausmüll zu werfen, damit auch wirklich ausgeschlossen werden kann, dass noch ein Missbrauch stattfinden kann.

Anschließend wird der Vorgang noch in Form eines Protokolls festgehalten.

Der Herr vor mir scheint allerdings immer noch nicht akzeptieren zu wollen, dass ich seine Tüte nicht entgegennehmen darf.

»Sie müssen die annehmen, ich darf die wohl kaum in den Müll werfen!« Er klingt jetzt noch eine Stufe aufgebrachter.

»Doch, wie gesagt, Sie dürfen alte Medikamente in den Hausmüll werfen. Nur nicht ins Abwasser. Also weder ins Waschbecken kippen noch in der Toilette herunterspülen, und die Verpackungen am besten getrennt in den Papiermüll werfen«, erkläre ich. Er wirft einen Blick auf seine Tüte, in der sich die Arzneimittel noch in ihrer Verpackung befinden.

Arzneimittel dürfen niemals über das Abwasser entsorgt werden, da sie so ins Grundwasser gelangen können.

Weil in Deutschland die Zahl der alten und kranken Menschen stetig zunimmt, steigt auch die Zahl der Arzneimittel, die eingenommen werden müssen. Dass ältere Menschen zwischen fünf und zehn verschiedene Tabletten schlucken müssen, ist keine Seltenheit.

Mehr Arzneimittel heißt dementsprechend auch mehr Arzneimittelrückstände im Abwasser.

Das Problem ist, dass die meisten Kläranlagen nicht in der Lage sind, die Chemikalien vollständig aus dem Wasser herauszufiltern. Helfen würden dabei zum Beispiel Aktivkohlefilter. Die kosten allerdings Geld, und das müsste dann schließlich auch jemand bezahlen. Für einen Vier-Personen-Haushalt stiegen die Abwassergebühren um siebzehn Prozent, würde man die Kosten auf die Verbraucher umlegen. Dem Bundesverband der Energie- und Wasserwirtschaft wäre es deshalb lieber, die Hersteller der Medikamente in die Pflicht zu nehmen. Alleine schon deswegen, weil die Kosten sie dazu bringen würden, nach umweltfreundlicheren Alternativen zu forschen.

Als die Schweiz 2016 ihre größten Kläranlagen systematisch mit Aktivkohlefiltern nachgerüstet hat, konnten die Arzneimittelrückstände in den Gewässern um 80 Prozent reduziert werden.

Die Aktivkohle aus den Filtern besteht aus Kohlenstoff und ist sehr porös und feinkörnig, sodass sie eine sehr große Oberfläche aufweist, an der die Arzneimittel gebunden und damit aus dem Wasser entfernt werden.

Zum Verständnis: Mit ungefähr vier Gramm Aktivkohle könnte man ein komplettes Fußballfeld bedecken.

Problematisch sind natürlich nicht nur Arzneimittel, die über das Abwasser entsorgt werden, sondern auch solche, die über den Urin ausgeschieden werden und so ins Abwasser gelangen können.

In Deutschland lassen sich bis zu 269 verschiedene Arzneimittelreste und ihre Abbauprodukte in Flüssen, Seen, im Grund-, aber auch vereinzelt im Trinkwasser nachweisen, darunter Antidiabetika, Östrogene, Blutdrucksenker, Schmerzmittel, Antiepileptika und Antibiotika.

Die höchste Konzentration in den Gewässern konnte man aber bei Röntgenkontrastmitteln nachweisen. Diese werden Patienten in Kliniken gegeben, damit man bei der bildgebenden Diagnostik wie dem MRT oder der Röntgendiagnostik die darzustellenden Organe besser vom umgebenden Gewebe unterscheiden kann.

Doch zurück zu meinem renitenten Kunden: Ich scheine den Herrn immer noch nicht davon überzeugt zu haben, seine Arzneimittel in den Hausmüll zu werfen, denn er sucht nach weiteren Gründen dafür, dass ich seinen Müllbeutel doch noch entgegennehme. Doch in diesem Punkt bleibe ich unerbittlich, denn ich habe meine Anweisungen.

»Das ist doch gefährlich! Was ist, wenn spielende Kinder die Arzneimittel im Müll finden?«, fragt er. Das ist übrigens ein häufiges Argument, wenn ich vorschlage, die Arzneimittel über den Hausmüll zu entsorgen. Es scheint heutzutage wohl gang und gäbe zu sein, dass Kinder im Hausmüll wühlen.

»Dann müssten Sie die Arzneimittel so verpacken, dass man sie nicht als solche erkennen kann. Außerdem, wenn jemand gezielt nach Arzneimitteln im Müll suchen würde, wäre es doch eher naheliegend, den von Apotheken zu durchwühlen. Aber wenn Sie sich damit unwohl fühlen, alles in den Hausmüll zu werfen, können Sie die Tüte auch bei der Abfallentsorgung abgegeben.«

»Das werde ich ja wohl nun müssen. Aber eines will ich gesagt haben, dass Sie die nicht zurücknehmen, ist eine riesengroße Sauerei!« Wütend verlassen er und seine Mülltüte die Apotheke.

Kapitel 26

Warum Schüßler-Salze nicht mal zum Salzen zu gebrauchen sind

»Mahlzeit«, höre ich eine mir bekannte Stimme. Ich drehe mich um und sehe, dass der Postbote gerade zur Tür hereinkommt.

»Hallo«, erwidere ich, das nervige Wort »Mahlzeit« vermeidend, »ein bisschen spät heute, oder?«, sage ich augenzwinkernd und nehme die Post entgegen.

»Ja, viel zu tun. Ich muss auch schon wieder los. Mach's gut.«

»Ja, du auch. Tschau.« Und weg ist er.

Als ich die Post flüchtig durchblättere, fällt mir ein Heftchen über Schüßler-Salze auf, das ich sofort an mich nehme. Die restliche Post drücke ich meinem Chef in die Hand, der gleich nach vorne gekommen ist, als er die Stimme des Postboten gehört hat. Er sieht das Werbeheftchen über die Schüßler-Salze – die Firma würde es wahrscheinlich Infomaterial nennen – in meiner Hand und zwinkert mir zu, da er weiß, dass ich von diesen Mittelchen genauso wenig halte wie er.

»Na, dann bilden Sie sich mal schön fort«, sagt er grinsend, bevor er wieder in seinem Büro verschwindet. Ich grinse ebenfalls und erwidere nichts. Stattdessen nehme ich das Heftchen und blättere es durch. Egal, welche Seite ich auch aufschlage, so ziemlich alles, was in der Broschüre behauptet wird, widerspricht der Wissenschaft. Wie bei der Homöopathie leben die Anhänger der Schüssler-Salze ebenfalls in ihrer eigenen Welt, in einer Welt, in der die Naturgesetze keine Gültigkeit haben.

Auf einer der ersten Seiten, die ich aufgeschlagen habe, wird behauptet, dass unser Körper Mineralstoffe benötige, die durch die Nahrung aufgenommen werden. Ja, dem kann ich nicht widersprechen. Der Körper könne die Mineralstoffe manchmal nicht optimal nutzen. Auch das kommt vor, ja. Die Lösung liege, so die Info, in der Einnahme von Schüßler-Salzen, die den Mineralstoffhaushalt wieder ins Gleichgewicht bringen würden und somit den Körper in Balance.

Die Schüßler-Salze würden nämlich elementare Mineralsalze enthalten, die den Zellen Impulse geben, damit die wichtigen Mineralstoffe besser aufgenommen und verarbeitet werden können. Damit würden die Selbstheilungskräfte aktiviert und die Gesundheit gestärkt.

Klingt natürlich alles zu schön, um wahr zu sein. Warum? Weil es genau das ist: Zu schön, um wahr zu sein, denn auch die Schüßler-Salze haben keine Wirkung, die über den Placeboeffekt hinausgeht.

Schüßler-Salze gehen auf den homöopathischen Arzt Wilhelm Heinrich Schüßler (1821–1898) zurück, der davon ausging, dass Krankheiten durch einen gestörten Mineralhaushalt in den Körperzellen entstehen würden, da jede Körperzelle einen bestimmten Bedarf an Mineralstoffen habe.

Deshalb brauche man nicht unzählige Mittel, wie man sie in der Homöopathie anwendet, sondern es reichen genau zwölf Salze, mit denen man fast jede Krankheit therapieren könne.

Für ihn stellte das eine »abgekürzte homöopathische Therapie« dar, die er »Biochemische Heilweise« nannte. Diese zwölf Salze benannte er nach sich: Schüßler-Salze.

Es sind die zwölf Salze, die bei der Verbrennung eines menschlichen Körper in der Asche übrig bleiben würden:

Nr. 1:   Calcium fluoratum (Calciumfluorid)
Nr. 2:   Calcium phosphoricum (Calciumphosphat)
Nr. 3:   Ferrum phosphoricum (Eisenphosphat)
Nr. 4:   Kalium chloratum (Kaliumchlorid)
Nr. 5:   Kalium phosphoricum (Kaliumphosphat)
Nr. 6:   Kalium sulfuricum (Kaliumsulfat)
Nr. 7:   Magnesium phosphoricum (Magnesiumhydrogen-
         phosphat)
Nr. 8:   Natrium chloratum (Natriumchlorid)
Nr. 9:   Natrium phosphoricum (Natriumphosphat)
Nr. 10: Natrium sulfuricum (Natriumsulfat)
Nr. 11: Silicea (Kieselsäure)
Nr. 12: Calcium sulfuricum (Calciumsulfat)

Später kamen zu den zwölf Hauptmitteln dann noch fünfzehn Ergänzungsmittel hinzu.

Jedes der Salze verfügt über eine sogenannte Regelpotenz. Man verwendet alle Salze in der Potenz D6, bis auf die Salze Nr. 1, 3 und 11, hier wird eine D12 eingesetzt, da diese schwer wasserlöslich sind.

Während die homöopathischen Globuli aus normalem Haushaltszucker, der Saccharose, bestehen, handelt es sich bei den Schüßler-Salzen um Tabletten aus Milchzucker, der Lactose, kombiniert mit einem Hauch von Salz.

Um eine D6-Potenz zu erhalten, wird ein Teil Salz mit neun Teilen Lactose verrieben. Von dieser Mischung wird ebenfalls ein

Teil entnommen und erneut mit neun Teilen Lactose versetzt. Bei der ersten Verreibung erhält man eine D1, bei der zweiten eine D2, und so weiter.

Schüßler war der Meinung, dass, wie in der Homöopathie auch, eine Potenzierung nötig sei. Hier allerdings aus dem Grund, damit diese Salze auch in die Zellen gelangen können, wo sie dann Reparatur- und Aufbauarbeit leisten sollen.

Die Mängel außerhalb der Zellen, also die im Extrazellularraum, müssten aber durch eine basen- und nährstoffreiche Ernährung ausgeglichen werden, sodass sich ein Gleichgewicht mit dem Zellinneren einstellen könne.

Wirkt nun ein, wie Schüßler das formulierte, pathogener Reiz auf die Zellen ein, würde die Abwehrreaktion der Zellen auf diesen Reiz dazu führen, dass sie einen Teil ihrer Mineralstoffe verlieren. Das würde die Zellen pathogen verändern. Und genau das sei, laut Schüßler, das Wesen einer Krankheit. Puh.

Das ist der Unterschied zur Homöopathie, die »Ähnliches mit Ähnlichem heilen« möchte. Die Gemeinsamkeit der beiden ist, dass weder hier noch da eine Wirkung nachweisbar ist, die über den Placeboeffekt hinausgeht. Schüßler-Salze gehören also, wie die Homöopathie auch, ins Reich der Pseudomedizin.

Ich mache also mit dem Heftchen das, was jeder meiner Kolleginnen und Kollegen damit tun sollte, nämlich es dort hinwerfen, wo es hingehört: in den Papierkorb.

Genau in dem Moment, wo ich es entsorge, kommt eine rund fünfzigjährige Frau herein, die ihre langen grauen Haare zum Pferdeschwanz gebunden trägt. Ihr Gesicht wird von einer kleinen runden Brille geziert. Ich kann allerdings keine blitzförmige Narbe auf ihrer Stirn erkennen.

»Guten Tag«, sagt sie, »ich hätte gerne das Schüßler-Salz Nr. 7.«

Na, so ein Zufall, denke ich mir und lache innerlich, was äußerlich immerhin noch zu einem kleinen Zucken meiner Mundwinkel führt und als Freundlichkeit durchgeht.

»Guten Tag. Gerne«, erwidere ich und mache mich auf eine längere Diskussion gefasst.

»Haben Sie denn Ihr Antlitz analysieren lassen?«, frage ich, mein bestes Pokerface tragend.

»Bitte was?« Ihre Augen starren mich über ihre Brille hinweg an, die es sich mittlerweile auf ihrer Nasenspitze bequem gemacht hat. »Was soll das sein?«, fragt sie mich irritiert.

»Nun, um zu wissen, welches Schüßler-Salz das vermeintlich richtige ist, wird eine sogenannte Antlitzanalyse gemacht. So erkennt der Heilpraktiker an Ihrem Gesicht, an welchem Mineralstoff Sie einen Mangel haben. Da Sie Magnesiumphosphat, also die Nr. 7 möchten, vermute ich, dass Sie einen Mangel an diesem Mineralstoff haben«, sage ich mit ernster Miene, obwohl ich weiß, dass es sich nicht nur komisch anhört, sondern auch verdammt komisch ist.

Bei der Antlitzanalyse bestimmt der Heilpraktiker oder der unwissenschaftlich arbeitende Arzt den Zustand der Gesichtshaut. Unter anderem sollen Hautbeschaffenheit und Verfärbungen darüber Auskunft geben, an welchem Schüßler-Salz ein Mangel besteht und in welcher Dosierung dieser behoben werden kann.

»Äh, nein. Meine Freundin hat mir die Nr. 7 empfohlen, da ich öfter mal unter Wadenkrämpfen leide und Magnesium ja dagegen helfen soll«, erklärt sie mir.

Ich bin etwas überrascht, habe ich sie doch aus irgendeinem

Grund für einen Menschen gehalten, der Schüßler-Salze nicht nur anwendet, sondern auch lebt. Aber so schnell kann man sich wohl irren. Don't judge a book by its cover.

»Hmm, okay. Ich fürchte, dann muss ich Sie enttäuschen. Das Mittel heißt zwar Magnesium Phosphoricum, aber da ist nicht wirklich Magnesium drin. Schüßler-Salze haben leider keine nachgewiesene Wirkung. Höchstens einen Placeboeffekt«, erkläre ich ihr.

»Oh, das wusste ich nicht«, sagt sie sichtlich überrascht.

»Wenn Sie wirklich Wadenkrämpfe haben, brauchen Sie schon eine höhere Dosis Magnesium, am besten zwischen 300 und 400 Milligramm, nicht nur ein paar Moleküle. Wenn überhaupt«, sage ich.

»Dann geben Sie mir bitte ein paar Tabletten, dann probiere ich das mal aus.«

»Sehr gerne!« Ich laufe zum Regal und entnehme eine Packung Magnesiumtabletten. Als ich zurückkomme, schüttelt sie lächelnd den Kopf.

»Da haben Sie mich vorhin echt drangekriegt. Ich habe tatsächlich geglaubt, Sie meinen das Ernst, dass man anhand des Gesichts einen Mineralstoffmangel ablesen kann.«

»Ja, das ist selbstverständlich Quatsch. Man kann weder ablesen, dass ein Mangel an einem Mineralstoff vorliegt, noch welches Mineral fehlen soll. Allerdings hält das Heilpraktiker nicht davon ab, fleißig Antlitzanalysen durchzuführen.«

»Echt jetzt? Das wird wirklich so gemacht?«

Ich nicke. »Ja, definitiv. Ich befürchte, dass das auch von dem ein oder anderen Arzt so gemacht wird, der es mit der Wissenschaft nicht ganz so genau nimmt und den Placeboeffekt als Wirkung des gegebenen Mittelchens interpretiert.«

»Das klingt wirklich ziemlich abstrus.«

»Ist es auch«, sage ich, und dann müssen wir beide darüber lachen.

»Dann danke ich Ihnen, dass Sie mir diesen Fehlkauf erspart haben.«

»Die Freude ist ganz meinerseits!« Ich lege ihr die Magnesiumtabletten auf den Zahlteller, und sie bezahlt.

»Bis zum nächsten Mal. Ich komme auf jeden Fall wieder. Tschüss.«

»Ich werde da sein. Tschüss.« Sie packt die Schachtel in ihre Tasche und verlässt gut gelaunt die Apotheke, während ich kurz nach hinten gehe und einen Schluck von meinem Tee genießen möchte. Leider noch zu heiß. Ich bleibe durstig.

Kapitel 27

Warum man mit Diclofenac der Umwelt schadet

Während ich meinen geliebten Tee trinken wollte, ist ein sportlich gekleideter etwa 60 Jahre alter Mann in die Apotheke gekommen, der sich nun im Verkaufsraum umschaut. Ich gehe wieder nach vorn, lasse ihm aber die Zeit, sich in Ruhe umzusehen, bevor ich ihn frage, ob er sich zurechtfindet. Ich finde es manchmal selbst ein wenig nervig, wenn ich in einen Laden gehe und mich umschauen will und dann sofort ein Verkäufer seine Dienste anbieten möchte. Andererseits finde ich es auch wieder nervig, dass nie ein Verkäufer da ist, wenn man Beratung braucht. Man kennt das aus den Baumärkten. Die Kunst ist also, den richtigen Moment abzupassen. Dazu führe ich meine eigene Antlitzanalyse durch, und wenn das Gesicht des Kunden auch nur ein wenig verzweifelt aussieht, bin ich zur Stelle.

In diesem Fall ist mein Einschreiten allerdings überflüssig, denn der Kunde kommt auf mich zu und präsentiert mir seine Entdeckung.

»Guten Tag, ich möchte bitte diese Bandage kaufen.«

Ich nicke. »Guten Tag. Gerne. Die Größe passt?«

Er lächelt. »Ja, ich habe mich nämlich schon vorher ein bisschen im Internet schlau gemacht und bereits zu Hause alles abgemessen.«

Ich lächle zurück, nehme die Bandage entgegen und scanne sie ab.

»Sehr gut! Haben Sie sonst noch einen Wunsch?«, frage ich, während ich die Bandage auf den Zahlteller lege. Er hebt seine rechte Hand hoch, ballt die Hand zur Faust und lässt sie kreisen.

»Ja, mir schmerzt schon seit einer Weile mein Handgelenk, und ich dachte, dass ich jetzt vielleicht mal was dagegen tun müsste. Deshalb ja auch die Bandage.«

»Einen Arzt haben Sie noch nicht draufgucken lassen, oder?«

Er schüttelt den Kopf. »Nein, ich dachte, ich probiere es erstmal so. Wenn das nichts bringt, kann ich ja immer noch zum Arzt gehen. Ich würde gerne ein Diclofenac-Gel draufschmieren, bevor ich Tabletten einwerfe.«

Diclofenac gehört, wie Ibuprofen und ASS, zur Gruppe der NSAR, der nicht-steroidalen Antirheumatika, und wirkt durch Hemmung der Cyclooxygenasen ebenfalls gegen Schmerzen, Fieber und Entzündungen. Hauptsächlich wird Diclofenac bei Gelenkschmerzen aufgrund von Arthrose oder rheumatoider Arthritis angewendet sowie bei Zerrungen und Prellungen, was nicht heißt, dass Diclofenac nicht auch bei Kopfschmerzen, Migräne oder Regelschmerzen verwendet werden kann.

Die Dosierung unterscheidet sich je nachdem, ob man Diclofenac in der Selbstmedikation anwendet oder ein Arzt es verordnet hat. In der Selbstmedikation beträgt die maximale Dosis pro Tag 75 Milligramm. Da nur 25-Milligramm-Tabletten ohne Rezept erhältlich sind, ergibt sich eine Dosierung von dreimal täglich 25 Milligramm. Verschreibt ein Arzt das Diclofenac, dürfen pro Tag maximal 150 Milligramm Diclofenac eingenommen werden. Häufig nimmt man dann zwei Mal am Tag 75 Milligramm oder drei Mal 50 Milligramm ein.

Die Nebenwirkungen sind immer davon abhängig, wie hoch man den Wirkstoff dosiert.

Eine gefürchtete Nebenwirkung von Diclofenac ist die Erhöhung des Blutungsrisikos im Magen-Darm-Trakt, vor allem dann, wenn zusätzlich noch »Cortison« eingenommen werden muss. Das Risiko kann allerdings deutlich mit der Gabe eines Protonenpumpenhemmers wie Pantoprazol oder Omeprazol gesenkt werden.

Bei einer Langzeitanwendung, in der hohe Dosen des Wirkstoffs eingenommen werden, ist das Risiko für arterielle thrombotische Ereignisse wie einen Herzinfarkt oder Schlaganfall erhöht.

Im Vergleich zu den anderen NSAR führt Diclofenac häufiger zu einer Erhöhung von Leberenzymwerten, was dann langfristig zu Leberschäden führen kann.

Um das Risiko für Nebenwirkungen zu reduzieren, die bei einer systemischen Gabe, zum Beispiel in Form von Tabletten oder Kapseln, auftreten könnten, versucht man, den Wirkstoff am Ort der Schmerzen z.B. über ein Gel zu applizieren. Allerdings gelangt durch eine lokale Anwendung häufig nicht ausreichend Wirkstoff an die Stelle im Gewebe, wo der Wirkstoff benötigt wird, sodass eine Wirkung nicht immer gegeben ist. Eine systemische Gabe ist in jedem Fall effektiver.

Einen Versuch wäre das Gel dennoch wert.

»Sie können es gerne erst mit einem Gel versuchen, erwarten Sie aber nicht allzu viel. Die Tabletten sind wesentlich effektiver.«

»Hmm, okay. Meine Frau riet mir auch von dem Gel ab, aber aus anderen Gründen. Sie hat mal gelesen, dass Diclofenac ziemlich schlecht für die Umwelt wäre.« Er schaut mich fragend an.

»Ja, das ist richtig. 2019 hat in Schweden die dortige Arzneimittelkommission davon abgeraten, Diclofenac-Gels zu verwenden, da nur eine geringe Wirkung zu erwarten sei, der Wirkstoff aber zu Nierenschäden bei Fischen führen könne«, erläutere ich. »Außerdem hatte man in Pakistan und Indien heilige Kühe mit Diclofenac behandelt. Nach ihrem Tod legte man sie auf speziellen Plätzen ab, wo sie dann von Aasgeiern gefressen wurden. Teilweise sind diese Aasgeier dann danach gestorben, weil die Konzentration an Diclofenac im Fleisch der Kühe so hoch war, dass die Nieren der Aasgeier das nicht mitgemacht haben.«

»Wow. Also von Aasgeiern werde ich hoffentlich nicht gefressen, und auch ansonsten schmier ich mir das Zeug doch nur aufs Handgelenk und drücke die Tube ja nicht in einem Fluss aus«, sagt er augenzwinkernd.

»Das Problem liegt vielmehr darin, dass das Gel beim Händewaschen ins Abwasser gelangt. Was die meisten nämlich nicht wissen, ist, dass, wenn man sich eine schmerzhafte Stelle mit einem Diclofenac-haltigen Gel einreibt, man sich danach nicht sofort die Hände waschen sollte.«

»Sondern?«

»Man sollte die Hände zuerst mit einem Papiertuch abreiben und erst dann waschen. So wird die Menge an Diclofenac verringert, die anschließend ins Abwasser gelangt.«

Er schaut mich interessiert an. »Ah, okay. Das ergibt Sinn. Darüber habe ich bisher nicht nachgedacht.«

»Dass das Papiertuch anschließend nicht übers Klo entsorgt werden darf, erwähne ich erst gar nicht«, sage ich grinsend, und er lacht.

»Nein, das dürfte wohl klar sein. Den meisten zumindest.«

»Mal im Ernst: Arzneimittel sollten grundsätzlich nicht übers

Abwasser entsorgt werden, und wenn man sich das Diclofenac-Gel von den Händen wäscht, macht man im Prinzip genau das.«

»Ja, da haben Sie recht. Und was ist mit den Diclofenac-Tabletten?«, fragt er mich stirnrunzelnd.

»Die sollten Sie auch nicht ins Klo werfen«, sage ich scherzhaft.

»Gut, dass Sie es erwähnen«, erwidert er lachend. »Ich meinte, wenn ich sie einnehme, schade ich dann auch der Umwelt?«

»Ja, bis zu 70 Prozent des eingenommenen Diclofenacs werden unverändert sowohl über den Urin als auch den Stuhl ausgeschieden und gelangen dann ebenfalls ins Abwasser«, erkläre ich.

»Das heißt, dass man Diclofenac eigentlich überhaupt nicht nehmen sollte?«

»Na ja, Diclofenac hat schon seine Berechtigung. Wenn aber auch die Einnahme eines anderen Schmerzmittels möglich wäre, sollte man aus Umweltgründen eher auf dieses umsteigen. Das Problem ist aber vor allem, dass Diclofenac zu oft eingesetzt wird und so große Mengen davon ins Abwasser gelangen. Wenn man Diclofenac bewusster einnehmen und vielleicht sogar ganz auf die Gels verzichten würde, wäre das Problem nicht so gravierend«, sage ich.

»Okay, danke für die Infos. Was würde Sie mir denn nun empfehlen?«

»Ich persönlich würde auf Ibuprofentabletten umsteigen und gucken, ob die Schmerzen davon weggehen. Es gibt aber auch Gels mit Ibuprofen, falls Sie es lieber erstmal damit versuchen wollen. Die Tabletten sind aber auch hier effektiver.«

Sein Blick wandert durch die Sichtwahl hinter mir, wo sich die Salben, aber auch die Tabletten befinden.

»Okay, ich bleibe jetzt erstmal bei der Bandage. Ibuprofen habe ich ja noch zu Hause. Wenn es nichts bringt, hole ich mir doch das Diclofenac-Gel.«

»Okay«, erwidere ich.

Er legt mir einen Zehn-Euro-Schein auf den Zahlteller, und ich gebe ihm zehn Cent heraus.

»Aber vielen Dank für die Beratung. Vieles war mir nicht bewusst. Ich habe jetzt aber auch ein schlechtes Gewissen, weil ich nur die Bandage kaufe, aber ich verspreche Ihnen, dass ich wiederkomme!«, sagt er mit einem Lächeln im Gesicht, während er die Bandage auspackt.

»Kein Problem. Gute Besserung. Bis zum nächsten Mal.«

»Danke! Kann ich die Verpackung dalassen?«

»Gerne.« Ich nehme den Karton an mich und entsorge ihn ordnungsgemäß im Papiermüll.

Ich drücke ihm noch den Kassenbon in die Hand, und wir verabschieden uns. Bevor er die Apotheke verlässt, sehe ich noch, dass er die Bandage schon über die Hand zieht.

Ich versuche, nochmal kurz einen Schluck Tee zu mir zu nehmen. Jetzt stimmt die Temperatur. Ich trinke die halbe Tasse leer und schenke nach. Gut gelaunt gehe ich wieder nach vorne, wo auch schon meine Kundin von heute Morgen, die mit dem starken osteuropäischen Akzent, auf mich wartet. Dieses Mal ohne ihre Kinder.

»Hallo, ich war jetzt nochmal beim Arzt und habe mir den Saft nun auf einem rosa Rezept verordnen lassen. Mein Arzt meinte, das grüne Rezept wäre ein Versehen gewesen«, sagt sie und reicht mir das Rezept und den Abholschein.

»Kommt vor«, erwidere ich und nehme beides entgegen. »Ich hole den Saft. Kleinen Moment, bitte.« Und schon bin ich wieder nach hinten verschwunden.

Die Ware ist da, aber die PKA, die sie verbucht, ist noch in der Pause. Kein Problem.

Zehn Kisten, in denen der Saft versteckt sein kann. Gefühlt in neunzig Prozent der Fällen ist das Arzneimittel in der Kiste, die man als Letztes öffnet. Egal, ob man oben oder unten mit dem Öffnen beginnt. Ich beginne oben, gucke kurz in die Kiste und sehe nur eine Packung Ibuprofen darin liegen. Ich verschließe sie wieder. Es ist häufig so, dass der Großhandel nur eine kleine Packung von irgendetwas in eine große Kiste packt. Hat wohl mit deren Prozessen zu tun. Komisch ist es trotzdem, wenn man einen kompletten Transporter mit Kisten vollpackt und die Packungen aus allen Kisten zusammen in eine normale Tüte gepasst hätten. Wie dem auch sei, ich habe halbwegs Glück und muss nur sieben Kisten öffnen, um den Saft zu finden.

Ich gehe wieder nach vorne.

»Sorry, ich musste ein bisschen suchen.«

»Kein Problem.«

Ich scanne den Abholschein ab und bedrucke das Rezept.

»Sie wissen mit der Dosierung Bescheid?«, frage ich routinemäßig.

»Ja, das wurde mir gerade nochmal gesagt. Danke.«

»Nichts zu danken.« Ich reiche ihr den Saft und biete ihr erneut Traubenzucker für die Kinder an.

»Oh, lieber nicht! Die Kinder sind heute schon aktiv genug. Aber danke!«, sagt sie lachend. Ich lächle zurück.

»Kein Problem.« Wir verabschieden uns, und sie verlässt die Apotheke.

Kapitel 28

Warum man seine Tabletten nicht einfach absetzen sollte

Da sich gerade kein Kunde in der Apotheke befindet, habe ich ein bisschen Zeit, um die Ware in die Sicht- und Freiwahl zu räumen, die meine PKA-Kollegin heute morgen verbucht hat und die seitdem darauf wartet, in die Regale geräumt zu werden.

Als Sichtwahl wird die Ware bezeichnet, die der Kunde nur sehen, aber nicht anfassen kann. Also all das, was sich hinter den Kassen befindet. Das meiste davon sind apothekenpflichtige Arzneimittel, die man zwar ohne Rezept kaufen kann, die aber durch die Hände des pharmazeutischen Personals gehen müssen.

Zum pharmazeutischen Personal gehören die Apotheker, die PTA, die Pharmaziepraktikanten, die PTA-Praktikanten und andere Berufe, in denen heutzutage nicht mehr ausgebildet wird, weil sie zum Teil noch aus der DDR-Vergangenheit übrig geblieben sind.

PKA hingegen gehören nicht zum pharmazeutischen Personal, weshalb sie auch keine Arzneimittel verkaufen dürfen. Weder apothekenpflichtige noch verschreibungspflichtige.

Von der Sichtwahl abzugrenzen ist die Freiwahl, das ist der

Bereich der Apotheke, in dem die Kunden sich selbst bedienen dürfen, was nicht heißt, dass sie es auch immer machen. Viele stellen sich einfach in die Schlange, sagen, was sie haben wollen, und lassen uns das gewünschte Produkt aus der Freiwahl holen. Kein Problem. Bewegung ist gut.

Ich fange mit der Sichtwahl an und entnehme erstmal die Nasensprays aus der Kiste und stelle sie zu den anderen der gleichen Marke und Packungsgröße.

Theoretisch müsste man jedes Mal alle Packungen rausräumen und die mit den längsten Verfallsdaten nach hinten stellen, sodass die zuerst abverkauft werden, die auch zuerst verfallen.

Praktisch machen das jedoch die wenigsten, weil es einfach zu lange dauern würde. Wenn eine Apotheke dreimal am Tag Ware bekommt, wäre man den ganzen Tag damit beschäftigt, alles raus- und reinzuräumen. Das geht einfach nicht.

Es gibt Apotheken, die haben von einer Sorte Paracetamol-Tabletten rund 300 Packungen in der Sichtwahl stehen. Da kann es dann durchaus passieren, dass die Packungen, die sich weiter hinten befinden, irgendwann verfallen, weil man sie nicht vorher abverkaufen konnte. Um sowas zu vermeiden, gibt es etwas, das sich digitale Sichtwahl nennt. Man hat hinter sich keine Arzneimittel mehr stehen, sondern nur noch Bildschirme, auf denen die Packungen der Arzneimittel zu sehen sind. Die Arzneimittel selbst befinden sich dann im Automaten. Das hat durchaus Vorteile, aber es dauert natürlich auch länger, wenn man das gewünschte Präparat vom Automaten jedes Mal erst anfordern muss.

Das gleiche Prinzip gibt es auch für die Freiwahl. Ich habe weder mit der digitalen Sichtwahl noch mit der digitalen Freiwahl gearbeitet, aber gerade bei der Freiwahl habe ich meine Bedenken, da man als Kunde auch gerne das Produkt in die Hand nehmen möchte, um es sich anzuschauen.

»Guten Tag!« Ich drehe mich um. Vor mir steht ein älterer Herr, der natürlich Vorrang hat. Ich fürchte, meine Einräumarbeit muss nun leider pausieren.

»Guten Tag«, erwidere ich und gehe zwei Schritte nach links, bis ich vor meiner Kasse stehe. »Was kann ich für Sie tun?« Als Antwort wedelt ein Rezept vor meinem Gesicht.

Ich sehe, dass seine Hand zittert, denke dabei automatisch an die Parkinson-Erkrankung und erwarte irgendwie auch entsprechende Arzneimittel auf dem Rezept.

Aber nein, auf dem Rezept stehen Globuli. Für einen Moment wundere ich mich, warum sein Arzt ihm Zuckerkügelchen verordnet hat, bis ich sehe, dass das Rezept von einem Heilpraktiker ausgestellt wurde.

»Haben Sie die da? Die sollen wohl gegen das Zittern helfen«, fragt er mich und wirkt dabei etwas ungeduldig. Ich schüttele den Kopf und prüfe, ob sie lieferbar sind.

»Nein, aber ich könnte sie Ihnen bestellen. Dass die Kügelchen aber homöopathisch sind und deshalb keine Wirkung haben, die über den Placeboeffekt hinausgeht, ist Ihnen bewusst, ja?«, frage ich ihn.

»Das sagen Sie!«, kontert er.

»Das sage nicht nur ich, das sagt auch die Wissenschaft«, erwidere ich.

»Aha, okay. Nun gut, was genau würden Sie mir denn stattdessen empfehlen?«, fragt er ziemlich barsch.

»Dazu müsste man erstmal wissen, warum Ihre Hände zittern und …«, beginne ich den Satz.

»Na, sehen Sie. Sie haben auch keine Ahnung«, unterbricht er mich.

»… und dazu sollten Sie am besten zum Arzt gehen, der dann herausfinden kann, was die Ursache des Zitterns ist.«

»Der will mich doch nur wieder mit Chemie vollstopfen. Ich war erst vor ein paar Wochen dort, als ich einen zu hohen Blutdruck hatte.«

»Hatte?«, hake ich nach und habe irgendwie keine Lust auf das »mit Chemie vollstopfen« einzugehen, denn ich bin mir sicher, dass es zu nichts führen würde.

»Na, dagegen hat er mir ja Blutdrucktabletten verordnet, der Herr Doktor.«

»Vernünftig. Und dann?«

»Was und dann? Dann wurde der Blutdruck besser, und ich habe wieder damit aufgehört.«

»Und lassen Sie mich raten, er hatte Ihnen vermutlich einen Betablocker verordnet?«, frage ich, denn das scheint eine plausible Schlussfolgerung in bester Sherlock-Holmes-Manier zu sein.

»Keine Ahnung, wie das Zeug hieß.«

»Metoprolol? Bisoprolol?«, liste ich gerade mal zwei Medikamente auf, bevor er mich wieder unterbricht.

»Ja, genau. Metoirgendwas.«

»Okay, die haben Sie dann eine Weile genommen und dann, ohne mit dem Arzt zu sprechen, abgesetzt. Richtig?«, schlussfolgere ich weiter.

»Ja. Wie gesagt, der Blutdruck war ja wieder gut. Davor hatte ich einen Blutdruck von 180 und als ich nach einer Weile mal gemessen habe, war er bei 120. Und so muss er ja sein. Steht zumindest so im Internet.«

»Die Tabletten hätten Sie dann schon weiternehmen müssen.«

»Aber warum sollte ich Tabletten gegen hohen Blutdruck einnehmen, wenn ich ganz offensichtlich keinen hohen Blutdruck mehr habe? Das ergibt nicht wirklich Sinn.«

»Sie hatten keinen hohen Blutdruck mehr, *weil* Sie die Tabletten gegen hohen Blutdruck eingenommen haben. Nachdem Sie sie aber einfach eigenmächtig weggelassen haben, hat sich Ihr Blutdruck wieder verschlechtert.«

»Keine Ahnung! Ich habe den im Anschluss gar nicht mehr gemessen. Dann fingen irgendwann die Hände zu zittern an, und mein Bruder meinte, ich soll mal zu seinem Heilpraktiker gehen. Der wäre gut, der kommt einem nicht gleich mit den ganzen Chemiebomben.«

Es fällt mir zunehmend schwerer, cool zu bleiben bei all den Triggerwörtern, die er benutzt. »Ich bin mir *sehr* sicher, dass das Zittern daran liegt, dass Sie eigenmächtig den Betablocker abgesetzt haben. Wird das Medikament nicht langsam ausgeschlichen, also die Dosis nach und nach reduziert, kann es dazu führen, dass die Hände anfangen zu zittern«, erkläre ich.

Metoprolol gehört zur Gruppe der Betablocker. Was bedeutet, dass Metoprolol in der Lage ist, Betarezeptoren zu blockieren, vor allem die am Herzen. Aber natürlich nie alle auf einmal.

An die Betarezepetoren binden normalerweise die beiden Neurotransmitter Adrenalin und Noradrenalin und erhöhen dadurch den Blutdruck, was sie nun aber nicht mehr so gut können, da einige Rezeptoren nun bereits durch den Betablocker besetzt sind. Durch weniger gebundenes Adrenalin und Noradrenalin wird der Blutdruck folglich weniger stark erhöht. Der Blutdruck sinkt.

Weil der Körper aber dennoch möchte, dass Adrenalin und Noradrenalin an die Betarezeptoren binden, bildet er einfach neue aus, sodass eben nun diese besetzt werden können.

Da der Betablocker aber eine stärkere Affinität zu den Rezeptoren hat, die Rezeptoren also eher den Betablocker binden wollen als die Neurotransmitter, werden auch viele der neu gebildeten Rezeptoren einfach von den Betablockern besetzt.

Aber das bedeutet auch, dass durch die Einnahme des Betablockers nun insgesamt zwar mehr Betarezeptoren vorhanden sind, aber dennoch weniger mit Adrenalin und Noradrenalin besetzt sind als zuvor.

Setzt man den Betablocker nun einfach ab, werden die Rezeptoren nicht mehr geblockt. Dadurch stehen dem Adrenalin und dem Noradrenalin nun viel mehr Rezeptoren zur Verfügung als noch zu dem Zeitpunkt, als man den Betablocker noch nicht genommen hat, weshalb der Blutdruck daraufhin stark ansteigt, das Herz anfängt zu rasen und die Hände zu zittern beginnen.

Immer wieder erfahre ich im Kundengespräch, dass Patienten ohne Rücksprache mit ihrem behandelnden Arzt ihre Arzneimittel abgesetzt haben. Vor allem bei Arzneimitteln, die den Blutdruck senken, wie den erwähnten Betablockern, scheinen sich viele zu denken, dass sie ja nun gut darauf verzichten könnten, da der Blutdruck wieder in Ordnung sei. Dass er aber nur aufgrund der Einnahme des Blutdrucksenkers wieder in Ordnung ist, scheint einigen nicht immer klar zu sein.

Betablocker sind natürlich ein Beispiel, bei dem das Absetzen nicht nur aufgrund des wieder angestiegenen Blutdruckes, sondern eben auch wegen des Zitterns der Hände besonders auffällt. Bei anderen Arzneimitteln bemerkt man das Absetzen des Arzneimittels zum Beispiel erst nach einer Blutuntersuchung.

Muss man Statine gegen einen hohen Cholesterinwert einnehmen und bei der Blutuntersuchung kommt heraus, dass sich die Cholesterinwerte nicht verändert haben, dann ist die Wahrscheinlichkeit relativ groß, dass der Patient sein Statin nicht eingenommen hat.

Bei Diabetikern kann man leicht anhand des HbA1c-Wertes feststellen, ob der Blutzuckerspiegel in den letzten acht Wochen zu hoch war. Man erkennt anhand dieses Wertes nicht nur, dass der Patient Diabetes hat, sondern auch, dass er seine Arzneimittel nicht richtig eingenommen oder sein Insulin nicht immer gespritzt hat. Vor allem bei Typ-2-Diabetikern scheint das wohl öfter vorzukommen. Leider können dauerhaft erhöhte Blutzuckerwerte großen Schaden im Körper anrichten. Es kann zu Augen-, Gefäß- und Nierenschäden kommen, die nicht mehr rückgängig zu machen sind.

Gerade bei Krankheiten, bei denen man nicht unmittelbar einen Effekt des Arzneimittels spürt, scheint es häufiger vorzukommen, dass die Einnahme vergessen wird.

Manche Patienten lassen ihre Arzneimittel aber auch aus Angst vor den Nebenwirkungen weg. Gerade bei Statinen oder auch bei Glucocorticoiden (Cortison) scheint das häufig der Fall zu sein.

Meine Aussagen scheinen die Gedanken meines Kunden anzuregen, denn er schaut mich nur an, ohne etwas zu sagen. Nach ein paar Sekunden, die mir ziemlich lange vorkommen, öffnet er den Mund und fängt an zu sprechen.

»Hmm. Und nun?«

»Und nun sparen Sie sich das Geld für die Zuckerkügelchen, nehmen Ihren Betablocker wieder ein und machen am besten einen neuen Termin bei Ihrem Arzt.«

»Okay, wenn dadurch endlich dieses scheiß Zittern aufhört, werde ich das machen.«

»Da bin ich mir sicher«, sage ich und möchte ihm sein Rezept vom Heilpraktiker zurückgeben.

»Das können Sie wegschmeißen. Das brauche ich nicht mehr«, sagt er zerknirscht.

»Sehr gerne«, antworte ich.

»Ich habe nicht vor, da noch einmal hinzugehen.«

»Eine sehr gute Entscheidung«, sage ich lachend.

»Dann vielen Dank für die Beratung. Und es tut mir leid, falls ich anfangs etwas schroff gewesen bin!«

»Sind Sie? Ist mir gar nicht aufgefallen«, antworte ich lächelnd, und er beginnt zu lachen.

»Na, dann ist ja gut. Auf Wiedersehen.«

»Auf Wiedersehen«, antworte auch ich. Während er die Apotheke verlässt, gehe ich kurz nach hinten, trinke einen Schluck Tee und stecke sein Rezept in den Schredder, wo es hingehört.

Wegen des Datenschutzgesetzes, meine ich natürlich.

Ich gehe wieder nach vorn und möchte nun die restliche Ware wegräumen, doch ich sehe, dass mir wohl schon jemand zuvorgekommen ist. Auch gut.

Da mittlerweile alle meine Kolleginnen und Kollegen aus der Pause zurück sind und genügend im HV stehen, werde ich die Zeit nutzen, um die Rezepte von gestern zu kontrollieren.

Kapitel 29

Wann ein Rezept ungültig ist

An jedem unserer HV-Tische steht ungefähr auf Kniehöhe ein kleines Kästchen. Nachdem wir das Rezept eines Kunden bearbeitet und anschließend bedruckt haben, landet es an diesem Ort. Spätestens am nächsten Morgen nimmt jemand alle Rezepte heraus. Dann werden sie auf einen Haufen gepackt, und das oberste Rezept bekommt einen Klebezettel mit dem jeweiligen Datum drauf. Anschließend wird noch ein Gummi drumherum gewickelt.

Rezepte werden aus zwei Gründen kontrolliert. Grund Nummer eins: Um sicherzugehen, dass der Patient nicht das falsche Arzneimittel bekommen hat. Das könnte unter Umständen ziemlich gefährlich für ihn werden, was natürlich vor allem davon abhängig ist, was stattdessen abgegeben wurde. In der Praxis passiert das aber relativ selten.

Grund Nummer zwei: Damit wir nicht auf den Kosten sitzen bleiben. Die Arzneimittel haben wir bereits im Voraus zum Einkaufspreis kaufen müssen, bevor wir sie abgeben können. Das Geld bekommen wir aber nur von der Krankenkasse des Patienten mitsamt der Zuschläge zurück, wenn das Rezept auch korrekt ausgestellt und beliefert wurde.

Die Arzneimittelverschreibungsverordnung Paragraph 2, Absatz 1 regelt, was ein Rezept enthalten muss, um gültig zu sein. Dazu gehört unter anderem der Vor- und Zuname des Arztes, seine Berufsbezeichnung, die Adresse und die Telefonnummer der Praxis oder der Klinik, das Ausstellungsdatum des Rezeptes, der Name und das Geburtsdatum der Person, für die das Arzneimittel bestimmt ist, das Arzneimittel selbst natürlich, einschließlich der Stärke und der Menge und ganz wichtig: die Unterschrift des Arztes. Seit November 2020 ist zusätzlich noch die Dosierung oder der Hinweis, dass eine schriftliche Dosieranweisung mitgegeben wurde, verpflichtend. Aus diesem Grund steht nun häufig ein »Dj« auf dem Rezept, das für »Dosierungsanweisung ja« steht.

Wenn auch nur eines davon auf dem Rezept fehlt, ist es in der Regel ungültig, was die Rücksprache mit dem verordnenden Arzt nötig macht. Würde uns der Fehler nicht auffallen, könnte es durchaus passieren, dass wir das Geld für das Rezept nicht von der Krankenkasse bekommen, oder sie akzeptiert es dennoch – vielleicht aus Kulanz, vielleicht weil es ihnen selbst nicht aufgefallen ist.

Hin und wieder kommt es auch vor, dass der Vorname des Arztes abgekürzt wurde und ich deshalb recherchieren muss, wie er lautet, um ihn dann auf dem Rezept zu ergänzen. Da ja auch bei fehlendem Vornamen das Rezept streng genommen ungültig ist.

Mittlerweile dürfen wir das meiste so oder nach Rücksprache mit dem Arzt selbst auf dem Rezept ändern.

Bis vor ein paar Jahren noch mussten wir unseren Boten in die Arztpraxis schicken, um die falsch ausgestellten Rezepte korrigieren zu lassen. Die Änderung musste vom Arzt dann noch unterschrieben werden. Zum Glück ist das Vergangenheit.

Ist das Rezept allerdings überhaupt nicht unterschrieben, müssen wir immer noch einen Boten in die Praxis schicken, es sei denn, wir können den Arzt telefonisch erreichen und er gestattet uns, das Arzneimittel auch ohne Unterschrift abzugeben. Um das Rezept abrechnen zu können, müssen wir das Rezept dann im Nachhinein unterschreiben lassen. Manche Praxen sind auch so nett und schicken uns – auf ihre Kosten – ein neues, unterschriebenes Rezept.

Können wir den Arzt allerdings telefonisch überhaupt nicht erreichen, müssen wir den Patienten ohne sein Arzneimittel wieder wegschicken, da ein ungültiges Rezept zu beliefern einer Abgabe ohne Rezept gleichkommt und wir uns damit strafbar machen würden.

Wenn wir ein Rezept beliefern, bei dem wir zum Beispiel übersehen haben, dass es zum Zeitpunkt der Abgabe nicht mehr gültig war, können wir nur hoffen, dass der Arzt so nett ist und uns ein neues ausstellt. Meistens klappt das ganz gut.

Ansonsten muss von uns bei der Rezeptkontrolle noch kontrolliert werden, ob das Arzneimittel in der richtigen Stärke und der richtigen Packungsgröße abgegeben wurde, und natürlich, ob der Rabattvertrag beachtet wurde.

Während ein falsches Arzneimittel für den Patienten lebensgefährlich werden kann, kann es für die Apotheke überlebensgefährlich werden, wenn der Rabattvertrag nicht eingehalten wird, denn dann bleiben wir auf den Kosten sitzen.

Stehen zum Beispiel drei Arzneimittel auf dem Rezept und der Scanner oder man selbst hat vorne im Handverkauf die falsche Krankenkasse ausgewählt, sind zwar alle abgegebenen Arzneimittel Rabattarzneimittel bei der gewählten Krankenkasse, aber nicht unbedingt bei der des Kunden.

Passiert so etwas, hat die Apotheke dem Kunden die Arzneimittel quasi unfreiwillig geschenkt. Wenn das öfter vorkommt, vor allem bei teuren Rezepten, kann das zum Existenzproblem für die Apotheke werden.

Die meisten Rezepte haben einen Wert von unter 500 Euro, aber es liegen auch einige deutlich darüber. Es kommt nicht selten vor, dass ein Rezept einen Wert von ein paar Tausend Euro übersteigt. Das teuerste Arzneimittel, das ich je auf einem Rezept hatte, war ein Mittel gegen Hepatitis C. Es hatte damals einen Verkaufspreis von rund 20.000 Euro. Die Summe setzte sich zusammen aus dem Apothekeneinkaufspreis plus dem Apothekenzuschlag von drei Prozent und 8,35 Euro sowie diversen Zuschlägen und Abzügen und natürlich noch der Umsatzsteuer.

Der Apothekeneinkaufspreis liegt dann grob überschlagen bei rund 16.000 Euro. Man kann sich also vorstellen, dass wir nicht so gerne teure Rezepte beliefern, aus Angst, einen Fehler übersehen zu haben und deshalb das Arzneimittel von der Krankenkasse nicht bezahlt zu bekommen.

Die Apotheke streckt also immer erstmal das Geld vor, in der Hoffnung, diese Kosten plus Gewinn von der Krankenkasse erstattet zu bekommen.

Was häufig bei Rezepten aus dem Krankenhaus das Problem ist, ist, dass die Menge des Arzneimittels nicht konkret aufgeschrieben wurde. Ist das der Fall, so gilt nach dem Rahmenvertrag die Regel, dass die kleinste im Handel befindliche Verpackung abgegeben werden muss.

Wenn also ein Arzt zum Beispiel ein Antibiotikum verordnet und statt der Packungsgröße nur aufs Rezept schreibt, dass der Patient das Antibiotikum dreimal am Tag für eine Woche einnehmen muss, dürfen wir nur eine Packung mit der benötigten Anzahl an Tabletten abgeben, wenn diese tatsächlich auch die kleinste ist, die sich im Handel befindet. Ich glaube nicht, dass das dem Arzt in diesem Fall bewusst war.

Manchmal legen uns Kunden sogar Blankorezepte vor, auf denen nichts steht, außer der ärztlichen Unterschrift.

Ich spreche mich kurz mit meinen Kolleginnen ab und setze mich dann hinten an den Computer, um die Rezepte zu kontrollieren. Zuerst stecke ich alle Rezepte in den Scanner, der wie ein kleiner Drucker aussieht, und lasse ihn nach und nach alle Rezepte durchziehen. Das Programm erkennt sofort, ob die Rabattverträge eingehalten wurden bzw. ob das Arznei-mittel wenigstens in der richtigen Stärke und Packungsgröße abgegeben wurde und ob das Rezept zum Zeitpunkt der Abgabe noch gültig war.

Nachdem der Computer die Rezepte als richtig deklariert hat, blättere ich sie im Anschluss noch einmal alle digital auf dem Bildschirm durch und entdecke tatsächlich eines, auf dem die Berufsbezeichnung des Arztes fehlt. Im Arztstempel steht unter seinem Namen nur das Wort »Urologie«.

Was viele nicht wissen: Urologie ist leider kein anerkannter Beruf, genauso wenig wie ich eine Apotheke bin.

Man kann mir jetzt natürlich vorwerfen, dass ich hier etwas übertreibe und sich jeder vernünftige Mensch darauf einen Reim machen kann, dass der Arzt wohl Urologe ist. Solange aber das »i« in Urologie steht, ist das Rezept streng genommen ungültig. Natürlich werden die meisten Krankenkassen das ignorieren, aber würde sich eine entscheiden, ein teures Medikament nicht zu bezahlen, weil die Berufsbezeichnung fehlt, bekäme sie wohl Recht. Ist das lächerlich? Ja. Aber so steht es nunmal in der Arz-neimittelverschreibungsverordnung.

Aber wie erwähnt, mittlerweile darf ich das selbst ergänzen und muss nicht extra den Boten schicken.

Ich entdecke ein weiteres Rezept, auf dem nicht nur die Berufsbezeichnung, sondern auch der Name des Arztes fehlt. Ein Rezept aus dem Krankenhaus. Also greife ich zum Telefon und rufe dort an.

»Guten Tag, Stadtkrankenhaus, Müller am Apparat, was kann ich für Sie tun?«, höre ich am anderen Ende der Leitung.

»Ninja Apotheke, #DerApotheker, guten Tag. Ich habe hier ein Rezept, das Sie für einen Manfred Becker ausgestellt haben. Allerdings wurde der Name des Arztes sowie seine Berufsbezeichnung vergessen.«

»Welche Abteilung war das denn?«, möchte Frau Müller von mir wissen.

»Die Dermatologie.«

»Ich verbinde Sie. Kleinen Moment, bitte.« Die Kleine Nachtmusik ertönt. Ich summe mit.

»Stadtkrankenhaus, Dermatologie, Schwester Franka am Apparat. Hallo.«

»Ninja Apotheke, #DerApotheker, hallo.« Ich wiederhole mein Anliegen.

»Warten Sie, bitte, ich schaue mal schnell, wer das ausgestellt hat.« Raschel, raschel, raschel. »Ah, hier. Dr. Retzlaff war das.«

»Vielen Dank, wie heißt Dr. Retzlaff denn mit Vornamen?«, möchte ich wissen.

»Ähm, Moment.« Sie hält den Hörer weg, und ich höre, wie sie leise ihre Kollegin fragt.

»Wie heißt denn der Retzlaff mit Vornamen?«

»Martin!«, antwortet die wie aus der Pistole geschossen. Raschel, raschel, raschel.

»Martin. Dr. Martin Retzlaff«, informiert Schwester Franka mich. Ich habe inzwischen schon die fehlenden Informationen auf dem Rezept ergänzt.

»Vielen Dank, Schwester Franka«, antworte ich. »Und er ist Dermatologe, würde ich dann mal schlussfolgern.«

»Ja, genau«, antwortet sie mir.

»Alles klar. Vielen Dank. Ich wünsche Ihnen noch einen schönen Tag. Tschüss.«

»Danke, den wünsche ich Ihnen auch. Tschüss.«

Nach dem Telefonat schaue ich mir noch kurz die restlichen Rezepte an und kann keine weiteren Fehler entdecken. Ich packe alle Rezepte wieder zusammen, wickle das Gummi drum und mache auf dem Zettel mit dem Datum einen großen Haken, sodass man sehen kann, dass sie schon kontrolliert wurden.

Ring, ring, ring. Das Telefon klingelt. Ich hebe ab.

»Ninja Apotheke, #DerApotheker, guten Tag.« Am anderen Ende meldet sich eine weibliche Stimme.

»Ja, Michels am Apparat. Ist da die Apotheke?«

»Ja, hallo Frau Michels, was kann ich für Sie tun?«, frage ich.

»Haben Sie Alendronsäure von Schawarma Pharma da? Vier Tabletten?«, möchte sie wissen.

»Einen kleinen Moment, bitte. Ich gehe kurz vor an die Kasse.«

»Okay.«

Ich nehme das Telefon von der Station, gehe vor und stelle mich an eine freie Kasse.

»Haben Sie ein Kassen- oder ein Privatrezept?«, frage ich.

»Ein Kassenrezept«, antwortet Frau Michels.

»Gut, dann bräuchte ich erstmal die Kassennummer, die direkt unter der Adresse steht. Anschließend lesen Sie mir bitte genau vor, was auf dem Rezept steht.« Ich höre ein Rascheln am Telefon.

»Ja, Moment, ich hole mal kurz das Rezept.« Es ist immer

wichtig, gut vorbereitet zu sein. Einen Augenblick später vernehme ich ein erneutes Rascheln durch den Hörer.

»So, da bin ich wieder. Die Kassennummer lautet 101576618 und, wie bereits erwähnt, Alendronsäure von Schawarma Pharma, vier Tabletten.«

»Okay, danke. Wurde ein Aut-idem-Kreuz gesetzt?«, frage ich.

»Nein. Kein Kreuz«, antwortet sie mir.

»Okay, danke!«

Ich tippe zuerst die Kassennummer in das Programm ein, damit mir die Rabattverträge ihrer Krankenkasse angezeigt werden können. Anschließend gebe ich das Arzneimittel ein, und aus den angebotenen Rabattarzneimitteln suche ich das heraus, welches wir am Lager haben. Zufälligerweise genau das, welches der Arzt ihr auch verschrieben hat. Der Automat rattert und wirft mir das Arzneimittel aus.

»Okay, das verordnete Arzneimittel ist abgabefähig, und ich habe es da. Ich lege Ihnen das dann zurück. In Ordnung?«

»Ja, super! Vielen Dank, ich komme dann so in einer Stunde vorbei«, kündigt Frau Michels an.

»Gerne. Eine Frage noch. Wann wurde das Rezept ausgestellt?«

»Am 30.10.2019«, gibt sie mir zu verstehen.

»2019? Frau Michels, das Rezept ist leider nicht mehr gültig. Ein Rezept ist insgesamt drei Monate gültig, wird aber von der Krankenkasse nur maximal vier Wochen lang bezahlt.«

»Oh, so ein Mist. Ich fahre gleich mal zu Dr. Müller und hole mir ein neues. Dann bin ich gleich danach bei Ihnen.« Ich lache.

»Klingt nach einem guten Plan. Bis später.«

»Ja, bis später. Tschüss.« Noch bevor ich etwas erwidern kann, ist das Gespräch auch schon beendet.

Da sie später mit einem gültigen Rezept kommen wird, erstelle ich einen offenen Vorgang, sodass man nachher nur noch den Abholschein abscannen muss, um damit den kompletten Vorgang aufzurufen und so ohne viel Aufwand das Rezept bedrucken kann.

Der Drucker gibt immer zwei Abholscheine und den Kassenbon oder, falls noch nicht bezahlt wurde, den Lieferschein aus. Einen Abholschein bekommt für gewöhnlich der Kunde, und einer bleibt bei uns. In diesem Fall kann ich Frau Michels natürlich keinen Abholschein geben, weshalb ich ihn mitsamt dem Arzneimittel hinten in das Regal für die telefonischen Bestellungen lege, damit es später schneller gefunden werden kann.

Normalerweise wird alles anhand der Nummern auf den Abholscheinen ins Regal sortiert, sodass wir beim Abhholen nur die Nummern auf dem Abholschein des Kunden anschauen müssen und wir so das oder die Arzneimittel schnell finden können.

Ich trinke noch einen Schluck Tee und gehe wieder nach vorn in den HV.

Kapitel 30

Wie man länger jung aussieht

»Bist du jetzt wieder vorne?«, möchte meine Kollegin wissen.

»Ja. Ich bin fertig mit der Rezeptkontrolle.«

»Gut, dann bin ich mal kurz einen Kaffee trinken, ja?«

»Ja, viel Spaß«, sage ich augenzwinkernd.

Nachdem meine Kollegin weg ist, wandert mein Blick in den Verkaufsraum. Keine Schlange. Gut. Dann bemerke ich eine junge Frau, die vor dem Kosmetikregal steht und sich die Rückseite der Produktverpackung durchliest. Ich schätze die Frau auf Mitte dreißig.

»Sie finden sich zurecht?«, spreche ich sie an und habe sie offensichtlich überrascht, denn sie zuckt zusammen.

»Äh, ja. Sorry. Ich war gerade in Gedanken«, antwortet sie mir.

»Tut mir leid, ich wollte Sie nicht erschrecken«, entschuldige ich mich.

»Nicht so schlimm. Alles gut.« Sie lächelt.

»Wenn Sie eine Frage haben, sagen Sie einfach Bescheid.«

»Kennen Sie sich denn mit der Gesichtspflege aus, oder ist eine Kollegin da? Ich hätte nämlich tatsächlich eine Frage.«

Diese Frage höre ich relativ häufig und ich verstehe sie nicht so ganz. Pflegeprodukte sind ein fester Bestandteil in jedem Apothekensortiment und damit Teil meines Berufs. Es wäre ziemlich unprofessionell von mir, wenn ich davon keine Ahnung hätte.

»Was möchten Sie denn wissen?«, frage ich sie.

»Ich suche eine Anti-Aging-Creme für mein Gesicht. Können Sie mir da helfen?«

»Ja, sehr gerne. Was benutzen Sie denn bisher?«, frage ich.

»Die Creme in der blau-weißen Dose«, sagt sie und lacht darüber.

»Okay«, sage ich grinsend.

»Ich würde Ihnen zwei Gesichtscremes empfehlen. Eine mit hohem Lichtschutzfaktor für den Tag und eine ohne für die Nacht. Außerdem empfiehlt es sich immer, noch ein Serum zu verwenden, das vor der Creme aufgetragen wird. Am besten ein Hyaluronsäureserum, aus kurzkettiger Hyaluronsäure, die dringt in tiefere Hautschichten ein und polstert die Haut etwas auf, da Hyaluronsäure viel Wasser anzieht.«

Hyaluronsäure ist eine Substanz, die auch natürlich im Bindegewebe der Haut vorkommt. Sie besitzt die Fähigkeit, viel Wasser zu binden. Etwa ein Gramm Hyaluronsäure bindet ein bis zehn Liter Wasser.

Wenn wir älter werden, bildet unsere Haut nicht mehr ausreichend Hyaluronsäure, weshalb sich nach und nach immer mehr Falten ausbilden. Da wir gerne jünger aussehen wollen, als wir tatsächlich sind, empfiehlt es sich deshalb, Hyaluronsäure von außen in Form von Cremes oder Seren zuzufügen.

Da die Hyaluronsäure aber ein extrem großes Molekül darstellt, kann sie in dieser Form nicht in Kosmetika verwendet werden. Man setzt deshalb nur Bruchstücke von ihr ein, nämlich die langkettige (hochmolekulare) und die kurzkettige (niedermolekulare) Hyaluronsäure.

Die langkettige Hyaluronsäure kann aufgrund ihrer Größe nicht in die Haut eindringen, weshalb sie auf der Hautoberfläche bleibt und dort einen Film bildet. Auf diese Weise stärkt sie nicht nur die Hautbarriere, sondern verbessert auch die Befeuchtung der obersten Hautschicht.

Die kurzkettige Hyaluronsäure hingegen ist bis zu vierzigmal kleiner als die langkettige und kann deshalb schnell in die Haut einziehen, von wo aus sie dann durch ihr Wasserbindevermögen einen aufpolsternden Effekt auf die Haut ausübt. Außerdem ist sie in der Lage, die hauteigene Hyaluronsäureproduktion wieder anzuregen.

Sie schaut mich fragend an. »Das mit der Hyaluronsäure klingt gut, aber jeden Tag Sonnencreme tragen?«

»Genau, eine Sonnencreme mit hohem Lichtschutzfaktor ist das beste Anti-Aging-Produkt.«

»Das klingt komisch. Warum ist das so?«

»Sonnenstrahlen lassen die Haut altern. Je weniger Sonnenstrahlen also durchkommen, desto weniger altert die Haut. Deshalb empfiehlt es sich, immer einen hohen Lichtschutzfaktor zu wählen. Außerdem sollte man das Solarium meiden«, erkläre ich ihr.

»Ertappt«, sagt sie und muss lächeln. »Werde ich dann wohl in Zukunft nicht mehr machen.«

»Das ist vernünftig«, pflichte ich ihr bei.

»Was haben Sie denn für einen Hauttyp?«

»Eher so die fettige Haut«, antwortet sie mir. Ich ziehe eine Sonnencreme für zu Unreinheiten neigende Haut aus dem Regal.

»Das wäre jetzt erstmal eine Sonnencreme, die man verwenden kann, wenn die Haut eher ölig ist und zu Akne neigt. Außerdem hat sie einen hohen Lichtschutzfaktor.«

Sie nimmt die Creme in die Hand und liest sich durch, was auf der Packung steht. Währenddessen suche ich nach einer Creme für die Nacht.

»Bei einer Nachtcreme müssten Sie sich überlegen, ob sie den Fokus eher auf Anti-Aging legen wollen oder auf unreine Haut«, sage ich, nachdem ich mir ein paar angeguckt habe, die in Frage kämen.

»Lieber auf Anti-Aging«, antwortet sie, ohne groß darüber nachzudenken.

»Dann wäre diese hier ganz gut geeignet. Die ist ganz leicht, fettet also nicht und enthält dazu noch Hyaluronsäure. Und wenn Sie möchten, können Sie noch dieses Hyaluronsäureserum dazunehmen, das kommt dann morgens und abends unter die jeweilige Creme!«

Sie nimmt die Creme und das Serum entgegen, und ihr Blick wandert sofort auf das Preisetikett. »Oh, das Serum ist mir zu teuer. Ich würde jetzt erstmal gerne die beiden Cremes ausprobieren, dann kann ich das Serum ja immer noch kaufen.« Sie schaut mich fragend an, und ich nicke.

»Natürlich, kein Problem. Brauchen Sie auch etwas zur Reinigung oder haben Sie da noch was zu Hause?«

»Ich benutze ein Waschgel und ein Tonic für danach. Beides für unreine Haut«, antwortet sie stolz und drückt mir dabei lächelnd die beiden Cremes in die Hand.

Für eine optimale Gesichtspflege empfehlen sich mehrere Pflegeprodukte:

1. Das zum Hauttyp passende Waschgel zur Reinigung.
2. Ein Gesichtswasser (Tonic), um die Reste des Waschgels zu entfernen und um die Haut zu beruhigen.

3. Ein Serum. Je nachdem, welches gewählt wird, hat es verschiedene pflegende Effekte.
4. Augencreme
5. Lippencreme
6. Gesichtscreme

Bei der Augencreme, der Lippencreme und vor allem der Gesichtscreme empfiehlt es sich, morgens eine mit Sonnenschutz und abends eine ohne zu verwenden. Waschgel und Tonic lassen sich auch gut durch ein Mizellenwasser austauschen, falls man sein Gesicht lieber ohne Wasser reinigen möchte.

Nachdem ich das Serum zurück an seinen Platz gestellt habe, laufen wir an den HV-Tisch. Ich scanne die Packungen ab und nenne ihr den Preis. Sie zückt ihre Kreditkarte.

»Dankeschön«, sage ich und halte sie auf das Gerät. Während sie ihre PIN eintippt, öffne ich die Schublade unter mir und ziehe eine Probe des Serums hervor und lege es ihr zu den Cremes.

»Vielen Dank!«, sagt sie freudestrahlend, während ich ihr den Bon in die Hand drücke.

»Sehr gerne! Dann berichten Sie mal, wie sie die Cremes fanden«, sage ich. Sie nickt zustimmend mit dem Kopf.

»Auf jeden Fall. Danke für Ihre Beratung«, sagt sie lächelnd.

»Sehr gerne«, erwidere ich.

Sie packt alles in ihre Tasche, und wir verabschieden uns.

Kapitel 31

Warum »morgens, mittags, abends« falsch ist

Da es gerade ziemlich warm in der Apotheke ist, werfe ich einen Blick auf das Thermometer. 24 Grad Celsius. Allerhöchste Zeit, die Klimaanlage einzuschalten.

Arzneimittel müssen in der Regel bei Temperaturen unter 25 Grad Celsius gelagert werden. So kann die Stabilität der Wirkstoffe und die aufgedruckte Haltbarkeit gewährleistet werden.

Vor ein paar Jahren arbeitete ich in einer Apotheke, in der im Sommer die Klimaanlage ausfiel. Das hatte zur Folge, dass wir deswegen die Zäpfchen aus den Schubladen in den Kühlschrank räumen mussten, wo sie dann übersommern konnten. Hätten wir sie in den Schubladen gelassen, wären sie geschmolzen wie Butter in der heißen Pfanne.

Da gerade niemand in der Apotheke ist, gehe ich kurz nach hinten, um die Fernbedienung für die Klimaanlage zu holen. Ich stelle sie auf 21 Grad Celsius. Das sollte erstmal reichen. Als ich wieder nach vorn komme, wartet bereits eine rund vierzig Jahre alte Frau vor meinem HV-Tisch darauf, dass sich jemand um sie kümmert.

Ich kümmere mich.

»Hallo ich habe Sie gar nicht kommen hören. Tut mir leid,

dass Sie warten mussten«, sage ich entschuldigend. Doch sie winkt ab.

»Alles gut, ich bin gerade erst reingekommen. Ich habe ein Rezept. Aber ich kann es nur bei Ihnen einlösen, wenn Sie das Arzneimittel dahaben. Ich wohne nicht hier«, lässt sie mich wissen.

»Kein Problem. Danke.« Ich nehme das Rezept, das sie vor mich auf den Zahlteller gelegt hat, entgegen.

Da es sich um Amoxicillin, ein Antibiotikum, handelt, dürfte die Wahrscheinlichkeit, es da zu haben, relativ groß sein. Selbst falls kein Rabattarzneimittel am Lager sein sollte, kann ich einfach ein anderes abgeben, indem ich eine Sonder-PZN aufdrucke und auf dem Rezept notiere, dass es sich um einen »Dringenden Fall« gehandelt hat, was ja bei einem Antibiotikum eigentlich immer der Fall ist.

Ich scanne das Rezept ein und sehe, dass ich sogar mehrere Rabattpartner der Krankenkasse da habe. Ich lasse eine Packung aus dem Automaten kommen, scanne sie nochmal gegen und lege sie ihr hin.

»Ihnen wurde gesagt, wie Sie die Tabletten einnehmen müssen?«, frage ich.

»Die Ärztin sagte, dass ich dreimal am Tag eine Tablette nehmen soll.«

»Genau. Alle acht Stunden.«

»Ich dachte, morgens, mittags und abends?«

Ich schüttele den Kopf.

»Drei Mal am Tag bedeutet: Vierundzwanzig geteilt durch drei. Also alle acht Stunden eine Tablette.«

Viel zu häufig wird davon ausgegangen, dass dreimal am Tag »morgens, mittags, abends« heißen würde. Wenn man aber ein Arzneimittel beispielsweise um 8 Uhr, um 12 Uhr und um 20 Uhr einnimmt, könnte es sein, dass die Zeit zwischen der abendlichen und der morgendlichen Einnahme mit 12 Stunden zu lange ist und das Arzneimittel deshalb über Nacht nicht richtig wirken kann. Man teilt immer die Stunden des Tages durch die Anzahl der Tabletten, die man pro Tag einnehmen muss. Bei dreimal täglich heißt das alle acht Stunden, bei zwei mal täglich alle zwölf und bei einmal täglich – Überraschung – alle 24 Stunden.

Wenn man eine Tablette einnimmt, landet sie über Mund und Magen im Dünndarm, und von dort aus geht sie nach und nach ins Blut über. Das bedeutet, dass die Menge an Wirkstoff im Blut zunächst immer größer wird. Gleichzeitig wird der Wirkstoff im Blut aber auch abgebaut und ausgeschieden.

Sobald eine bestimmte Konzentration des Wirkstoffs im Blut erreicht wird, beginnt das Arzneimittel zu wirken. Diese Konzentration wird minimale effektive Konzentration genannt. Nimmt man zum Beispiel eine Ibuprofen-Tablette gegen Kopfschmerzen ein, muss man solange auf die Wirkung warten, bis sich die Tablette im Magen aufgelöst hat, der Wirkstoff freigesetzt wurde und dieser dann seine minimale effektive Konzentration im Blut erreicht. Daraus kann man übrigens auch ableiten, dass die Wirkung eines Arzneimittels schneller eintritt, wenn man statt einer normalen Tablette, die sich erst auflösen muss, auf eine Brausetablette oder gar einen Saft zurückgreift, weil der Wirkstoff dann meistens schon gelöst vorliegt und somit schneller ins Blut aufgenommen werden kann.

Wird diese minimale effektive Konzentration nicht erreicht, weil man meint, dass das Arzneimittel gefährlich sei, und man deshalb eigenmächtig geringere Dosen einnimmt oder seinem Kind gibt, kann das Arzneimittel nicht wirken.

Genauso könnte die benötigte Konzentration unterschritten werden, wenn man eine Tablette auslässt, weil man vergessen hat, sie zu nehmen.

Gehört man allerdings zu der Spezies, die davon ausgeht, dass viel Wirkstoff auch viel hilft und man aus diesem Grund einfach mal die Dosis erhöht, kann es passieren, dass man die minimale toxische Konzentration überschreitet und sich zum Dank mit Vergiftungssymptomen rumschlagen darf. Die Dosis macht das Gift.

Die Gefahr besteht auch, wenn man seine Tablette versehentlich doppelt einnimmt, weil man vergessen hat, dass man sie ja schon geschluckt hat.

Damit das Arzneimittel wirken kann und es auch nicht giftig ist, benötigt man also eine Dosis, die mindestens der minimalen effektiven Konzentration entspricht, aber niedriger liegt als die minimale toxische Konzentration. Klingt logisch. Dieser Abschnitt dazwischen wird therapeutischer Konzentrationsbereich genannt oder auch therapeutische Breite. Je größer dieser Bereich ist, desto sicherer ist das Arzneimittel.

Wie hoch diese beiden Konzentrationen sind, ist von Wirkstoff zu Wirkstoff unterschiedlich.

Um immer im therapeutischen Konzentrationsbereich zu bleiben, muss die nächste Dosis folglich dann eingenommen werden, bevor die minimale effektive Konzentration unterschritten wird, weil der Wirkstoff dann hauptsächlich nur noch abgebaut und ausgeschieden wird. Der Einfachheit halber wählt man möglichst gleichmäßige Dosierintervalle.

Wie häufig die Dosis gegeben werden muss, bestimmt die Halbwertszeit, die angibt, wann die Konzentration des Wirkstoffs im Blut auf die Hälfte der Ausgangskonzentration abgesunken ist. Befinden sich zum Beispiel von einem Wirkstoff 100 Milligramm im Blut und nach einer Stunde nur noch 50 Milligramm, beträgt die Halbwertszeit eine Stunde. Nach einer weiteren Stunde befinden sich dann nur noch 25 Milligramm im Blut.

Sofern keine weitere Dosis eingenommen wird, ist ein Wirkstoff nach fünf Halbwertszeiten wieder ausgeschieden, in diesem Fall wären das also fünf Stunden.

Je kürzer die Halbwertszeit, desto öfter muss das Arzneimittel in der Regel eingenommen werden, um wirken zu können.

Ein Arzneimittel, das dreimal am Tag eingenommen werden muss, hat dementsprechend sehr wahrscheinlich eine kürzere Halbwertszeit als ein Arzneimittel, das nur einmal am Tag eingenommen werden muss.

Meine Kundin schaut mich fragend an. »Und wie mache ich das nachts? Soll ich mir dann einen Wecker stellen?« Diese Frage habe ich bestimmt schon weit über hundertmal so gehört.

»Wenn Sie nicht länger als acht Stunden schlafen, sollte das kein Problem sein«, sage ich mit einem Grinsen im Gesicht.

»Ich bin froh, wenn ich es mal hinbekomme, sechs Stunden pro Nacht zu schlafen.« Sie lacht.

»Na, sehen Sie, dann dürfte das mit der Einnahme ja kein Problem werden.« Sie nickt.

»Wann gehen Sie denn immer schlafen?«, frage ich.

»Na ja, so um ein Uhr. Gegen sieben Uhr stehe ich dann am Morgen wieder auf.«

»Dann nehmen Sie zum Beispiel um Mitternacht eine Tablette, eine morgens um acht und eine um sechzehn Uhr«, schlage ich vor. »Es sollte immer ein gleichmäßiger Wirkspiegel im Blut vorhanden sein und eine ausreichend hohe Menge des Antibiotikums auf die Bakterien treffen.«

»Mist, jetzt ist es schon 17 Uhr. Kann ich jetzt trotzdem noch eine Tablette einnehmen?«

Ich nicke. »Ja, auf jeden Fall. Sie können die nächste Dosis auch um 1 Uhr nehmen und morgen früh um 9 Uhr. Aber selbst wenn beim ersten Mal nur sieben Stunden dazwischen liegen, ist das auch nicht schlimm. Wenn Sie möchten, können Sie sich gerne einen Becher Wasser nehmen, da hinten steht der Wasserspender.«

»Ah, super. Mach ich doch gleich.«

»Aber sonst sind Sie vertraut mit der Anwendung?«, hake ich nach.

»Ja, Milch ist bei diesem Antibiotikum in Ordnung, meinte die Ärztin, und ich soll sicherheitshalber zusätzlich mit Kondomen verhüten. Ist sonst noch etwas zu beachten?«

»Hat die Ärztin Ihnen gesagt, wie lange Sie das Antibiotikum nehmen müssen?«

»Ja, ich soll die Packung aufbrauchen, auch dann, wenn ich mich schon vorher besser fühle. Ansonsten können sich Resistenzen bilden.«

»Es muss immer von Fall zu Fall entschieden werden, wie lange das Antibiotikum zu nehmen ist. Früher ging man davon aus, dass, wenn man die Einnahme zu früh beendet, nicht alle Bakterien abgetötet wurden. Diese würden sich dann vermehren und Resistenzen gegen das betroffene Antibiotikum bilden.

Bei einer weiteren Infektion mit diesen Bakterien bräuchte man also ein anderes Antibiotikum. Mittlerweile weiß man aber, dass die Resistenzen schon vorher bestehen können oder sich erst während der Einnahme ausbilden, weil die Bakterien dem Antibiotikum quasi entkommen, aufgrund ihrer Widerstandsfähigkeit. Außerdem stehen ihnen nun mehr Platz und mehr Nährstoffe zur Verfügung, weil die anderen Keime, die nicht so widerstandsfähig sind, abgetötet wurden. Wird ein Antibiotikum also länger als nötig eingenommen, können sich ebenfalls mehr Resistenzen ausbilden.«

»Das war mir nicht bekannt. Danke!«

»Gerne.«

»Ich halte mich dann mal daran, was meine Ärztin gesagt hat, und brauche die komplette Packung auf.«

Ich nicke zustimmend. Sie legt mir einen Fünf-Euro-Schein auf den Zahlteller und spaziert anschließend wortlos zum Wasserspender, wo sie sich mühsam einen Becher entnimmt und ihn mit Wasser befüllt. Sie öffnet die Tablettenpackung, flucht, schließt sie wieder, dreht sie um und öffnet sie erneut. Dieses Mal auf der richtigen Seite. Sie drückt eine Tablette aus dem Blister, wirft sie in den Mund und verzieht ihr Gesicht, bevor sie den Becher zur Hälfte leert.

»Aah, ist das Wasser kalt«, sie schüttelt sich, und ich versuche, nicht dabei zu lachen, was mir nur mit Mühe gelingt. Zum Abschied winken wir uns noch zu, bevor sie die Apotheke verlässt.

Kapitel 32

Warum auch die anthroposophische Medizin Geldverschwendung ist

Gedankenverloren schaue ich durch die Glastüre nach draußen und beobachte das rege Treiben. Die Sonne scheint. Die Vögel zwitschern. Es ist ein schöner Nachmittag. Ich sehe, wie ein Mann und eine Frau langsam auf die Apotheke zusteuern. Als die Tür automatisch aufgeht, erkenne ich, dass sie kreidebleich ist und von ihm gestützt wird.

Beide sind schätzungsweise Mitte fünfzig. Ihr pechschwarzes Haar bildet einen starken Kontrast zu ihrem weißen Gesicht und ihrem noch weißeren Sommerkleid. Er trägt eine Cordhose mit Hemd und ist gebräunt von der Sonne.

»Guten Tag«, begrüße ich die beiden. »Alles in Ordnung?«

Der Mann, dessen Blick gesenkt war, blickt mich nun an und zieht seine Mundwinkel nach oben.

»Guten Tag. Wir kommen gerade von der Chemo, und meine Frau fühlt sich im Moment nicht so gut.«

»Schauen Sie, da drüben steht eine Bank, da können Sie sich gerne ausruhen«, sage ich besorgt.

»Das ist nett. Danke!«, antwortet er.

»Wenn Sie möchten, kann ich Ihnen gerne etwas Wasser bringen«, spreche ich die Frau direkt an.

»Das wäre lieb von Ihnen«, sagt sie leise und lächelt für einen Moment. Während die beiden langsam zur Bank gehen und sich setzen, mache ich mich auf den Weg zum Wasserspender, fülle einen Becher auf und bringe ihn ihr.

»Dankeschön«, flüstert sie, während sie den Becher entgegennimmt. Langsam führt sie ihn an ihre Lippen und nimmt einen kleinen Schluck. Der Wasserpegel im Becher hat sich kaum verändert, aber sie wirkt, als täte es ihr gut.

»Wenn es Ihnen nichts ausmacht, würden wir gerne noch einen Moment hier sitzen bleiben«, richtet der Mann wieder das Wort an mich.

»Natürlich, solange Sie wollen«, sage ich und lasse die beiden erstmal in Ruhe.

Der Becher mit dem Wasser hat mich daran erinnert, dass ich auch mal wieder einen Schluck trinken sollte. Ich lasse die beiden allein und gehe kurz nach hinten zu meiner Tasse Tee. Leider nur noch lauwarm.

Von hinten werfe ich hin und wieder einen Blick in den Verkaufsraum. Als ich sehe, dass der Mann gerade im Begriff ist aufzustehen, gehe ich sofort nach vorne und stelle mich an den HV-Tisch.

»Alles in Ordnung soweit?«, frage ich.

»Ja. Danke nochmal für das Wasser. Ihr wird von der Chemotherapie immer ziemlich übel. Aber sie ist tapfer, meine Frau.«

Ich nicke mit dem Kopf.

»Wir haben ein Rezept von unserem Arzt mitbekommen. Können Sie das bitte für uns bestellen?«

Ich werfe einen Blick auf das Rezept und registriere bestürzt, dass der Arzt ein anthroposophisches Mistelpräparat verordnet hat, darunter steht die Diagnose »Mammakarzinom« und als Begründung für das Präparat aus dem Bereich der Pseudomedizin:

»Ausnahmeverordnung nach § 12 Abs. 6 AM-RL«. Ich versuche den Mann so neutral wie möglich anzuschauen.

»Ja, das kann ich natürlich bestellen«, sage ich zögerlich und habe wohl schon mehr verraten als beabsichtigt.

»Sie scheinen nichts davon zu halten«, höre ich ihn plötzlich sagen. Ich blicke vom Rezept auf und schaue ihn überrascht an. »Ihr Gesichtsausdruck hat es mir verraten.« Geschwurbel scheint wohl Kryptonit für mein Pokerface zu sein.

»Na ja, die Misteltherapie gehört ins Reich der anthroposophischen Medizin, deshalb muss der Hersteller leider auch keinen wissenschaftlichen Nachweis einer Wirksamkeit als Mittel gegen Krebs erbringen«, antworte ich ihm sichtlich unwohl, weil die beiden ihre ganze Hoffnung in dieses Präparat zu stecken scheinen.

Die Anthroposophie ist eine spirituelle und esoterische Weltanschauung, die von Rudolf Steiner (1861–1925) begründet wurde. Sie sieht sich als einen Erkenntnisweg an, der laut Steiner in den Anthroposophischen Leitsätzen G26 »das Geistige im Menschenwesen zum Geistigen im Weltenall führen möchte«.

Aus dieser Anschauung heraus entwickelte er verschiedene Konzepte, wie zum Beispiel die biologisch-dynamische Landwirtschaft, die in jedem Bioladen anzutreffen ist, die Waldorfpädagogik und eben auch die anthroposophische Medizin, um die es hier gehen soll.

Die anthroposophische Medizin ordnet dem Menschen vier Wesensglieder zu, den physischen Leib, den Ätherleib, den Astralleib und das Ich. Eine Krankheit liegt angeblich dann vor, wenn es zu einer »Disharmonie der Wesensglieder« kommt. Um diese dann zu heilen, muss folglich das Gleichgewicht dieser Wesensglieder wiederhergestellt werden. Eine wissenschaftliche Fundierung gibt es nicht.

Um die anthroposophisch verstandenen Krankheitsursachen zu beseitigen, werden verschiedene anthroposophische Therapien angeboten, wie zum Beispiel die Rhythmische Massage, die nicht nur auf die Bewusstseinsebene einwirken soll, sondern auch auf den Zusammenhang der Wesensglieder.

Oder die Heileurythmie, die auf der Eurythmie basiert. Eurythmie ist das, was wir Nicht-Waldorfschüler unter »Namen tanzen« verstehen. Die Heileurythmie wäre damit, salopp gesagt, ein Sich-gesund-Tanzen. Abgesehen davon, dass es meistens gut ist, sich zu bewegen, soll auch die Heileurythmie wieder ein harmonisches Gleichgewicht der gestörten Ebenen, der Wesensglieder, erzeugen.

Eine weitere Möglichkeit, seine Wesensglieder wieder glücklich zu machen, sind die anthroposophischen Heilmittel.

Sie bestehen aus pflanzlichen, mineralischen, aber auch aus tierischen Grundstoffen und werden, wie in der Homöopathie, verdünnt und somit als Potenzen eingesetzt.

Beim Potenzieren wird die »Arzneisubstanz« nicht nur stufenweise verdünnt, sondern man möchte durch rhythmische intensive Bewegungen die Kräfte aus der Substanz freisetzen und so in der Flüssigkeit auffangen.

Typisch für anthroposophische Präparate ist, dass sie aus einer Komposition mehrerer Substanzen bestehen, worauf das Wort »comp« in der Produktbezeichnung hinweist.

Eine Komposition hilft laut der Anthroposophen besser als die Einzelsubstanzen, da auch der Mensch in seiner Gesamtheit eine Komposition darstellt. Nämlich eine Komposition der vier Wesensglieder.

Um zu wissen, was wogegen eingesetzt werden muss, muss man schon sehr verquer denken.

Die Schlehe wird zum Beispiel zur Stärkung des Menschen

eingesetzt, da sie ihre Kraft angeblich in ihren Dornen konzentriert. Ihre Kräfte werden also gebündelt und gespeichert. Das klingt nicht nur unlogisch, sondern ist auch unlogisch.

Dass anthroposophische Heilmittel keine über den Placeboeffekt hinausgehende Wirkung nachweisen können, erwähne ich nur der Vollständigkeit halber, denn das versteht sich angesichts der zugrundeliegenden Theorie eigentlich von selbst.

Dass anthroposophische Mediziner zum Teil einen völlig anderen Blick auf die Definition von Krankheit und Gesundheit haben als wir Normalsterblichen und damit auch die »Wirkung« ihrer Mittelchen völlig anders beurteilen, kann durchaus zum Problem werden, vor allem, wenn der Patient keine Ahnung hat, in was er da hineingeraten ist.

Der Arzt meiner Kundin möchte zur Behandlung ihres Krebsgeschwürs die Mistel einsetzen.

Die Mistel ist ein Schmarotzer, das heißt, sie braucht den Baum zum Überleben, und das hat sie mit dem Krebs gemein, der den Menschen zum Überleben benötigt. Zudem wird auch noch eine Analogie zum Krebsgeschwür darin gesehen, dass sich die Mistel am Wirtsbaum »festkrallt«. Aufgrund dieser Tatsachen glauben die Anthroposophen, die Mistel würde die »Störung der Wesensglieder« beheben und somit den Krebs heilen.

In manchen Studien sollen sogar naturwissenschaftlich nachweisbare Effekte entdeckt worden sein. Bestimmte Inhaltsstoffe der Mistel würden angeblich Krebszellen direkt abtöten oder andere das Tumorwachstum durch eine Aktivierung des Immunsystems hemmen.

Freigesetzte Endorphine, »Glückshormone«, sollen die Lebensqualität verbessern sowie die Nebenwirkungen abmildern. Allerdings lässt sich das wissenschaftlich nicht eindeutig nachweisen. Die meisten Studien sind nicht von hoher Qualität, bzw.

es besteht relativ häufig ein Interessenkonflikt, da die Sponsoren oder gar die Forschenden entweder die Herstellerfirmen selbst waren oder aber Gesellschaften mit einem klaren Bezug zur anthroposophischen Medizin.

Die Wirkung der Misteltherapie ist und bleibt wissenschaftlich nicht belegbar, und sie wird glücklicherweise auch nicht als Alternative zu einem geprüften Standardverfahren eingesetzt, sondern nur als begleitende Therapie.

Bei manchen Krebsarten wie Leukämien und Lymphomen wird sogar explizit von der Misteltherapie abgeraten, da es Hinweise aus klinischen Studien gibt, dass sich die Krebserkrankung unter der Misteltherapie sogar verschlechtern kann.

Da die anthroposophische Medizin genau wie die Homöopathie den rechtlichen Status einer »besonderen Therapierichtung« besitzt, bekommen auch anthroposophische »Arzneimittel« eine Zulassung, ohne dass ein Wirksamkeitsnachweis nach allgemein anerkannten wissenschaftlichen Kriterien erforderlich ist.

Mein Kunde reagiert allerdings ziemlich besonnen auf meine schlechten Nachrichten.

»Der Arzt hat gesagt, dass wir die Therapie mit der Mistel zusätzlich anwenden sollen«, lässt er mich wissen.

»Es ist halt nur so, dass Studien, die methodisch einwandfrei durchgeführt wurden, eben keinen wissenschaftlichen Nachweis einer Wirkung erbringen konnten, die über den Placeboeffekt hinausgeht. Studien, die eine Verbesserung der Lebensqualität durch Mistelpräparate bestätigen sollen, weisen methodische Mängel auf. Außerdem spielen sie auch in den wissenschaftlichen Leitlinien zur Krebsbehandlung keine Rolle.«

Er blickt mich nachdenklich an.

»Das heißt, Sie würden uns davon abraten?«, fragt er mich direkt.

»Ich möchte und darf mich nicht in die Therapiehoheit des Arztes einmischen. Ich kann Ihnen höchstens ein paar Fakten nennen, aber was Sie daraus machen, müssen Sie selbst entscheiden.«

Er überlegt und sieht nicht sehr glücklich dabei aus.

»Ich verstehe, was Sie mir sagen wollen. Wir haben großen Respekt vor unserem Arzt und sind deshalb natürlich auch davon ausgegangen, dass es sich bei der Mistel um ein seriöses Arzneimittel handelt und nicht um so einen Hokuspokus. Ich werde mich auf jeden Fall nochmal im Internet dazu schlaumachen und dann nochmal das Gespräch mit ihm suchen. Vielleicht kann er mir ja dann erklären, was er sich dabei gedacht hat.«

»Das klingt auf jeden Fall vernünftig. Achten Sie nur bitte darauf, wo Sie sich informieren. Psiram.com kann ich zum Beispiel sehr empfehlen«, sage ich.

»Wie heißt diese Seite?«, hakt er nochmal nach.

»Psiram.com«, wiederhole ich. »Ich schreibe es Ihnen am besten auf.« Auf einem kleinen Zettel notiere ich ihm den Namen der Webseite.

»Vielen Dank«, sagt er, während ich ihm den Zettel überreiche.

»Und seien Sie mir bitte nicht böse, aber ich würde das Präparat doch erstmal gerne bestellen, und dann sehen wir weiter. Wissen Sie, man darf die Hoffnung einfach nicht aufgeben.«

Ich nicke zustimmend.

»Danke sehr!«

»Nichts zu danken!« Ich bestelle das Präparat und drücke ihm den Abholschein in die Hand.

»Wir würden aber erst nächste Woche wiederkommen, wenn das in Ordnung ist.«

»Selbstverständlich!«, erwidere ich. »Gar kein Problem. Alles Gute und bis nächste Woche.«

Sie blickt mich mit gequältem Lächeln an und nickt mir kurz zu. Ich nicke zurück und sage leise »Auf Wiedersehen«, bevor die beiden mit kleinen Schritten die Apotheke verlassen. Als die Tür aufgeht, höre ich wieder das lautstarke Gezwitscher der Vögel.

Kapitel 33

Warum man die Pille danach so schnell wie möglich nach dem ungeschützten Geschlechtsverkehr einnehmen sollte

Ich bin nur kurz nach hinten gegangen, um genüsslich einen weiteren Schluck Tee zu mir zu nehmen, als meine Kollegin vorne um Unterstützung klingelt. Neue Kunden haben die Apotheke betreten, und da niemand vorne warten soll, muss mein Tee jetzt wohl hinten warten. Na gut.

Als ich nach vorne komme, steht schon eine junge Frau, höchstens Anfang 20, an meinem HV-Tisch und macht einen ziemlich nervösen Eindruck.

»Guten Tag«, begrüße ich sie.

»Hallo. Ähm, ich, äh, ich bräuchte die Pille danach«, sagt sie mit leiser Stimme und guckt sich um. Niemand hat sie gehört.

»Pille danach« ist umgangssprachlich für die seit 2015 nicht mehr verschreibungspflichtigen Notfallkontrazeptiva Levonorgestrel und Ulipristalacetat.

Die Pille danach ist weder ein Verhütungsmittel noch ein Mittel zur Abtreibung, sie verschiebt den Eisprung lediglich um bis zu fünf Tage nach hinten. Spermien haben im weiblichen Genitaltrakt rund fünf Tage lang Zeit, die Eizelle zu befruchten, bevor sie letztendlich absterben.

Eine Befruchtung ist allerdings nur im sogenannten fertilen Fenster möglich, das sechs Tage lang geöffnet ist – fünf Tage vor und einen Tag nach dem Eisprung.

Wird der Eisprung nun durch die Pille danach verschoben, sterben die Spermien ab, noch bevor sie die Eizelle erreichen können. Nicht schwanger. Puh.

Hat eine Frau zum Beispiel zwei Tage vor ihrem Eisprung ungeschützten Geschlechtsverkehr, leben die Spermien lange genug, um die Eizelle zu erreichen. Sie könnte also schwanger werden. Hätte sie aber daraufhin gleich die Pille danach eingenommen, wäre der Eisprung um fünf Tage nach hinten verschoben worden, und die Spermien wären rund zwei Tage vor dem Eisprung abgestorben. Sie wäre also nicht schwanger geworden.

Levonorgestrel und Ulipristalacetat unterscheiden sich vor allem darin, bis zu wie vielen Tagen der jeweilige Wirkstoff nach dem ungeschützten Geschlechtsverkehr noch eingenommen werden kann, um den Eisprung verschieben zu können, aber auch darin, wie kurz er bevorstehen darf.

Levonorgestrel ist bis zu drei Tage nach dem ungeschützten Geschlechtsverkehr und Ulipristalacetat sogar noch bis zu fünf Tage danach wirksam.

Ich erlebe häufig, dass nicht bedacht wird, dass der Eisprung bereits in den drei beziehungsweise fünf Tagen nach dem Akt stattfinden kann, bzw. dass die Pille danach nur wirkt, wenn der Eisprung eben noch nicht stattgefunden hat.

Bei den meisten Frauen, die nach einem Notfallkontrazeptivum fragen, ist die Wahrscheinlichkeit groß, dass der Eisprung kurz bevorsteht oder bereits in der Zeit nach dem ungeschützten Geschlechtsverkehr stattgefunden hat. Ich vermute, das liegt entweder daran, dass viele Frauen in den Tagen vor dem Eisprung vermehrt Lust auf Sex haben oder dass sie nur deshalb in die Apotheke kommen, um die Pille danach zu holen, weil sie wissen, dass sie jetzt gerade schwanger werden könnten.

Der weibliche Zyklus dauert üblicherweise zwischen 21 und 35 Tagen und beginnt mit dem ersten Tag der Monatsblutung. Er endet einen Tag vor der nächsten Monatsblutung, und 10 bis 16 Tage davor findet häufig der Eisprung statt.

Da der Eisprung sich also schwer vorhersagen lässt und das Risiko schwanger zu werden im Prinzip von Sekunde zu Sekunde ansteigt, wäre es nach einem ungeschützten Geschlechtsverkehr sinnvoll, schnellstmöglich die nächste Apotheke aufzusuchen – sofern man nicht schwanger werden möchte. Ja, auch nachts.

Und am sichersten ist es, wenn man das zwar etwas teurere, aber auch noch kurz vor dem Eisprung wirkende Ulipristalacetat erwirbt.

Da es wichtig ist, dass die Frau ein paar Fragen beantwortet, geben wir in der Apotheke die Pille danach für gewöhnlich nicht an den Partner ab und, da sie wirklich nur im Notfall eingenommen werden sollte, auch nicht auf Vorrat. Eine andere Option wäre, nach einem ungeschützten Geschlechtsverkehr zum Frauenarzt zu gehen und sich die Pille danach verordnen zu lassen. Frauen unter 18 Jahren können sie sich dann auf Rezept kostenlos in der Apotheke holen, und Frauen ab 18 bis zum vollendeten 22. Lebensjahr bezahlen fünf Euro Zuzahlung.

Es sollte also auch keiner Frau peinlich sein, bei uns die Pille danach zu erwerben.

»Okay, gerne. Wir müssten nur gemeinsam ein paar Fragen durchgehen«, erwidere ich. Ihrem Blick nach scheint sie das noch nervöser zu machen.

»Wenn Sie mögen, können wir dazu in den Beratungsraum gehen«, schlage ich vor.

»Das ist nicht nötig. Was müssen Sie denn wissen?«

»Zuerst einmal, wann der ungeschützte Geschlechtsverkehr stattgefunden hat.«

»Vor drei Tagen. Die Pille nehme ich nicht, und uns ist das Kondom beim Sex gerissen«, gesteht sie mir.

»Okay. Das kommt gar nicht mal so selten vor. Aber wenn so etwas passiert, ist es wichtig, dass die Pille danach so schnell wie möglich eingenommen wird.«

Sie zieht ihre Augenbrauen nach oben.

»Ich dachte, ich hätte bis zu fünf Tage Zeit, um sie einzunehmen.« Sie schaut mich skeptisch an.

»Ja, das ist bei dem Wirkstoff Ulipristalacetat theoretisch richtig, aber …«

»Aber?«, unterbricht sie mich mit einer etwas verängstigt klingenden Stimme.

»Aber fand der Eisprung bereits in den drei Tagen statt, die Sie gewartet haben, wirkt die Pille danach nicht mehr. Sie könnten dann also schwanger werden. Die fünf Tage hat man nur Zeit, wenn der Eisprung noch nicht stattgefunden hat, da die Pille danach den Eisprung lediglich verschiebt.«

»Scheiße!«, platzt es aus ihr heraus.

»Das muss jetzt erstmal gar nichts heißen«, versuche ich sie zu beruhigen. »Es könnte ja auch sein, dass der Eisprung bereits vor dem ungeschützten Geschlechtsverkehr stattgefunden hat. Sie können ja nicht den gesamten Zyklus über schwanger werden. Wann war denn die letzte Periode?«

Nachdenklich kramt sie ihr Smartphone aus der Designerhandtasche, hält es sich kurz vors Gesicht, um es zu entsperren, und wischt wie wild darauf herum. »Die war vor ca. zwei Wochen. Meine nächste Periode bekomme ich dann auch ungefähr wieder in zwei Wochen«, sagt sie ziemlich angespannt, denn jetzt ist ihr klar, was das bedeuten könnte.

»Das heißt, Sie sind ungefähr in der Mitte Ihres Zyklus, je nachdem, wie regelmäßig er ist. Der Eisprung könnte jetzt irgendwann stattfinden, oder er fand bereits statt«, bestätige ich das, was sie denkt.

»Scheiße, scheiße, scheiße!« Sie schaut mich entsetzt an.

»Wir gehen jetzt einfach mal davon aus, dass er noch nicht stattgefunden hat und kurz bevorsteht. Okay?«, versuche ich sie zu beruhigen. Sie nickt.

»In dem Fall hilft nur noch die Pille danach mit dem Wirkstoff Ulipristalacetat. Die sollten Sie dann jetzt gleich einnehmen« erkläre ich ihr.

»Ja, bitte. Mach ich«, erwidert sie.

»Nehmen Sie sonst noch irgendwelche Arzneimittel ein?«, frage ich, während ich die Pille danach aus dem Automaten kommen lasse.

»Nein, gar nichts.«

Falls andere Arzneimittel eingenommen werden, muss das unbedingt in der Apotheke geklärt werden. Vor allem Johanniskraut kann die Wirkung der Pille danach reduzieren. Mehr dazu in Kapitel 11.

»Okay. Ihnen kann von der Pille danach übel werden, und wenn Sie sich innerhalb von drei Stunden übergeben sollten, dann muss eine weitere eingenommen werden«, erkläre ich ihr, habe aber das Gefühl, dass sie dafür jetzt eh keinen Kopf hat.

»Und ganz wichtig ist auch, dass die Pille danach die nächste Menstruation verschieben kann, das heißt also nicht automatisch, dass Sie schwanger sind, wenn sie nicht zum gewohnten Zeitpunkt eintritt.«

»Um wie viele Tage kann meine Periode sich verschieben?«, möchte sie wissen.

»In den meisten Fällen kann sie bis zu sieben Tage früher oder später kommen. Bei manchen Frauen tritt sie aber erst nach über zwanzig Tagen Verspätung ein.«

»Was? Zwanzig Tage? Okay. Danke! Gut zu wissen.«

Ich lege ihr die Packung auf den Zahlteller, und sie öffnet sie, noch bevor sie sie bezahlt hat.

»Sorry, ich bezahle gleich, ja?« Sie drückt die Tablette aus dem Blister und steckt sie sich in den Mund. Ich nicke, was sie aber nicht mitbekommt, da sie gerade dabei ist, eine kleine Flasche Wasser aus ihrer Handtasche zu ziehen, um die Tablette damit herunterzuspülen. Während ich mich frage, wie die Flasche in ihre Minitasche passt, legt sie mir einen Fünfzig-Euro-Schein auf den HV-Tisch.

»Danke!«, sage ich und packe das Geld in die Kasse.

»Dann heißt es jetzt wohl bangen«, quält sie sich zu einem Lächeln.

»Ja, aber machen Sie sich bitte nicht verrückt. Das bringt jetzt auch nichts«, sage ich neunmalklug, während ich ihr das Wechselgeld auf den Zahlteller lege.

»Ja, ich versuche es. Danke!«, erwidert sie und drückt mir die leere Packung zum Entsorgen in die Hand.

»Okay, nichts zu danken und alles Gute!«

»Danke!« Wir verabschieden uns, und noch bevor sie sich richtig vom HV-Tisch entfernt hat, steht schon die nächste Person aus der Schlange vor mir.

Kapitel 34

Wie man Mallorca-Akne eventuell verhindern kann

Vor mir steht eine sehr hellhäutige Frau mit roten Locken. Ich schätze sie auf Anfang zwanzig.

»Hi«, begrüßt sie mich, mit einem Lächeln im Gesicht. »Ich bräuchte etwas gegen meine Mallorca-Akne.«

»Hi, kein Problem.«

»Super, ich fliege nämlich in ein paar Wochen in den Urlaub und bekomme immer so hässliche, juckende Pickelchen auf den Schultern und im Dekolleté. Das nervt. Ich brauche auf jeden Fall eine Cortisoncreme.«

»Was benutzen Sie denn für einen Sonnenschutz?«, frage ich.

»Im Internet habe ich vor einiger Zeit mal gelesen, dass man bei einer Mallorca-Akne ein Sonnengel verwenden soll. Deshalb habe ich das auch immer so gemacht.«

Genau genommen ist der Begriff »Mallorca-Akne« falsch, denn es fehlen die Komedonen, wie sie bei einer normalen Akne, der Acne vulgaris, üblich sind.

Komedonen kann man auch als Mitesser bezeichnen, das sind diese kleinen schwarzen Pünktchen, die aus einem Fettpfropf bestehen und so die Talgdrüsen verstopfen.

Bei der Acne aestivalis hingegen, wie die Mallorca-Akne korrekt genannt wird, ist die Haut gerötet und mit juckenden Pickelchen und kleinen Knötchen übersät.

Vor allem Frauen im Alter zwischen zwanzig und vierzig Jahren haben ein erhöhtes Risiko, in den Sommermonaten eine Acne aestivalis zu entwickeln. Sie tritt vor allem an den Schultern, im Dekolleté und an den Armen auf.

Es handelt sich bei ihr um eine Sonderform der polymorphen Lichtdermatose, die vermutlich dann entsteht, wenn die UV-A-Strahlen der Sonne mit den Fetten und Emulgatoren der Körper- oder Sonnencreme reagieren und dadurch zu einer Entzündung der Haarfollikel führen. Um dem zu entgehen, ist sowohl bei der Wahl des Sonnenschutzes als auch der Körperlotion darauf zu achten, dass sich darin keine Emulgatoren befinden. Da Gels ohne Emulgatoren auskommen, sollte man diese vor allem im Sommer benutzen, wenn man zu einer Mallorca-Akne neigt.

Wichtig zu wissen ist auch, dass UV-A-Strahlen im Gegensatz zu UV-B-Strahlen nicht von Glas reflektiert werden. Das heißt, dass man selbst in geschlossenen Räumen – oder im Auto – eine Sonnenallergie entwickeln kann, wenn man nicht den richtigen Sonnenschutz verwendet.

Ich bestätige ihr das, was sie im Internet herausgefunden hat.

»Das ist richtig. Bei einer Mallorca-Akne sollten Sie grundsätzlich nur Sonnengels verwenden, da diese im Gegensatz zu Cremes oder Lotionen keine Fettphase und keine Emulgatoren enthalten. Die UV-A-Strahlen der Sonne reagieren nämlich mit den Fetten oder den Emulgatoren der Cremes und können so diese nervigen Pickelchen auslösen«, erkläre ich.

»Aber warum habe ich diese nervigen Pickelchen dann trotzdem ständig?«, fragt sie mich frustriert

»Womit haben Sie sich denn nach dem Duschen eingecremt?«

»Mit meiner Bodylotion. War das falsch?«

»Eine Bodylotion enthält auch eine Fettphase und somit auch Emulgatoren. Die können dann bis zu 24 Stunden in der Haut verbleiben und deshalb auch am nächsten Tag noch mit den Sonnenstrahlen reagieren. Das heißt, dass sie trotz eines Sonnengels diese Pickelchen bekommen könnten«, erkläre ich.

»Aaah, das wusste ich nicht. Also sollte ich nur Gels benutzen. Vor und nach der Sonne«, schlussfolgert sie.

»Genau. Es gibt auch Gels für allergische Haut, die man dann nach dem Sonnenbad in die Haut einmassiert. Nach dem Duschen am besten.«

»Was mache ich, wenn ich schon Pickelchen habe? Wie werde ich die los? Und vor allem, was mache ich gegen den Juckreiz?«, möchte sie wissen.

»Wenn die Fläche nicht zu groß ist, können Sie auf die juckenden Stellen eine Cortisoncreme auftragen, und wenn das nicht ausreicht, könnten Sie zusätzlich noch ein Antihistaminikum einnehmen. Da das Histamin für den Juckreiz verantwortlich ist, können Sie damit die Wirkung des Histamins blocken. Zum Beispiel mit Cetirizin oder Loratadin.«

Sie schaut mich nachdenklich an. »Ich weiß nicht, ob ich da gleich mit Cortison ran möchte.«

»Sie können natürlich auch erstmal nur Cetirizin oder Loratadin ausprobieren.«

»Okay. Ich glaube, ich versuche es dann wirklich erstmal mit Cetirizin. Eine Freundin von mir hat das gleiche Problem und sie nimmt immer vorbeugend hochdosiertes Calcium ein und meinte, das würde bei ihr ganz gut helfen. Ist da was dran?«

»Das kann man auf jeden Fall auch ausprobieren. Man

müsste dann allerdings schon ungefähr zwei Wochen, bevor man sich der Sonne aussetzt, damit anfangen.«

»Wie viel Calcium nimmt man da ein?«

»1000 Milligramm pro Tag.«

Bei der Mallorca-Akne kommt es zu einer verstärkten Durchlässigkeit der Gefäßwände für das Histamin. Dadurch ist mehr Histamin im Gewebe vorhanden, was dann zu diesem Juckreiz führt, der sich durch ein Antihistaminikum reduzieren lässt.

Man kann schon vorbeugend versuchen, Histamin zu reduzieren, in dem man hohe Dosen Calcium einnimmt, da dieses kapillarabdichtend wirkt und somit die Gefäße weniger Histamin durchlassen. Die Reaktion fällt dann schwächer aus.

»Dann würde ich gerne wieder ein Sonnengel mitnehmen und solche Calciumbrausetabletten«, lässt sie mich wissen.

»Gerne. Benötigen Sie noch ein Après-Gel für nach der Dusche?«, frage ich.

»Ja, auf jeden Fall. Das hätte ich jetzt fast vergessen.«

»Kein Problem.«

Ich komme hinter dem HV-Tisch hervor, gehe in die Freiwahl zu den Sonnenprodukten und greife nach einem Sonnengel für allergische Haut, nach einem Après-Gel und nach den Calciumbrausetabletten. Nachdem ich alles abgescannt und auf den HV-Tisch gelegt habe, nimmt sie die Brausetabletten in die Hand und wirft noch einen Blick auf die Verpackung.

»Alles okay?«, frage ich.

»Ja, ich überlege gerade nur, ob ich die nicht doch schon mal zu Hause hatte. Hmm. Egal.«

Sie zückt ihr Portemonnaie und will bezahlen.

»Geben Sie mir bitte vielleicht doch noch mal eine kleine Packung Cetirizin und eine schwache Cortison-Creme mit. Sicher ist sicher.«

»Gerne.« Ich hole beides, scanne es ab und lege es ihr hin. Sie guckt auf den Bildschirm, was sie bezahlen muss, und legt mir das Geld auf den Zahlteller.

»Vielen Dank für Ihre Beratung. Dann kann ja jetzt nichts mehr schiefgehen«, lacht sie.

»Ich hoffe es. Und nichts zu danken. Ich wünsche Ihnen einen schönen Urlaub.«

»Dankeschön!«

Sie packt alles in ihre Tasche, und wir verabschieden uns.

Da gerade kein Kunde in der Apotheke ist, hole ich heimlich mein Smartphone aus der Tasche und gucke, was gerade so bei Twitter abgeht.

Kapitel 35

Warum ein trockener Husten vom ACE-Hemmer kommen könnte

Als sich die Automatiktür öffnet, lasse ich mein Smartphone wieder sanft in meine Hosentasche gleiten. Meine Aufmerksamkeit widme ich jetzt nicht mehr Twitter, sondern der rund fünfzig Jahre alten Frau in ihrem schicken Hosenanzug, die gerade die Apotheke betreten, zwei Schritte gemacht hat und dann stehen geblieben ist.

Nun wartet sie im Eingangsbereich und desinfiziert sich in Gedanken versunken ihre Hände. Würde dabei nicht ihr Rezept, das sie mir gleich überreichen wird, zwischen ihren Zähnen stecken, gäbe es an dem Bild rein gar nichts auszusetzen.

Ich frage mich immer wieder, warum Menschen es nicht eklig finden, sich ein Rezept, das schon durch so viele Hände gegangen ist, in den Mund zu stecken und es gleichzeitig völlig normal finden, sich die Hände zu desinfizieren, um uns dann ein nasses Rezept mit Gebissabdruck in die Hand zu drücken. Leider dürfen wir die Annahme eines von Speichel triefenden Rezeptes nicht einfach verweigern, denn »Verschreibungen von Personen, die zur Ausübung der Heilkunde, Zahnheilkunde oder Tierheilkunde berechtigt sind, sind in einer der Verschreibung angemessenen Zeit auszuführen.« (§ 17 Abs. 4 ApBetrO).

Tatsächlich kommen nasse Bissspuren auf Rezepten relativ

häufig vor. Um das zu verhindern, müsste man vielleicht mal so etwas wie eine generelle Maskenpflicht in Apotheken einführen. Wahrscheinlich wäre das aber nicht so leicht umzusetzen, weil es immer irgendwelche Menschen gibt, die sich querstellen würden.

Auf die Spitze getrieben wird das Ganze übrigens nur noch von schweißdurchtränkten Geldscheinen, die sich Frauen aus dem BH oder Männer aus ihrer Brusttasche ziehen. Alles schon erlebt. Mehrmals.

»Ich hoffe, Sie haben es da!«, begrüßt sie mich, während sie mir ihr Rezept in die Hand drückt. Dieser Satz stellt in der Apotheke übrigens eine häufige Form der Begrüßung dar, die allerdings noch getoppt wird von: »Nur, wenn Sie alles da haben!« Ich bin froh, dass sie heute bisher die Einzige ist, die mich so begrüßt hat.

»Ich schaue mal«, grüße ich zurück und nehme das Rezept entgegen. Anhand ihres Bissabdruckes erkenne ich, dass sie eine Zahnlücke hat. Ich bin zwar kein Zahnarzt, aber das müsste der obere rechte Vierer sein. Zwei-Vier fehlt also.

Wie jedes andere Rezept prüfe ich auch das angenagte auf Fehler. Zum einen, ob alles korrekt ausgestellt wurde und zum anderen, um zu sehen, ob es noch gültig ist. Frau Müller, wie die Dame heißt, wurden Ramipril-Tabletten verordnet.

Ramipril gehört, wie zum Beispiel Enalapril und Lisinopril, zu den ACE-Hemmern. Sie werden bei zu hohem Blutdruck eingesetzt und wirken, in dem sie, wie der Name schon sagt, das ACE hemmen.

ACE steht für Angiotensin-Converting-Enzyme, also ein Enzym, das den Hormonvorläufer Angiotensin I in das Gewebshormon Angiotensin II umwandelt.

Das Angiotensin II bindet dann sowohl an den AT1- als auch

den AT2-Rezeptor. Durch eine Bindung des Angiotensin II an den AT1-Rezeptor kommt es unter anderem zu einer Gefäßverengung, wodurch der Blutdruck in der Folge stark ansteigt.

Wird die Umwandlung von Angiotensin I in Angiotensin II durch Hemmung des Angiotensin-Converting-Enzyms vermindert, bindet dadurch dementsprechend weniger Angiotensin II an den AT1-Rezeptor. Die Gefäße werden nicht mehr so stark verengt, weshalb der Blutdruck wieder sinkt.

Angiotensin II wird allerdings auch auf anderen Wegen gebildet, sodass die Wirkung nicht komplett aufgehoben wird.

Durch die Hemmung des ACE wird allerdings nicht nur die Entstehung des Angiotensin II reduziert, sondern auch der Abbau des Gewebehormons Bradykinin verhindert, wodurch dessen Konzentration im Blut erhöht wird. Das hat zum einen eine herz- und gefäßschützende Wirkung, zum anderen kann es aber bei etwa zehn Prozent der Anwender eines ACE-Hemmers zu einem Reizhusten führen, weshalb in diesen Fällen häufig die Therapie abgebrochen werden muss.

Ein anderer Weg, um zu einem ähnlichen Ergebnis zu kommen, wäre, den AT1-Rezeptor direkt zu blocken anstatt zu verhindern, dass durch die Hemmung des ACE weniger Angiotensin II daran binden kann. Dieser Weg wird meistens dann gegangen, wenn es dem Patienten durch den auftretenden Reizhusten nicht möglich ist, einen ACE-Hemmer einzunehmen. Die Arzneimittel, die den AT1-Rezeptor direkt blocken, heißen – Überraschung – AT1-Blocker oder Sartane. Bekannte Vertreter sind zum Beispiel das Candesartan oder das Valsartan.

Frau Müllers Rezept scanne ich wie gewohnt ein, und der Computer schlägt mir drei verschiedene Rabattarzneimittel von drei verschiedenen Firmen vor, für die ihre Krankenkasse bereit ist, die Kosten zu übernehmen. Ich wähle die Variante ohne Zuzahlung aus und bedrucke im Anschluss das Rezept.

Der Automat rattert, und schon liegt das gewünschte Arzneimittel im Ausgabefach bereit. Als ich es gerade gegenscannen möchte, sehe ich ihren skeptischen Blick.

»Das ist nicht mein Arzneimittel!«, informiert sie mich mit Nachdruck.

Ich zeige ihr, was auf dem Rezept steht. »Das ist sogar genau die Firma, die Ihnen Ihr Arzt verordnet hat.«

»Das ist aber nicht das, was ich immer habe!«, blafft sie mich an.

»Ich weiß nicht, was Sie immer haben. Wenn Sie mir sagen, was Sie immer haben, dann kann ich gerne schauen, ob Ihre Krankenkasse auch bezahlt, was Sie immer haben«, antworte ich vielleicht ein wenig zu genervt.

»Ich weiß nicht, von welcher Firma es ist, aber ich weiß, wie die Packung aussieht«, sagt sie verärgert. Zähneknirschend gebe ich das verordnete Medikament manuell in den Computer ein, um erneut die Rabattverträge zu überprüfen. Ich nenne ihr die Firmennamen der beiden anderen möglichen Varianten, doch keine davon kommt ihr bekannt vor. Ich fordere also beide vom Automaten an und lege sie ihr vor.

»Dieses hier ist meins!«, sagt sie triumphierend, während sie mit dem Finger auf eine der Packungen tippt.

»Okay!«, antworte ich und beklebe das Rezept mit einem Korrekturetikett, um es erneut bedrucken zu können.

»Kennen Sie sich mit der Anwendung aus?«, möchte ich noch wissen.

»Ja, ich nehme die immer morgens zum Frühstück ein.«

»Wichtig zu wissen ist, dass Sie von Ihren Ramipril-Tabletten einen trockenen Husten bekommen können«, informiere ich

sie. Während sie mich nachdenklich anschaut, betritt eine hoch-
schwangere Frau die Apotheke und stellt sich an.

»Ganz kleinen Moment, bitte«, sage ich zu meiner Kundin
und drehe meinen Kopf zur Seite und spreche die Schwangere
direkt an.

»Wenn Sie mögen, können Sie sich hier gerne auf die Bank
setzen!«, sage ich auf die Bank zeigend.

»Danke, aber das ist nicht nötig«, antwortet sie lächelnd. Ich
lächle zurück.

Bevor ich mich wieder meiner Kundin widme, klingele ich
noch nach einer Kollegin, damit sie wenigstens nicht so lange
warten muss.

»So! Entschuldigen Sie, bitte. Wo waren wir stehen geblieben? Husten. Genau.«

»Sie brauchen sich nicht zu entschuldigen. Ich habe tatsächlich schon seit längerer Zeit einen trockenen Husten und lutsche
auch schon ständig Hustenbonbons. Außerdem hat mir mein
Arzt Codein verordnet, um den hartnäckigen Husten zu stillen.
Meinen Sie, das könnte an dem Ramipril liegen?«

»Kann sein, muss aber nicht sein. Seit wann quält Sie denn
dieser Hustenreiz schon?«, frage ich. Sie legt ihren rechten Zeigefinger auf ihre Lippen, bevor sie antwortet.

»Hmm, lassen Sie mich mal nachdenken. Also, ein paar Jahre
auf jeden Fall. Vor drei Jahren war ich in Barcelona, da war das
auf jeden Fall schon so.«

»Und seit wann nehmen Sie die Ramipril-Tabletten schon
ein?«, möchte ich wissen. Plötzlich geht ihr ein Licht auf.

»Die wurden mir kurz vor meinem Urlaub von meinem
Hausarzt verordnet. Hah!«

»Dann ist es gut möglich, dass sie die Ursache für Ihren Reizhusten sind. Ich würde Ihnen empfehlen, das mit Ihrem Arzt

abzuklären, er kann Ihnen als Alternative ein Sartan verordnen, zum Beispiel Candesartan. Wenn der Hustenreiz dann verschwindet, können Sie sich relativ sicher sein, dass das Ramipril ihn verursacht hat.«

»Ich werde gleich, wenn ich zu Hause bin, einen Termin bei ihm ausmachen«, sagt sie und packt die Ramipril-Tabletten in ihre Tasche.

»Vielen Dank für die Beratung! Ich wünsche Ihnen noch einen schönen Tag!«

»Danke, den wünsche ich Ihnen auch, Sie müssten aber noch die fünf Euro Zuzahlung bezahlen«, erwidere ich. Sie schaut mich verblüfft an.

»Ich dachte, die kosten nichts!«

Ich schüttele den Kopf.

»Doch, leider. Die, die ich Ihnen zuerst herausgesucht habe, kosteten keine Zuzahlung, diese hier allerdings schon.«

»Na, okay. Das war keine Absicht. Entschuldigen Sie bitte.« Sie kramt in ihrer Tasche und zieht einen Fünf-Euro-Schein heraus und legt ihn mir auf den Zahlteller.

»Kein Problem!«, antworte ich.

»Den Bon brauche ich nicht. Bis zum nächsten Mal. Tschüss.«

»Bis zum nächsten Mal. Tschüss!«

Sie dreht sich um, und bevor sie an der Schwangeren vorbeiläuft, bleibt sie kurz stehen und spricht sie an.

»Alles Gute für Sie!«

»Vielen Dank!«, antwortet sie mit einem Lächeln im Gesicht.

Kapitel 36

Wie man Eisen richtig einnimmt

»Sie dürfen dann gerne zu mir kommen«, sage ich zu der schwangeren Frau, die jetzt an der Reihe ist.

»Hallo. Es ist unglaublich, wie nett alle zu einem sind, nur weil man schwanger ist. Da möchte man öfter schwanger sein«, lacht sie.

»Ja, das kann ich mir vorstellen«, antworte ich augenzwinkernd. Sie lächelt und kramt in ihrer Tasche.

»Mein Arzt hat mir empfohlen, Eisen einzunehmen. Bisher waren meine Werte immer ganz gut, jetzt soll ich aber lieber welches ergänzen. Moment. Ah, hier.« Sie zieht ein grünes Rezept aus ihrer Tasche und gibt es mir.

»Magensaftresistente Eisenkapseln. Ja, die habe ich da«, antworte ich. »Einen kleinen Moment, bitte.« Ich scanne das Rezept ein, und der Automat spuckt das angeforderte Eisenpräparat aus.

»So, hier bitte.« Ich lege das Präparat auf den Zahlteller. Gegenscannen muss ich es nicht, da es nicht verschreibungspflichtig ist.

»Wissen Sie, wie Sie die Kapseln einnehmen müssen?«

Sie schüttelt den Kopf. »Leider nein. Das hat mir der Arzt

nicht gesagt. Oder ich habe nicht richtig zugehört, ich bin zurzeit nicht sehr aufmerksam.« Sie lacht und streichelt sich dabei über den Bauch.

»Kein Problem«, erwidere ich und lächle. »Nehmen Sie zufällig noch L-Thyroxin-Tabletten für die Schilddrüse ein?«

Da bei manchen Frauen in der Schwangerschaft eine Unterfunktion der Schilddrüse auftritt und sie deshalb L-Thyroxin einnehmen müssen, frage ich das sicherheitshalber immer ab. Das Eisen würde, bei gleichzeitiger Einnahme, die Aufnahme des L-Thyroxins hemmen, wie in Kapitel 19 beschrieben.

Sie schüttelt ihren Kopf. »Nein, ich nehme sonst keine Medikamente ein. Nur meine Schwangerschaftsvitamine.«

»Okay, in dem Fall nehmen Sie bitte jeden Tag eine Kapsel Eisen mindestens eine halbe Stunde vor dem Frühstück ein. Besser wäre, Sie würden sogar eine ganze Stunde warten, bevor Sie etwas essen. Und jetzt kommt das Entscheidende: Nehmen Sie die Kapseln bitte mit einem Glas Orangensaft ein.«

Sie guckt mich an, als hätte sie sich verhört. »Mit Orangensaft? Wieso das denn? Ich habe mal gehört, dass man Arzneimittel immer nur mit Wasser einnehmen soll.«

Ich nicke zustimmend. »Generell ist das richtig, aber in dem Fall ist Orangensaft tatsächlich besser als Wasser, denn er enthält Vitamin C, wodurch das Eisen besser aufgenommen werden kann. Kaffee, Tee und Milch hingegen reduzieren die vom Körper aufgenommene Menge Eisen.«

Eisen wird im Dünndarm als zweiwertiges Eisen – das sogenannte Hämeisen – mittels eines Transporters aufgenommen. Zweiwertig bedeutet, dass dem Eisen in dieser Oxidationsstufe zwei Elektronen, also negativ geladene Teilchen, fehlen. In dieser Form kommt das Eisen ausschließlich in tierischen Produkten vor. Zweiwertiges Eisen wird von unserem Körper gut aufgenommen. Schlecht aufgenommen wird hingegen pflanzliches Eisen, das nur in dreiwertiger Form vorliegt, ihm fehlen also drei Elektronen. Damit der Körper auch das dreiwertige Eisen verwerten kann, braucht man ein Reduktionsmittel, um es in zweiwertiges Eisen umzuwandeln.

Ein Reduktionsmittel (Antioxidationsmittel) wäre zum Beispiel die Ascorbinsäure, besser bekannt als Vitamin C. Dieses gibt dem dreiwertigen Eisen ein Elektron ab und wandelt es somit zum benötigten zweiwertigen Eisen um.

Deshalb gilt, dass man Eisen immer zusammen mit einem Antioxidationsmittel wie dem Vitamin C einnehmen sollte. Auch zweiwertiges Eisen wird so besser aufgenommen, da sich immer ein Teil des zweiwertigen Eisens in dreiwertiges umwandelt, bis sich ein Gleichgewicht eingestellt hat. Durch Vitamin C wird das Gleichgewicht so verschoben, dass mehr vom zweiwertigen Eisen vorliegt. Und was bietet sich da besser an als ein Glas Orangensaft?

Die junge Frau nickt.

»Ah, okay. Das ist ein guter Hinweis. Das mit dem Vitamin C war mir neu. Aber warum kann ich es nicht einfach nach dem Essen einnehmen? Das wäre mir ehrlich gesagt lieber, ich erinnere mich nämlich gerade daran, dass ich bei meiner ersten Schwangerschaft schon einmal Eisen einnehmen musste und davon schlimme Bauchkrämpfe bekommen habe. Damals waren das aber Tabletten.«

Eisen wird von vielen Menschen schlecht vertragen. Sie bekommen davon Magen-Darm-Probleme – manche eine Verstopfung, andere Durchfall. Aber auch Übelkeit tritt bei der Einnahme von Eisen häufig auf.

»Falls man normale Eisentabletten vor dem Frühstück nicht

vertragen sollte, kann man sie auch danach einnehmen. Dann kommt allerdings auch weniger Eisen im Blut an. In Ihrem Fall ist es aber anders, weil Sie die magensaftresistenten Kapseln verordnet bekommen haben. In den Kapseln befinden sich sogenannte Mikropellets, also kleine Kügelchen, in denen dann das Eisen enthalten ist. Diese Kügelchen sind mit einem magensaftresistenten Film überzogen. Die Kapseln lösen sich bereits im Magen auf und geben die Pellets frei. Die Pellets lösen sich aber erst im Zwölffingerdarm auf und gelangen von dort ins Blut. Würden Sie diese Kapseln nach dem Essen einnehmen, wären sie wahrscheinlich weniger verträglich, da sich die Pellets dann schon im Magen auflösen und das Eisen freigeben würden. Das könnte dann durchaus den Magen reizen.«

Interessiert hört sie mir zu. »Ah, ok. Was mache ich, wenn es mir dann aber trotzdem wieder so geht wie beim letzten Mal?«

»Dann wäre ein Eisensaft noch eine weitere Alternative. Ich habe schon von einigen Kunden gehört, dass sie den Saft tatsächlich besser vertragen haben als die Tabletten oder die Kapseln.«

Was man unbedingt beachten sollte, wenn man Eisen als Saft einnimmt, ist, dass es durch den direkten Kontakt mit den Zähnen zu Verfärbungen kommen kann.

Das komplett zu verhindern ist schwierig, aber es hilft auf jeden Fall, den Saft mit einem Strohhalm zu trinken, um den direkten Kontakt weitgehend zu vermeiden.

Um das Risiko von Verfärbungen weiter zu senken, sollte man sich nach der Einnahme die Zähne putzen. Aber keine Angst, die Verfärbungen gehen wieder weg – möglicherweise aber erst durch eine professionelle Zahnreinigung beim Zahnarzt.

»Alles klar. Ich probiere die Kapseln jetzt einfach mal aus. Wenn ich sie nicht vertragen sollte, dann sehen wir uns wieder, und ich kaufe mir den Saft!«

»Alles klar. Ich freu mich drauf«, sage ich scherzhaft. Sie lacht und packt die Kapseln in ihre Tasche.

»Was schulde ich Ihnen?«

Ich nenne ihr den Preis, und sie bezahlt.

»Sie könnten auch mal mit Ihrem Arzt klären, ob er Ihnen ein Kassenrezept dafür ausstellt. In der Schwangerschaft übernehmen die Krankenkassen oft die Kosten. Falls er das macht und Sie den Kassenbon mitbringen, bekommen Sie Ihr Geld für die Kapseln wieder zurück.«

»Super, danke für den Tipp. Ich kläre das mal.«

»Gerne, brauchen Sie das grüne Rezept noch, oder kann ich es wegschmeißen?«

»Das können Sie gerne wegschmeißen.«

»Mach ich. Ich wünsche Ihnen erstmal alles Gute und bis vielleicht demnächst.«

Sie lächelt. »Bis demnächst. Tschüss.«

»Tschüss.«

Während sie die Apotheke verlässt, gehe ich nach hinten, um ihr Rezept zu schreddern, und natürlich nutze ich die Gelegenheit, um einen Schluck Tee zu trinken. Leider ist er jetzt fast kalt. Egal.

Kapitel 37

Warum Bach-Blüten gut vergüten

Da die Apotheke gerade leer ist und wieder einige Arzneimittel rumliegen, räume ich sie weg. Dieses Mal sind auch ein paar dabei, die in den Automaten gehören. Ich nehme sie und werfe sie hinten auf das Fließband, damit der Automat sie einlagern kann. Als ich zehn Sekunden später wieder vorne stehe und die restlichen Arzneimittel in die Hand nehme, um sie in die Sicht- und Freiwahl räumen zu können, sehe ich, dass eine ältere Frau an meinem HV-Tisch steht und wartet.

»Junger Mann?«

»Ganz kleinen Moment, bitte«, sage ich. »Ich bin gleich bei Ihnen.« Dass gleich nicht sofort ist, scheint für die Dame ein Problem zu sein, denn sie trommelt ungeduldig mit ihren Fingern auf den HV-Tisch. Ich werfe die Packungen kurzerhand in eine Kiste, damit es wenigstens ein bisschen ordentlich aussieht, und gehe an meinen HV-Tisch, um das penetrante Getrommel zu beenden. Unweigerlich muss ich dabei an Oskar Matzerath mit seiner nervigen Blechtrommel denken.

»So, bitte«, sage ich und sehe, wie sie ihre Augen verdreht. Wenigstens hat das Trommeln aufgehört.

»Wird auch Zeit, junger Mann!«, faucht sie mich an.

»Was kann ich für Sie tun?«, frage ich sie in einem professionellen Ton, der nicht verrät, dass ihre Art mir ganz und gar nicht gefällt.

»Geben Sie mir mal ein Fläschchen von den Bach-Blüten«, fordert sie mich unfreundlich auf, und ich frage mich, ob sie immer so drauf ist oder ob es daran liegt, dass sie höchstens dreißig Sekunden ihrer kostbaren Zeit warten musste.

Das wird jetzt nicht sehr überraschend kommen, aber auch Bach-Blüten gehören wie die Homöopathie, die Schüßler Salze und die anthroposophische Medizin in den Bereich der Pseudomedizin und haben ebenfalls nur einen Placeboeffekt.

Im Unterschied zu den anderen »Therapien« werden Bach-Blüten aber nicht zu den »besonderen Therapierichtungen« gezählt, weshalb sie auch nicht den juristischen Status eines Arzneimittels haben, sondern den eines Nahrungsmittels. Dadurch dürfen sie überall verkauft werden. Leider aber auch in der Apotheke, wodurch der Eindruck erweckt wird, dass es sich bei den Bach-Blüten und den ganzen anderen pseudomedizinischen Produkten um wirksame Arzneimittel handeln könnte.

Da Bach-Blüten nichts mit einem kleinen, fließenden Gewässer zu tun haben, sondern nach Edward Bach, einem britischen Arzt, benannt wurden, wird das Bach in Bach-Blüten theoretisch »Bätsch« ausgesprochen, was praktisch aber niemand macht, häufig noch nicht mal englische Muttersprachler.

Edward Bach erfand in den 1930er Jahren die nach ihm benannte Blütentherapie und glaubte, dass jede Krankheit an einer seelischen Gleichgewichtsstörung liegen würde, deren Ursache er in einem Konflikt zwischen der unsterblichen Seele und der Persönlichkeit sah. Wollte man diese Krankheit heilen, so müsste man eine Heilung auf dieser geistig-seelischen Ebene bewirken.

So beschrieb er neunzehn Gemütszustände, die er dann sogar auf insgesamt »38 disharmonische Seelenzustände der menschlichen Natur« erweiterte. Diesen »disharmonischen Seelenzuständen« ordnete er verschiedene Pflanzen zu.

Das machte er auf eine abenteuerliche Art und Weise: Wenn Bach eine negative Emotion fühlte, hielt er seine Hand über verschiedene Pflanzen, und wenn er bei einer das Gefühl hatte, dass die negative Emotion sich daraufhin verbesserte, so schrieb er ihr die Fähigkeit zu, dieses emotionale Problem heilen zu können.

Jetzt musste er nur noch einen Weg finden, wie er diese Idee ausbauen konnte.

Also beschloss Bach bei der Betrachtung der Pflanzen, dass die von ihm gewünschte heilende Kraft der Pflanze durch die morgendlichen Sonnenstrahlen aus den Blüten in die auf ihnen befindlichen Tautropfen übergehen würde.

Daraufhin sammelte er die Tautropfen ein und konservierte sie mit Weinbrand, um so die Urtinktur zu erhalten.

Schnell bemerkte er aber, dass diese Methode nicht effektiv genug war, weil er auf diese Weise keine großen Mengen herstellen konnte. Also legte er die Blüten in eine Schale voller Wasser und stellte sie für drei bis vier Stunden in die Sonne. In seiner Vorstellung gingen nun nicht nur die wasserlöslichen Substanzen in das Wasser über, sondern auch die heilende Kraft in Form von Schwingungen. Diese Methode nannte er die Sonnenmethode.

Da sie leider nur an sonnigen Tagen funktionierte, brauchte er eine weitere Methode, die an allen anderen Tagen funktionierte. Daraufhin beschloss er, dass sich die heilende Kraft auch ohne Sonne aus den Blüten lösen ließe, wenn er diese in Wasser gab und sie darin für ungefähr zwanzig Minuten kochte.

Die Kochmethode war geboren.

Die Sonnenmethode ist jedoch diejenige, die am häufigsten

verwendet wird, und zwar hauptsächlich für Pflanzen, die im späten Frühling oder im Sommer blühen.

Die Kochmethode hingegen verwendet man vorwiegend bei den Blüten der Pflanzen, die früh im Jahr blühen.

Beiden Methoden gemein ist, dass die Lösung anschließend von den Pflanzenteilen befreit und mit der gleichen Menge Weinbrand (Brandy) verdünnt wird. Um die Blütenessenzen herzustellen, die dann verkauft werden können, verdünnt man die Urtinktur weiterhin mit Alkohol.

Aufgrund der hohen Verdünnung von 1:240 haben diese Blütenessenzen keinen charakteristischen Geschmack oder Geruch mehr. Von diesem Wasser-Weinbrand-Alkohol-Gemisch werden ein paar Tropfen in ein Wasserglas gegeben und dann getrunken oder direkt auf die Zunge getröpfelt.

Mit Bach-Blüten lässt sich also viel Geld verdienen. Erhält man durch die Sonnenmethode zum Beispiel fünf Liter Lösung und vermischt diese dann mit fünf Litern Brandy, ergibt das zehn Liter Urtinktur. Wenn man diese Urtinktur im Anschluss 1:240 verdünnt, erhält man so 2400 Liter dieser Bach-Blütenessenz. Ein Fläschchen mit zwanzig Millilitern dieser Lösung kostet im Handel rund zehn Euro. Die 2400 Liter, die man aus einer Schale Bach-Blüten erhalten kann, lassen sich also für 1,2 Millionen Euro verkaufen.

Bach-Blüten bieten also auch eine wunderbare Möglichkeit, sich mit etwas Arbeit und dem Placeboeffekt eine goldene Nase zu verdienen.

Ich vermute, dass diese Art der Pseudomedizin in Deutschland weniger erfolgreich wäre, wenn Bach einen anderen Namen gehabt hätte, da viele sich unter Bach-Blüten die Blüten von Pflanzen vorstellen, die friedlich an einem Bächlein wachsen.

Da ich also keine Ahnung habe, welche Bach-Blüten meine nicht ganz so freundliche Kundin tatsächlich haben möchte, muss ich wohl oder übel nachfragen.

»Welche Bach-Blüten hätten Sie denn gerne?«

»Na, die, die ich immer kaufe!«, lässt sie mich schnippisch wissen. Da ich diese Dame allerdings nie zuvor gesehen haben, hilft mir diese Aussage auch nicht weiter.

»Ich habe keine Ahnung, welche Sie sonst immer kaufen. Sie müssten mir schon sagen, was genau Sie haben möchten«, erwidere ich, meinen Geduldsfaden beobachtend, der während unseres Gesprächs immer dünner und dünner wird.

»Na, die Rescuetropfen! Ohne Alkohol.«

Fast immer, wenn jemand Bach-Blüten in der Apotheke verlangt, handelt es sich dabei um die Rescue- bzw. Notfalltropfen. Es kommt relativ selten vor, dass jemand einzelne Blütenessenzen kaufen möchte. In Apotheken, die sich auf Pseudomedizin spezialisiert haben, wird das sicherlich anders sein.

Die Rescuetropfen bestehen aus fünf Blütenessenzen, die sich angeblich in ihrer Wirkung gegenseitig verstärken. Man setzt sie ein, um die »seelische Balance« wieder ins Gleichgewicht zu bringen bzw. um entspannt zu bleiben. Auch die Rescuetropfen haben laut wissenschaftlicher Studien keine Wirkung, die über den Placeboeffekt hinausgeht, weshalb ich sie auch nicht empfehle.

Wenn allerdings jemand meint, der Placeboeffekt helfe ihm tatsächlich und er werde von den Rescuetropfen gerettet, weshalb er auf abhängig machende Benzodiazepine verzichten kann, dann spricht in diesem Fall an sich erstmal nichts dagegen. Allerdings könnte man die Blütenessenzen genausogut weglassen. Der Placeboeffekt wäre der gleiche.

Mein Problem mit jeder Art der Pseudomedizin ist, dass Behauptungen aufgestellt werden, die unwahr sind, die Menschen diese aber glauben und deshalb womöglich auf eine wirksame Therapie verzichten, während die Hersteller dadurch Unmengen an Geld verdienen.

Um den Umsatz weiter steigern zu können, gibt es die Rescuetropfen, wie auch die andere Blütenessenzen, in einer Variante ohne Alkohol. Diese werden statt mit Alkohol mit Glycerin konserviert, sodass man sie nun auch kleinen Kindern verabreichen kann.

Jedoch ist es immer ein zweischneidiges Schwert, Kinder darauf zu konditionieren, dass sie für jede Kleinigkeit »Medizin« brauchen. Das ist bei den Bach-Blüten nicht anders als bei der Homöopathie.

»Aha«, sage ich und lasse ein Fläschchen aus dem Automaten kommen.

»Und noch eine für meinen Hund«, bittet sie mich jetzt ein wenig freundlicher.

Wer denkt, dass die Möglichkeiten aus Bach-Blüten Profit zu schlagen, bei den alkoholfreien Varianten endet, der irrt, denn es gibt zum Beispiel auch die sogenannten Haustiertropfen. Sie werden gegeben, um die Tiere, vor allem Hunde, in stressigen Situationen zu unterstützen. Zum Beispiel an Silvester oder bei Besuchen beim Tierarzt.

Wenn es hilft, waren in Wirklichkeit die Tropfen entweder nicht nötig oder der Placebo-by-Proxy-Effekt hat ausgereicht, das Tier ruhig zu halten. Das bedeutet, dass durch das Verabreichen der Tropfen das Tier die Erwartungshaltung seines Besitzers spürt, was dazu führt, dass möglicherweise die gewünschte Wirkung tatsächlich eintritt.

Auch mit den Haustiertropfen ist das Geldverdienen mit Bach-Blüten aber noch lange nicht zu Ende. Der Kreativität der Hersteller sind offensichtlich keine Grenzen gesetzt. Wer möchte, kann unter anderem noch Pferde-Sticks, Hunde-Drops, Cremes, Bonbons, Kaugummis und natürlich auch Globuli käuflich erwerben.

Ich lasse also auch die Tropfen für Haustiere aus dem Automaten kommen.

»Sie wissen, dass die Tropfen nur einen Placeboeffekt haben?«, frage ich sie.

»Ach, hören Sie doch auf mit dem Mist, junger Mann, mir helfen sie und meinem Wladimir genauso!«

»Wuff!«, bestätigt ihr Hund, den ich tatsächlich bisher noch gar nicht wahrgenommen habe und der, wie ich nun sehen kann, ziemlich klein ist.

»Wie Sie wünschen, gnädige Frau«, antwortete ich betont freundlich.

»Gut!«, ist alles, was sie darauf erwidert.

»Sie kennen sich mit der Anwendung aus?«, frage ich, obwohl eine Beratung nur bei Arzneimitteln verpflichtend ist.

»Ja, natürlich!«, antwortet sie, während Sie mir einen Zwanzig-Euro-Schein auf den Zahlteller wirft. Sie packt die Fläschchen ein, und ich lege ihr das Wechselgeld auf den Zahlteller. Sie nimmt es an sich und verlässt wortlos mit Wladimir die Apotheke.

»Wuff!«

Kapitel 38

Warum man Schleimlöser nicht wirklich braucht

Als die Tür aufgeht, höre ich Wladimir, den Hund meiner letzten Kundin, wild bellen. Wahrscheinlich lieferte er sich gerade ein Duell mit dem großen, glatzköpfigen Mann, der gerade hustend zur Tür hereinkommt.

»Guten Tag«, begrüße ich ihn, als er vor mir steht.

»Guten Tag«, grüßt er mit rauer Stimme zurück und hustet wie auf Kommando in die Armbeuge seines schwarzen Anzugs. Er klingt nicht gut. Ich würde mich nicht wundern, wenn plötzlich seine komplette Lunge vor ihm auf dem Boden liegen würde. Seine wässrigen, roten Augen passen jedenfalls gut zu seinem knallroten Gesicht. A propos Wasser.

»Da hinten steht unser Wasserspender. Sie können sich gerne bedienen«, sage ich, und er dreht sich sofort um.

»Danke!« Er geht zum Wasserspender, entnimmt einen Becher und füllt ihn mit Wasser. Nachdem er sich beinahe verschluckt hat, trinkt er ihn in einem Zug leer, bevor er mit dem leeren Becher in der Hand auf mich zukommt.

»Ich brauche dringend etwas gegen den Husten!«, sagt er.

»Dachte ich mir fast«, antworte ich grinsend.

»Was können Sie mir denn zum Schleimlösen empfehlen?«

Zum Schleimlösen werden sogenannte Expektoranzien verwendet, sie sollen das Abhusten des Bronchialsekrets aus den Bronchien und der Luftröhre erleichtern, in dem sie den Schleim verflüssigen. Dadurch wird zum Teil auch der Hustenreiz verringert.

Die Anwendung von Expektoranzien beruht allerdings auch heute noch weitgehend auf Erfahrungswerten. Die meisten Studien sind leider nicht aussagekräftig, und die, die es sind, tendieren eher dazu, ihnen keinen wirklichen Nutzen beizumessen und das, obwohl sie relativ häufig gekauft und auch empfohlen werden.

Laut der DEGAM-Leitlinie für Husten, die von der Deutschen Gesellschaft für Allgemeinmedizin und Familienmedizin herausgegeben wird, kann aufgrund der Studienlage keine Empfehlung zur Behandlung eines akuten Hustens mit Expektoranzien ausgesprochen werden. Man sollte bei einem schleimigen Erkältungshusten vor allem auf eine ausreichende Trinkmenge achten, denn wird zu wenig getrunken, kann dadurch das Abhusten erschwert werden.

Wenn man zu denen gehört, die trotzdem unbedingt etwas gegen ihren schleimigen Husten einnehmen möchten, dann sollte man am besten auf pflanzliche Schleimlöser wie Myrtol-, Thymian-Efeu- oder Thymian-Primelpräparate zurückgreifen. Ihre Wirksamkeit ist zwar auch nur gering, sie scheint aber etwas höher zu sein als die bei synthetischen Präparaten wie Ambroxol oder ACC.

Aber auch ohne dass man überhaupt etwas einnimmt, verschwindet ein Erkältungshusten in der Regel nach zwei bis drei Wochen wieder von allein. Das Geld kann man sich also sparen.

»Das meiste, was auf dem Markt ist, wirkt bestenfalls ein wenig, wenn überhaupt«, antworte ich.

»Also, ich habe das letzte Mal eine Brausetablette ACC eingenommen und mir eingebildet, dass es geholfen hat«, erwidert er.

»Möglicherweise lag es aber auch an dem Glas Wasser, das Sie dazu getrunken haben.«

»Das kann natürlich auch sein. Was nehmen Sie denn, wenn ich fragen darf, wenn Sie einen schleimigen Husten haben?«, möchte er wissen.

»Ehrlich gesagt: nichts!«, antworte ich ihm wahrheitsgemäß.

»Hmm. Verstehe. Ich glaube, ich würde trotzdem nochmal ACC 600 Brausetabletten mitnehmen«, lässt er mich wissen.

»Gerne. Aber besser wären vielleicht die ACC 200 Brausetabletten, die nehmen Sie dann dreimal am Tag ein. Was den Vorteil hat, dass Sie dabei also die dreifache Menge an Wasser trinken. Wohingegen die 600 Milligramm Brausetablette nur einmal am Tag eingenommen werden darf.«

»Wissen Sie was, Sie haben recht. Das ist vielleicht die bessere Lösung«, stimmt er mir zu. Ich greife daraufhin hinter mich und nehme eine Packung ACC 200 aus dem Regal und scanne sie ab.

»Kann man hier mit Karte bezahlen?« Eine Frage, die ich mindestens einmal am Tag gestellt bekomme und die mich immer wieder überrascht. Privatpatienten zum Beispiel müssen teilweise mehrere hundert Euro für ihre Arzneimittel bezahlen, da sie erstmal die gesamte Summe auslegen müssen, bevor sie das Geld von ihrer Krankenkasse zurückbekommen. Aber auch so kommt es oft vor, dass jemand über hundert Euro bei uns in der Apotheke lässt.

Und als Apotheke keine Kartenzahlung anzubieten würde uns auf jeden Fall einige Kunden kosten, die ihre Arzneimittel dann lieber woanders holen würden.

»Selbstverständlich«, antworte ich auf seine Frage und greife nach dem Gerät für die Kartenzahlung. Ich tippe die Summe ein und halte es ihm hin. Er hält seine Smartwatch auf das Display des Geräts, woraufhin es piept. Die Zahlung ist durchgegangen.

»Dann gute Besserung!«, sage ich und packe ihm die Brausetabletten in eine Tüte. Zusätzlich werfe ich ihm noch ein paar Hustenbonbons zum Probieren mit rein.

»Vielen Dank! Bis dann. Tschau«, sagt er noch, bevor er sich hustend zum Ausgang macht.

»Tschüss«, sage ich und stecke den Kreditkartenbeleg in die Kasse.

Kapitel 39

Warum man Tabletten und Kapseln mit ausreichend Wasser einnehmen sollte

»Guten Tag.« Ich rufe die nächste Person in der Schlange auf. Eine Frau mittleren Alters.

»Hallo«, sagt sie zögernd, »hatten wir vorhin telefoniert?«

»Ähm. Wie ist denn Ihr Name?«, frage ich.

»Michels. Ich hatte vorhin angerufen wegen der Alendronsäure.«

»Ja, genau. Sie haben mit mir gesprochen.«

»Tut mir leid, dass ich erst jetzt da bin, ich musste ewig beim Arzt warten, da ist heute die Hölle los! Das war wirklich anstrengend!«, platzt es aus ihr heraus.

»Das kann ich mir vorstellen«, antworte ich. »Ich schaue mal nach Ihrem Arzneimittel. Kleinen Moment, bitte.« Während sie nach dem Rezept in ihrer Tasche kramt, hole ich die Tabletten aus dem Abholregal für telefonische Bestellungen.

»So, hier sind sie«, sage ich und scanne den Abholschein ab.

Ich nehme das Rezept, das sie in meiner Abwesenheit auf den HV-Tisch gelegt hat, und vergleiche es mit dem Arzneimittel in meiner Hand. Da alles korrekt ist, bedrucke ich das Rezept und scanne das Arzneimittel gegen.

»So ein aktuelles Rezept wird einfach viel eher von der Krankenkasse akzeptiert als so ein altes«, sage ich augenzwinkernd.

»Ich wusste wirklich nicht, dass Rezepte ablaufen können«, sagt sie entschuldigend.

»Alles gut. Sie wissen Bescheid, wie Sie das Arzneimittel einnehmen müssen?«, möchte ich noch wissen.

»Ja, immer montags vor dem Frühstück«, antwortet sie mir.

»Genau. Einmal pro Woche die Tablette als Ganzes in aufrechter Position schlucken. Mindestens eine halbe Stunde vor dem Frühstück mit einem großen Glas Leitungswasser und, wichtig, Sie dürfen sich danach nicht wieder hinlegen«, führe ich das Ganze noch etwas aus.

»Ist das mit dem Wasser so wichtig? Ich schlucke die immer ohne!«

»Das sollten Sie auf keinen Fall tun. Schon gar nicht bei Alendronsäure. Der Wirkstoff ist stark ätzend, und bleibt die Tablette in der Speiseröhre hängen, kann das dort zu Gewebeschäden oder Entzündungen führen«, kläre ich sie auf.

Alendronsäure ist ein Arzneimittel gegen Osteoporose und wird meistens erst nach den Wechseljahren eingesetzt.

Der Wirkstoff gehört zu den Bisphosphonaten und verhindert durch die Hemmung der Osteoklasten den Knochenabbau und die Calciumfreisetzung aus dem Knochen. Dadurch wird der Knochen wieder stabiler.

Tabletten und Kapseln sollten grundsätzlich immer mit einem vollen Glas Leitungswasser (rund 250 Milliliter) eingenommen werden. Durch eine ausreichende Menge an Wasser soll verhindert werden, dass die Tablette in der Speiseröhre hängen bleibt. Das Wasser sorgt auch dafür, dass das Arzneimittel schneller wirken kann.

Erstens, da ausreichend Lösungsmittel vorhanden ist, damit sich die Tablette oder Kapsel auflösen kann, und zweitens, weil Wasser höchstens dreißig Minuten im Magen bleibt – im Gegensatz zum Beispiel, wenn man sie mit Milch oder auch Fruchtsäften schlucken würde, die dort mehr als doppelt so lange verweilen.

Auch mit Tee und Kaffee sollten Arzneimittel nicht eingenommen werden, da die Gerbstoffe die Aufnahme des Wirkstoffes verringern könnten. Natürlich ist das auch immer von der Art des Wirkstoffes abhängig, so kann zum Beispiel auch Mineralwasser zur Einnahme ungeeignet sein, da es aufgrund des hohen Calciumgehaltes bei Wirkstoffen wie zum Beispiel L-Thyroxin die Aufnahme reduziert. Siehe Kapitel 19.

Ebensowenig eignen sich alkoholische Getränke, da viele Arzneimittel mit Alkohol Wechselwirkungen haben. Mit einem vollen Glas Wasser ist man deshalb immer auf der sicheren Seite.

»Oh, das wusste ich nicht«, sagt Frau Michels erstaunt »Ich sehe immer, wie die Schauspieler in den Filmen die Tabletten ohne Wasser einnehmen und einfach so runterschlucken. Ich dachte, das macht man so.«

»Nein, auf keinen Fall! Und dass Sie sich anschließend nicht wieder hinlegen ist wichtig, damit vom Mageninhalt nichts in die Speiseröhre zurückfließen und diese verätzen kann. Das sollte unbedingt eingehalten werden.«

»Ich werde in Zukunft darauf achten. Vielen Dank für die Aufklärung.«

»Gerne!«

»Was bekommen Sie von mir?«

»Fünf Euro.« Sie legt einen Fünf-Euro-Schein auf den Zahlteller, den ich in die Kasse stecke, während der Kassenbon gedruckt wird.

»So, Ihr Kassenbon. Ich wünsche Ihnen noch einen schönen Tag. Auf Wiedersehen, Frau Michels.«

Sie nimmt den Bon an sich und packt das Arzneimittel in ihre Tasche.

»Den wünsche ich Ihnen auch.« Wir verabschieden uns, und während sie die Apotheke verlässt, verlasse ich meinen HV-Tisch und gehe nach vorne in den Verkaufsraum.

Kapitel 40

Wie man Pfunde verliert und keine Euros

Ein glatzköpfiger Mann, vermutlich um die fünfzig Jahre alt und mit einem – für seine Größe – recht beeindruckenden Kampfgewicht von etwa 100 Kilogramm, steht am Regal für die Abnehmprodukte und liest sich die Beschreibung eines Abnehmpulvers durch. Ich gehe auf ihn zu, um mich zu erkundigen, ob er sich zurechtfindet.

Eine wichtige Regel in der Kommunikation mit Kunden lautet, sie niemals zu fragen, ob sie Hilfe benötigen, da man ihnen damit das Gefühl gibt, sie als hilfsbedürftig anzusehen, wohingegen man sich selbst als den großen Retter inszenieren kann.

»Sie finden sich zurecht?«, frage ich den Herrn also.

»Nicht wirklich! Ich könnte Hilfe gebrauchen!«, antwortet er mir, und ich schmunzle etwas, weil er sich augenscheinlich nicht stundenlang denselben Kommunikationskurs anhören durfte wie ich.

»Sehr gerne. Was kann ich für Sie tun?«, schiebe ich den nächsten Standardsatz hinterher.

»Ich möchte ein paar Pfunde verlieren, da ich – sagen wir mal – ein wenig zu klein für mein Gewicht bin. Ich finde mich allerdings zwischen all den Produkten hier nicht unbedingt zurecht«, klagt er.

Heutzutage spricht eigentlich kaum ein Mensch mehr von »Pfund«. Es sei denn, es geht ums Abnehmen oder man redet gerade mit seinem Metzger. Zwanzig Pfund klingen einfach nach mehr als zehn Kilogramm. Beim Metzger mag das vielleicht egal sein, beim Abnehmen könnte das durchaus einen psychologischen Effekt haben.

Abzunehmen ist im Grunde ganz leicht, möchte man meinen, man muss schließlich einfach nur mehr Kalorien verbrennen, als man zu sich nimmt.

Leichter gesagt, als getan. Ich denke, viele wären überrascht, wenn sie wüssten, wie viele Kalorien sie im Laufe eines Tages so zu sich nehmen.

Ein weißes Brötchen mit Nuss-Nougat-Creme kann, ordentlich bestrichen, schon rund 500 Kilokalorien haben. Wenn man dann noch zu der Spezies Mensch gehört, die, warum auch immer, noch reichlich Butter unter die Nuss-Nougat-Creme schmiert, landet man schnell mal bei 700 Kilokalorien für ein einziges geschmiertes Brötchen. Damit könnte man im Grunde schon rund ein Drittel des durchschnittlichen Kalorienbedarfs eines Tages zu sich genommen haben.

Deshalb empfehle ich immer, dass, wenn man abnehmen möchte, man erstmal damit beginnt, sich auszurechnen, wie viele Kalorien man im Laufe des Tag verbrennt und wie viele man tatsächlich zu sich nimmt.

Ja, damit meine ich das klassische Kalorienzählen. Und ja, es ist nervig und nicht immer sehr genau. Aber darum geht es auch nicht. Es geht eher darum, ein Gefühl dafür zu bekommen, wie viele Kalorien in welchen Lebensmitteln stecken.

Wenn man das eine Weile gemacht hat, kann man an den beiden Stellschrauben drehen, die helfen, die Kilogramme purzeln zu lassen. Und das, meine Damen und Herren, ist ein weiterer Grund, warum man in dem Kontext »Pfunde« sagt, denn Kilogramme klingt ziemlich komisch.

Eine der beiden Stellschrauben heißt, weniger Kalorien zu sich zu nehmen, als man verbrennt. Und dafür muss, wenn nur an dieser Stellschraube gedreht werden soll, zunächst die Ernährung umgestellt werden.

Wenn man bewusst Kalorien zählt, fällt einem sofort auf, dass manche Lebensmittel extrem viele Kalorien haben. So wie das schon erwähnte Nuss-Nougat-Brötchen, aber natürlich auch Schokolade und andere Süßigkeiten, ebenso wie zuckerhaltige Getränke. Eigentlich alles, was wir lieben. Schade eigentlich.

Komplett darauf zu verzichten wäre natürlich die beste Option, aber eben auch die schwierigste.

Deswegen kann man versuchen, weniger Schokolade zu essen und damit weniger Kalorien aufzunehmen. Aber, sind wir doch mal ehrlich, es ist leichter, überhaupt keine Schokolade zu essen als nur ein Stückchen.

Reduziert man seinen Konsum an zuckerhaltigen Getränken, hat man, zumindest was die tägliche Kalorienzufuhr betrifft, schon viel erreicht.

Wenn man sie nicht komplett weglassen kann, kann man sich vom Zucker auch langsam entwöhnen, in dem man den Zuckergehalt der Getränke immer weiter reduziert. Nach und nach fällt es vielen leichter als von jetzt auf gleich.

Möglicherweise kann man zum Beispiel die Cola durch Eistee ersetzen, der dann zwar immer noch (zu) viele Kalorien hat, aber doch deutlich weniger als die Cola. Trotzdem sollte man den Eistee irgendwann durch etwas zuckerärmeres ersetzen, zum

Beispiel durch richtigen Tee. Schwarzer Earl Grey soll ganz gut sein, hab ich gehört.

Der Vorteil beim Tee ist, dass man selbst bestimmen kann, wieviele Würfel Zucker man in die Tasse oder in die Kanne gibt und dass man die Anzahl der Würfel auch relativ leicht weiter reduzieren kann. Wenn nicht, dann ist das auch in Ordnung – man freut sich dann einfach darüber, weniger Zucker und damit weniger Kalorien zu sich zu nehmen als noch zu Colazeiten.

Ich persönlich gebe zur Zeit fünf Zuckerwürfeln in einen Liter schwarzen Earl Grey Tee. Wenn einer drei Gramm wiegt, wiegen fünf Stück zusammen fünfzehn Gramm. Das entspricht einer Konzentration von fünfzehn Gramm Zucker auf einen Liter Tee bzw. auf ein Kilogramm, da die Dichte von Wasser, also die Masse pro Volumen, ungefähr 1 ist, zumindest bei ca. 4 Grad Celsius und Normaldruck.

Das heißt, dass sich 1,5 Gramm Zucker in 100 Gramm Tee befinden, was einer Konzentration von 1,5 Prozent Zucker entspricht (Prozent heißt »pro Hundert«).

Da ein Gramm Zucker vier Kilokalorien hat, ergibt das 60 Kilokalorien pro Liter Tee. Ich denke, das ist in Ordnung.

Im Vergleich dazu hat Eistee ungefähr acht Prozent Zucker und Cola (es gibt nur eine) enthält 10,6 Prozent.

Apfelsaft, egal ob klar oder naturtrüb, enthält übrigens auch rund zehn Prozent Zucker und ist zum Abnehmen also eher ungeeignet.

Es kann also einen großen Unterschied beim Abnehmen machen, wennn man auf diese Art Kalorien einspart.

Ähnlich ist es beim Thema Essen. Womit kann ich Kalorien einsparen und vor allem, was ist gesünder für mich? Weiße Brötchen zum Beispiel haben kaum Nährstoffe, Vollkornbrot hingegen schon.

Methoden wie FDH (Friss die Hälfte) sorgen zwar dafür, dass man weniger Kalorien zu sich nimmt, aber eben auch weniger Nährstoffe. Nimmt man zu wenig Eiweiß auf, kann das dazu führen, dass weniger Muskelmasse zur Verfügung steht.

Weniger Muskelmasse bedeutet, dass der Grundumsatz gesenkt wird und dadurch weniger Kalorien verbrannt werden.

Der Grundumsatz gibt, wie in Kapitel 19 erklärt, an, wie viele Kalorien der Körper verbrennt, um grundlegende Körperfunktionen wie Verdauung oder Atmung aufrechtzuerhalten.

Hat man also einen geringeren Grundumsatz, weil man über weniger Muskelmasse verfügt, würde man bei gleicher Nahrungszufuhr schnell wieder zunehmen. Es muss ja nur noch weniger Muskelmasse mit Energie versorgt werden, es bleibt also noch was für den Fettaufbau übrig. Muskeln verbrennen mehr Kalorien als Fett.

Wenn man sich auch nur ein bisschen bewegt, kommt zum Grundumsatz auch noch der Leistungsumsatz hinzu. Umso aktiver man ist, desto mehr Kalorien verbrennt man zusätzlich.

Damit kommen wir zur zweiten Stellschraube, nämlich der, mehr Kalorien zu verbrennen.

Das erreicht man, in dem man sich allgemein mehr bewegt. Zum Beispiel, indem man die Treppen statt des Aufzugs oder der Rolltreppe nimmt, kurze Strecken zu Fuß geht, statt sie mit dem Auto zu fahren, usw.

Durch Sport kann man natürlich auch zusätzliche Kalorien verbrennen. Wenn man das noch weiter steigern möchte, sollte man mit speziellem Krafttraining daran arbeiten, Muskelmasse aufzubauen. Mehr Muskelmasse bedeutet mehr Grundumsatz, wodurch man eben auch beim Nichtstun mehr Kalorien als zuvor verbrennt.

Das ist auch gleichzeitig der Grund dafür, warum viele Sportler dick werden, wenn sie ihre Karriere im Leistungssport beenden. Die Muskelmasse verringert sich, weil sie nun weniger Sport machen. Wird dann die Anzahl der zugeführten Kalorien nicht dem neuen Verbrauch angepasst, baut sich schnell ein Fettpölsterchen auf.

Am besten dreht man natürlich an beiden Stellschrauben und kombiniert mehr Bewegung und Sport mit einer gesünderen, bewussteren Ernährung.

Um noch schneller abzunehmen, gibt es zahlreiche freiverkäufliche Pulver und Tabletten zu kaufen, und auch ein paar rezeptpflichtige.

Ich empfehle grundsätzlich nur die Pulver.

Sicher, sie sind nicht ideal, aber sie helfen immerhin dabei, schneller ans Ziel zu kommen. Um allerdings dem Jo-Jo-Effekt zu entgehen, muss man für eine Ernährungsumstellung sorgen.

Die meisten Tabletten auf dem Markt sind entweder dazu da, Fette aus der Nahrung an der Aufnahme zu hindern, oder sie sättigen einfach nur, sodass man weniger Hunger hat und dadurch weniger isst. Als würde man nur naschen, wenn man Hunger hat.

Mein Kunde wirkt etwas überfordert. Also kläre ich ihn auf.

»Okay, also das, was Sie in der Hand halten, ist ein Pulver. Mit diesem Pulver stellen Sie einen Shake her, durch den Sie dann Ihre Mahlzeit ersetzen. Erst ersetzen Sie alle drei Mahlzeiten des Tages, dann zwei, dann nur noch eine. Es handelt sich dabei um eine sogenannte ›Formula-Diät‹«, erläutere ich. »Der Sinn ist, dass Ihr Körper mit dem Shake alle wichtigen Nährstoffe bekommt, die er braucht, Sie aber gleichzeitig dadurch weniger Kalorien zu sich nehmen als mit einer vollwertigen Mahlzeit und trotzdem satt werden. Wenn Sie weniger Kalorien aufnehmen, als Sie verbrennen, verlieren Sie Gewicht.«

»Okay, klingt logisch. Und wie genau mache ich das?«, möchte er wissen.

»Bei diesem Pulver nehmen Sie für ihre Größe …« Ich versuche, seine Größe abzuschätzen.

»Eins siebzig«, bestätigt er meine nicht ausgesprochene Vermutung.

»… sieben gehäufte Esslöffel, das sind siebzig Gramm, und geben die in einen Shaker mit 200 Millilitern Wasser und zwei Teelöffeln Pflanzenöl. Oder Sie nehmen 200 Milliliter Milch. Mit Milch schmeckt der Shake wesentlich besser, hat dafür aber ein paar Kalorien mehr. Aber was hilft eine Diät, die man nicht durchhält, weil sie nicht schmeckt?«

»Haha, ja, davon kann ich ein Lied singen. Wie lange soll ich das dann so machen?«

»Sie starten damit, dass Sie drei bis sieben Tage lang gar nichts essen, sondern stattdessen dreimal am Tag einen Shake trinken. Im Anschluss ersetzen Sie nur noch zwei Mahlzeiten pro Tag durch einen Shake, und zwar so lange, bis Sie Ihr Wunschgewicht erreicht haben. Am besten werden natürlich die beiden Mahlzeiten mit den meisten Kalorien ersetzt. Sobald Sie Ihr Wunschgewicht erreicht haben, genügt dann nur noch ein Shake pro Tag, um das Gewicht zu halten. Im Anschluss können Sie auf die Shakes ganz verzichten, oder Sie trinken nur noch bei Bedarf einen, zum Beispiel dann, wenn Sie morgens keine Zeit zum Frühstücken haben.«

»Und das funktioniert wirklich?« Er schaut mich fragend an.

»Ja, das tut es. Aber nur dann, wenn Sie auch Ihre übliche Ernährung umstellen, sonst haben Sie das Gewicht schnell wieder drauf. Stichwort: JoJo-Effekt. Die Pulver helfen Ihnen im Grunde nur dabei, Ihr Ziel schneller zu erreichen. Es geht natürlich auch komplett ohne, wenn Sie Ihre Ernährung von

Anfang an umstellen. Grundsätzlich ist es wichtig, dass Sie eben möglichst jeden Tag weniger Kalorien zu sich nehmen als Sie verbrennen. Mehr Sport und weniger kalorienreiche Speisen und Getränke, das ist im Prinzip das ganze Geheimnis. Vorausgesetzt, Sie sind ansonsten gesund.«

»Das klingt alles logisch. Und was ist mit diesen Tabletten hier?« Er zeigt auf sogenannte Fettbinder-Tabletten.

»Diese Tabletten sollen verhindern, dass Fette aus der Nahrung aufgenommen werden. Minimal helfen sie vielleicht, aber ihr Geld sind sie nicht wert. Die Orlistat-Tabletten hingegen, die ebenfalls verhindern, dass Fette aus der Nahrung aufgenommen werden, wirken da schon intensiver. Aber auch die kann ich nicht wirklich empfehlen, denn sie können heftige Magen-Darm-Probleme verursachen, wie Fettstühle, Durchfall und Blähungen mit Abgang von Stuhl, außerdem können sie wichtige Arzneimittel daran hindern, vollständig aufgenommen zu werden. Bei Frauen zum Beispiel die Pille.«

»Das betrifft mich ja zum Glück nicht!«, lacht er.

»Nicht wirklich«, bestätige ich grinsend.

»Ich denke, ich probiere es mal mit dem Pulver und kombiniere das mit mehr Bewegung, und in der Zwischenzeit plane ich, wie ich mich in Zukunft besser ernähren werde. Sonst noch Tipps?«

Ich nicke. »Ja, Muskelaufbau. Die Aufrechterhaltung von Muskeln verbraucht Kalorien. Je mehr Muskelmasse Sie haben, desto mehr Kalorien verbrennen Sie. Und das Beste ist: sogar beim Nichtstun!«

»Klingt gut. Ist notiert. Ich kaufe mir also auch noch ein paar Hanteln.« Lachend drückt er mir das Pulver in die Hand, und wir gehen zur Kasse, ich auf meine Seite, er auf die andere. Dann tauschen wir Geld gegen Pulver.

»Und vergessen Sie die Vorher-Nachher-Fotos nicht«, sage ich scherzhaft.

»Auf keinen Fall«, versichert er mir grinsend und zieht eine Tüte aus der Tasche, in die er alles einpackt.

»Danke für die Beratung. Bis zum nächsten Mal.«

»Wenn ich Sie dann noch erkenne«, sage ich augenzwinkernd, und er beginnt zu lachen.

»Wir werden sehen.«

Wir verabschieden uns.

Da mehrere Kunden in der Apotheke sind und sich umgucken, muss mein Tee noch ein bisschen warten.

Kapitel 41

Warum man keine Basen zum Entsäuern braucht

Ich klingele nach einer Kollegin und gehe zu dem rund 50 Jahre alten, fast zwei Meter großen Mann in schwarzer Lederkutte und mit Motorradhelm unter seinem Arm, der sich nun schon eine Weile in der Apotheke umschaut.

»Sie finden sich zurecht?«, frage ich und sehe, dass er nicht nur ein Tränentattoo im Gesicht trägt, sondern auch andere nicht definierbare Zeichen und Formen.

»Nein, ehrlich gesagt nicht. Ich suche etwas zum Entsäuern«, antwortet er, und ich hoffe, dass er nicht selbst sauer wird, wenn ich ihm gleich davon abraten werde.

»Die Produkte stehen hier drüben«, sage ich und gehe mit ihm zu dem Aufsteller mit den Basenpulvern, der bei uns in der Freiwahl steht.

»Danke. Meine Heilpraktikerin hat mir Basenpulver empfohlen, da mein Urin beim letzten Test leicht sauer war«, erklärt er mir, während ich spüre, wie mein pH-Wert langsam absinkt.

Mit dem pH-Wert lässt sich bestimmen, ob eine wässrige Lösung sauer oder basisch ist. Ein pH-Wert von sieben ist neutral. Ein pH-Wert unter sieben ist sauer und einer über sieben bis pH vierzehn, ist basisch, bzw. alkalisch.

Bei der basischen Ernährung, einer pseudomedizinischen Ernährungslehre, soll darauf geachtet werden, dass der Körper nicht übersäuert, weshalb basenbildende Lebensmittel verzehrt und säurebildende eher gemieden werden sollen.

Zu den säurebildenden Lebensmitteln gehören zum Beispiel Fleisch, Milch und Käse, zu den basenbildenden dagegen Obst und Gemüse.

Da es schwierig ist, bei jeder Mahlzeit genügend basische Lebensmittel zu essen, werden basische Pülverchen oder Tabletten angeboten, die angeblich die überschüssige Säure neutralisieren und somit das Säure-Basen-Gleichgewicht stabilisieren. Als Resultat soll man sich wieder fit und energiegeladen fühlen, und Krankheiten sollen dadurch ebenfalls vermieden werden.

Leider existieren für diese Behauptungen keine wissenschaftlichen Beweise.

Der Körper verfügt selbst über einen eigenen Blutpuffer, bestehend aus vier verschiedenen Puffersystemen, der den pH-Wert des Blutes stets in einem pH-Wert-Bereich zwischen 7,35–7,45 hält.

Fällt der pH-Wert unter 7,35, spricht man von einer Azidose und im Gegensatz dazu von einer Alkalose, wenn er über 7,45 steigt.

Ist der Urin leicht sauer, wie bei meinem Kunden, ist das noch lange kein Beweis für eine Übersäuerung, wie einem Anhänger dieser Ernährungslehre weismachen wollen, sondern ein Zeichen dafür, dass der Blutpuffer tatsächlich funktioniert und die Nieren überschüssige Säuren ausscheiden.

Ich erkläre meinem Kunden also vorsichtig, warum er sich das Geld für Basenpulver sparen kann.

»Es ist nicht nötig, Basenpulver einzunehmen, denn das Blut

verfügt selbst über eigene Puffersysteme, die den pH-Wert konstant halten und so den Körper vor einer Übersäuerung schützen. Das Geld kann man sich also sparen«, erkläre ich. Er schaut mich mit versteinerter Miene an.

»Aber warum verkaufen Sie es dann, wenn es doch wirkungslos ist!«, fragt er mit lauter, bebender Stimme.

»Wie Sie sehen, versuche ich ja gerade den Verkauf zu verhindern«, kontere ich mit einem schelmischen Grinsen im Gesicht. »Leider bieten Apotheken viel zu viele Mittelchen an, die keine nachgewiesene Wirkung haben. Ich wünschte, es wäre anders«, sage ich.

»Dann schmeißen Sie doch alles raus, was keine Wirkung hat!«

»Wäre es meine Apotheke, würde ich das auch tun.«

»Verstehe«, antwortet er, »aber jetzt nochmal zum Mitschreiben. Wenn mein Urin sauer ist, bedeutet das doch, dass ich übersäuert bin, oder nicht?«

»Oder nicht«, antworte ich. »Ein saurer pH-Wert des Urins besagt letztlich nur, dass die Nieren arbeiten und überschüssige Säuren ausscheiden. Er sagt aber nichts über den pH-Wert des Blutes aus«, erkläre ich.

»Hmm, okay, ich verstehe. Meine Heilpraktikerin meinte außerdem, ich solle auf säurebildende Lebensmittel wie Fleisch, Wurst und Käse verzichten. Ist das auch Quatsch?«

»Im Hinblick auf die pseudowissenschaftliche, basische Ernährung definitiv. Aber abgesehen davon essen wir alle zu viel Fleisch und Wurst!«

»Außer die Vegetarier und Veganer!«, korrigiert er mich.

»Ja, außer die Vegetarier und Veganer«, antworte ich lächelnd. »Allerdings kann es durch eine stark reduzierte Aufnahme dieser Nahrungsmittel, zu denen auch Fisch und Käse zählen, zu Mangelerscheinungen und folglich zum Muskelabbau kommen. Der Grund ist, dass aufgrund des Verzichts auf diese Lebensmittel möglicherweise zu wenig Proteine aufgenommen werden. Es sei denn natürlich, Sie gleichen das mit anderen Lebensmitteln aus«, erkläre ich.

»Okay, ich denke, da habe ich keine Probleme«, sagt er lachend. »Ich hätte aber noch eine andere Frage.«

»Ich bin ganz Ohr«, erwidere ich.

»Meine Heilpraktikerin meinte auch, dass ich zusätzlich noch Basenbäder zur Entsäuerung machen soll. Sie hat, wenn ich mich richtig erinnere, sogar von einer Entgiftung gesprochen. Dass also Säuren und Giftstoffe dadurch aus dem Körper herausgezogen werden. Was ist davon zu halten?«

»Nichts!«, antworte ich. »Wir haben zum Entgiften eine Leber und eine Niere, die können das von ganz alleine. Außerdem sorgt so ein Basenbad nur dafür, dass der Säureschutzmantel angegriffen wird, der bei pH-Werten zwischen 4,7 und 5,75 im leicht sauren Bereich liegt, und die Haut dadurch empfindlicher gegen Reize von außen wird. Sie ist deshalb nicht mehr so gut geschützt, wodurch Krankheitserreger die Haut befallen können und es zu Hautkrankheiten und Infektionen kommen könnte. Natürlich wird das nicht der Fall sein, wenn Sie nur einmal ein Basenbad nehmen. Aber es nutzt halt auch nichts«, erkläre ich ihm. »Bei Duschgels sollte man übrigens darauf achten, dass sie pH-hautneutral sind und den Säureschutzmantel nicht angreifen. Die meisten haben eine ph-Wert von 5,5. Selbst reines Wasser mit einem ph-Wert von 7 kann den Säureschutzmantel angreifen.«

»Danke für die ausführliche Erklärung, Sie haben mir sehr geholfen. Vielleicht sollte ich mir mal eine andere Heilpraktikerin suchen!«

»Ja, zum Beispiel«, antworte ich lachend.

Wir verabschieden uns, und während ich an der Schlange vorbei an meinen HV-Tisch zurücklaufe, sehe ich aus dem Augenwinkel, wie er vor der Apotheke auf sein Motorrad steigt und wenig später laut brummend davonfährt. Manchmal verkauft man aus gutem Grund nichts. Aber das ist mir immer noch lieber, als irgendetwas aus schlechten Gründen zu verkaufen.

Kapitel 42

Warum man Kochsalz nicht über einer heißen Schüssel Wasser inhalieren kann

Zurück an meiner Kasse, rufe ich die nächste Person in der Schlange auf. Eine junge, brünette Frau, die ich auf etwa zwanzig Jahre schätze. Sie tritt zu mir an den HV-Tisch, und noch bevor sie auch nur ein Wort zu mir sagt, hält sie ihren rechten Zeigefinger in die Luft und dreht sich von mir weg. Kein Problem. Ich bin schließlich ausgesprochen geduldig. Ich sehe, wie sie ein weißes Taschentuch aus ihrer schwarzen Handtasche zieht und sich erstmal ihre rote Nase putzt.

»Entschuldigung«, sagt sie und wendet sich mir wieder zu.

»Kein Problem!«, antworte ich.

»Ich habe einen nervigen Schnupfen und muss auch ständig husten. Meine Mutter meinte, dass ich mir ein Nasenspray aus der Apotheke holen soll.«

»Gerne. Wollen Sie eines für Kinder oder eines für Erwachsene?«, frage ich.

»Ich bin doch schon erwachsen«, sagt sie, als würde ich sie noch für ein Kind halten.

»Das Nasenspray für Kinder kann durchaus auch von Erwachsenen benutzt werden. Das reicht nämlich in den meisten Fällen schon aus und falls nicht, kann man einfach ein zweites

Mal sprühen. Dann hat man die gleiche Dosis intus wie bei einem Spray für Erwachsene«, erkläre ich.

»Hmm. Neee, zu viel Aufwand. Ich nehme lieber gleich eines für Erwachsene«, erwidert sie grinsend.

»Okay, okay. Gerne.« Ich drehe mich um und greife nach einem der Nasensprays. Für Erwachsene.

»Haben Sie sonst noch einen Wunsch?«

»Nein. Meine Mutter sagte, ein Nasenspray reiche aus. Einen Hustensaft haben wir noch zu Hause. Ansonsten soll ich Kochsalz inhalieren, um die Bronchien zu befeuchten und um den Schleim zu lösen, aber das haben wir auch noch da.«

Jetzt werde ich hellhörig. »Haben Sie denn einen Vernebler zu Hause?«, frage ich.

»Ähm, nein. Was ist das?« Sie schaut mich irritiert an.

»Ein Vernebler ist ein Gerät, das aus einer Flüssigkeit, wie zum Beispiel einer Kochsalzlösung, feine Tröpfchen macht, ein sogenanntes Aerosol, das so dann in die Bronchien gelangen kann. Wie inhalieren Sie das Kochsalz denn für gewöhnlich?«, frage ich skeptisch.

»Meine Mutter löst das Salz in heißem Wasser auf, und das inhaliere ich dann mit einem Handtuch über meinem Kopf. So wie man halt inhaliert.«

»Ich bin ja nur ungern der Spielverderber, aber so können Sie kein Kochsalz inhalieren. So atmen Sie nur Wasserdampf ein, weil das Kochsalz nicht in die Dampfphase des Wassers übergeht«, erkläre ich ihr.

»Verstehe ich nicht«, erwidert sie.

»Stellen Sie sich vor, Sie wollen Nudeln kochen. Sie geben kaltes Wasser in einen Topf, stellen den auf die Herdplatte und lassen das Wasser heiß werden. Sobald es kocht, geben Sie Salz hinzu. Sie wollen gerade die Nudeln aus dem Schrank holen, da ruft plötzlich Ihre beste Freundin an. Äh, Moment. Unrealistisch. Dann schickt Ihnen Ihre beste Freundin plötzlich eine Sprachnachricht, die Sie sofort abhören und dann beantworten wollen.«

Sie stemmt ihre Hände in die Hüfte und zieht eine Schnute. Guckt aber eher ertappt als verärgert.

»Das Ganze geht dann eine Weile hin und her, und plötzlich fällt Ihnen ein, dass Sie das kochende Wasser auf dem Herd vergessen haben. Also gehen Sie in die Küche, machen schnell die Platte aus und sehen, dass das ganze Wasser bereits verdampft ist. Sie ziehen den Topf hektisch von der Platte, verbrennen sich dabei ein wenig die Finger und rennen sofort zum Wasserhahn und halten die Finger unter kaltes Wasser. Nach ein paar Litern kaltem Wasser drehen Sie ihn ab und werfen einen Blick in den Topf und sehen, dass darin weiße Kristalle zurückgeblieben sind. Das ist das Kochsalz, das Sie zuvor hineingegeben haben.«

»Das könnte mir tatsächlich so passieren!«, sagt sie lachend. »Also habe ich immer nur heißes Wasser inhaliert?«

»Genau. Das Salz lässt sich nur über einen Vernebler inhalieren. Und da benutzt man am besten eine 0,9 prozentige Kochsalzlösung, die damit den gleichen osmotischen Druck wie die Zellen in den Bronchien hat. Man kann auch eine etwas höhere Konzentration verwenden, die dann sogar leicht abschwellend wirkt. Da das Wasser immer an den Ort der höheren Konzentration wandert, bis beide Konzentrationen gleich groß sind, würde das Wasser, das Sie über einem Topf inhalieren, sogar in die Zellen der Schleimhaut übergehen. Woraufhin diese durch das aufgenommene Wasser sogar noch anschwellen würden. Das gleiche Prinzip nutzt man bei Nasensprays mit einer hypertonen Kochsalzlösung aus, also einer Lösung, deren Konzentration höher ist als die einer 0,9 prozentigen Kochsalzlösung. Dadurch, dass die Konzentration der Lösung, die man in die Nase sprüht, höher ist als die in der Nasenschleimhaut, schwillt sie ab, weil das Wasser aus den Zellen herauskommt, um die Nasenspraylösung zu verdünnen.«

Mit großen Augen starrt sie mich an.

»Kompliziert! Aber ich glaube, ich habe es verstanden«, sagt sie.

»Schön«, freue ich mich.

»Also hat meine Art zu inhalieren mir bisher immer nur geschadet?«

»Nein, abgesehen davon, dass durch den Wasserdampf die Schleimhaut anschwillt, gelangt er nur in die oberen Atemwege, wo er den Schleim etwas verflüssigt. Durch die Wärme wird zusätzlich noch die Durchblutung angeregt. Aber das Salz kann man sich auf jeden Fall dann sparen. Außerdem ist es nicht ungefährlich, heißes Wasser aus einem Topf zu inhalieren, das hat schon öfter mal zu Verbrennungen geführt.«

»Okay. Verstehe. Aber, ich will mir jetzt nicht unbedingt so ein Gerät kaufen«, klagt sie.

»Sie könnten stattdessen auch ätherische Öle inhalieren, damit der Schleim besser gelöst wird. Die sind leicht flüchtig und gehen deshalb gut in den Wasserdampf über. Es gibt auch einige Salben, die Sie dazu verwenden können. Einfach einen Strang ins Wasser geben und inhalieren.«

»Okay, dann würde ich das so machen. Dann bräuchte ich also noch so eine Salbe.«

»Gerne«, antworte ich und entnehme eine dem Regal. Ich scanne sie ab und lege sie ihr hin. Da sie mit der Karte bezahlen will, hole ich das Kartenlesegerät, gebe die Summe ein und halte es ihr hin. Da sie die Karte nicht aus ihrem Portemonnaie herausbekommt, hält sie es einfach komplett an das Gerät. Es piepst, und die Zahlung ist durchgegangen. Ob es allerdings die beabsichtigte Karte war, steht in den Sternen.

»Dann wünsche ich Ihnen gute Besserung«, sage ich.

»Vielen Dank!«

»Ach so, fast vergessen: Das Nasenspray sollte nicht länger als eine Woche angewendet werden.«

»Mache ich nicht. Danke für den Hinweis.«

Wir verabschieden uns, und sie verlässt die Apotheke.

Ich gehe kurz nach hinten, um einen Schluck zu trinken. Mein Tee ist mittlerweile kalt, und es ist zu spät, um einen neuen zu kochen, aber er schmeckt auch kalt noch ganz gut.

Da mich eine Kollegin nach vorne klingelt, ist meine Verschnaufpause auch schon wieder vorbei.

Kapitel 43

Warum man bei einer Erkältung meistens keine Kombipräparate braucht

Ich stelle mich an meinen HV-Tisch und rufe den etwa fünfzig-jährigen Herrn mit schwarzen nach hinten gegelten Haaren auf.

»Guten Abend«, begrüße ich ihn, denn inzwischen ist es schon relativ spät.

»Abend. Einmal ASS, bitte!«, kommt es wie aus der Kanone geschossen zurück.

»Welche sollen es denn sein?«, frage ich zurück.

»Die fürs Wasser«, antwortet er. Also schon mal nicht die zum Blutverdünnen, denke ich mir.

»Die Brausetabletten?«, hake ich nach.

»Nein, nicht die Brausetabletten. Die in den kleinen Beutel-chen.«

Ich nicke und gehe ans Regal, um eine Packung ASS Flex zu holen.

»Diese hier?«

»Ja, genau. Das sind die richtigen«, antwortet er zustimmend.

ASS Flex ist ein von mir frei erfundener Name und hat höchstens zufälligerweise etwas mit einem real existierenden Arzneimittel aus der Apotheke zu tun.

Dieses frei erfundene ASS Flex enthält pro Beutel 500 Milligramm Acetylsalicylsäure, was einer normalen Tablette entspricht, und zusätzlich noch 30 Milligramm Pseudoephedrin.

Wie in Kapitel 12 bereits erwähnt, nimmt man die Acetylsalicylsäure (ASS) in Dosierungen von 500 bis 1000 Milligramm pro Einzeldosis gegen Schmerzen und Fieber ein.

Das Pseudoephedrin hingegen ist ein indirektes Sympathomimetikum, d.h., es wirkt nicht direkt auf die Rezeptoren in den Gefäßen ein, sondern stimuliert die Freisetzung von Noradrenalin, welches dann vor allem an Alpha-, aber auch an Beta-Rezeptoren bindet und diese stimuliert. Dadurch verengen sich die Gefäße der Nasenschleimhaut, und man kann wieder frei durch die Nase atmen.

Die Vorteile im Vergleich zu einem abschwellenden Nasenspray wären, dass das Pseudoephedrin nicht der Nasenschleimhaut schadet und sogar die Schleimhäute der Nasennebenhöhlen abschwellen lässt. Außerdem schwören viele auf den aufputschenden Effekt, wenn man sich wegen einer Erkältung gerade etwas schlapp fühlt.

Das kann aber auch ein Nachteil sein, wenn man abends eine Dosis einnimmt und eigentlich einen erholsamen Schlaf benötigt, das Pseudoephedrin einen aber dermaßen aufputscht, dass man nicht einschlafen kann.

Obwohl es vor allem in den Blutgefäßen der oberen Atemwege wirken soll, kann es auch die übrigen Gefäße im Körper verengen, was bei Menschen mit einem hohen Blutdruck zu Problemen führen kann.

Wir erinnern uns: Lässt man durch verengte Gefäße die gleiche Menge Blut durchfließen wie zuvor, so hat das Blut nun weniger Platz zur Verfügung, weshalb es mehr Druck auf die Gefäße ausübt. Der Blutdruck steigt also an.

Wichtig zu wissen ist auch, dass der Blutdruck schon allein durch die Acetylsalicylsäure ansteigen kann, weshalb er durch die Kombination beider Wirkstoffe noch weiter erhöht wird.

Während man vor ein paar Jahren noch davon abriet, ein Kombipräparat zu verwenden, das aus einem Schmerzmittel und einem gefäßverengenden Wirkstoff besteht, sieht man das Ganze nun etwas lockerer, sofern tatsächlich die Indikationen für beide Wirkstoffe vorliegen, was häufig leider nicht der Fall ist.

Ob mein Kunde tatsächlich ein Kombipräparat benötigt, kann ich nur durch Fragen herausbekommen.

»Wofür brauchen Sie es denn?«, hake ich nach.

»Ich bin etwas erkältet und mein Kopf dröhnt«, erklärt er mir.

»Was ist mit Ihrer Nase? Ist die auch verstopft?«

»Ja, definitiv! Deshalb ja das ASS Flex.«

»In Ordnung. Ich wollte nur sichergehen. Viele verlangen ASS Flex, obwohl sie keine verstopfte Nase haben. Dann sollte man es natürlich auch nicht einnehmen und kann stattdessen auf die normalen Brausetabletten zurückgreifen.«

»Ich habe noch normale ASS-Tabletten zu Hause, die kann ich ja dann einnehmen, wenn die Nase frei ist und ich trotzdem Schmerzen habe.«

»Genau. Wissen Sie sonst mit der Dosierung Bescheid?«, frage ich, und er schüttelt als Antwort nur den Kopf.

»Sie können bis zu sechs Beutel am Tag einnehmen. Dazu löst man das Pulver in Wasser auf und trinkt das Ganze dann nach einer Mahlzeit. Am Anfang empfiehlt es sich, zwei Beutel auf einmal einzunehmen, bei nachgelassenen Beschwerden nur noch einen. Und wichtig, die nächste Dosis darf frühestens nach vier Stunden eingenommen werden«, erkläre ich.

»Muss ich sonst noch auf irgendetwas achten?«, fragt er.

»Ja, Sie dürfen zusätzlich kein Nasenspray verwenden. Also entweder oder. Wenn Sie unter hohem Blutdruck leiden, würde ich Ihnen auch empfehlen eher zu Paracetamol und einem Nasenspray zu greifen, da das Kombipräparat den Blutdruck erhöht. Außerdem wirkt das enthaltene Pseudoephedrin aufputschend. Es könnte also sein, dass Sie dann nicht so gut einschlafen können, wenn Sie die abendliche Dosis einnehmen.«

»Seit ich meine Blutdrucktabletten nehme, ist mein Blutdruck besser, meistens so bei 125/80.«

»Ihr Blutdruck ist auf jeden Fall in Ordnung. Um die 120/80 ist er optimal. Beobachten Sie einfach, wie hoch der Blutdruck danach ansteigt. Falls er über 140/90 steigt, ist die Grenze zum Bluthochdruck überschritten, dann sollten Sie das besser sein lassen«, erkläre ich.

»Alles klar, dann geben Sie mir bitte das ASS Flex mit und zur Sicherheit nochmal ein Nasenspray für Erwachsene und Paracetamol.«

»Gerne.« Ich laufe wieder zum Regal und nehme eine Packung Paracetamol heraus. Das Nasenspray steht hinter mir an der Kasse. Während ich es dem Regal entnehme, vibriert mein Fitnessarmband und gratuliert mir zu 10.000 zurückgelegten Schritten an diesem Tag. Whoop, whoop.

»Sie kennen sich mit der Anwendung aus?«, frage ich noch halb betrunken vom Freudentaumel.

»Ja, das Paracetamol dreimal am Tag, jeweils zwei Tabletten, und das Nasenspray maximal eine Woche lang. Richtig?«

»Genau. Und vom Paracetamol können Sie sogar alle sechs Stunden zwei Tabletten einnehmen, also maximal acht Tabletten am Tag. Haben Sie sonst noch Fragen?«, möchte ich wissen.

»Nein. Vielen Dank!«

In der Erkältungszeit haben Kombipräparate Hochkonjunktur. Was ebenfalls Hochkonjunktur hat, ist die TV-Werbung für Kombipräparate. Fernseher an. Zack. Kombipräparate. Da ist es kein Wunder, dass viele Menschen uns immer nur nach solchen Produkten fragen, statt sich ausführlich in der Apotheke beraten zu lassen.

Das Problem mit den Kombipräparaten ist, dass man quasi eines für alles einnimmt, wobei man meistens gar nicht alles hat. Wenn ich bei meinen Kunden dann nachhake, ob sie die Symptome auch tatsächlich haben, die sie bekämpfen wollen, wird die Frage häufig verneint. Aber wozu dann eine Tablette oder ein Pulver gegen Symptome einnehmen, die man gar nicht hat? Man muss bedenken, dass jeder Wirkstoff, der eine Wirkung aufweist, auch Nebenwirkungen hat.

Während die einen Kombipräparate nur Wirkstoffe gegen Schmerzen und Schnupfen enthalten, gibt es noch weitere Kombipräparate, die auch zusätzlich noch einen Wirkstoff gegen Husten enthalten. Meistens Dextromethorphan.

Dextromethorphan ist ein Abkömmling des Codeins, gehört aber nicht wie dieses zu den Opioden, da es nicht an Opioid-Rezeptoren bindet, um seine Wirkung zu entfalten. Stattdessen blockt Dextromethorphan NMDA-Rezeptoren und stimuliert Sigma-Rezeptoren.

Es hat keine schleimlösende Wirkung, und man nimmt es in der Regel nur dann ein, wenn man unter einem trockenen Husten leidet und dementsprechend kein Schleim abgehustet werden muss. Die meisten Kunden, die bei mir ein Kombipräparat mit Dextromethorphan kaufen, leiden eher an einem schleimigen Husten. Nehmen sie nun diesen Hustenblocker ein, wird das Abhusten des Schleims erschwert, was kontraproduktiv ist, da der Schleim herausmuss. Es mag aber durchaus sinnvoll sein, einen schleimigen Husten zu blocken, wenn man vor lauter Husten nicht einschlafen kann. Und natürlich auch in Ausnahmefällen, wie zum Beispiel, wenn ein Theaterbesuch ansteht, man aber nicht die ganze Vorstellung über alle Zuschauer nerven möchte.

Nimmt man tagsüber aber einen Schleimlöser ein, kann man die letzte Dosis durch den Hustenblocker ersetzen.

Viele nehmen den Schleimlöser nach Packungsbeilage auch abends ein und trotzdem noch einen Hustenblocker dazu. Lösen und Blocken gleichzeitig ist allerdings keine gute Idee, denn so wäre es möglich, dass ein gefährlicher Sekretstau in den Bronchien entsteht, der zu Atemnot führen könnte. Wer gar nicht auf Kombipräparate verzichten möchte, sollte wenigstens mit uns in der Apotheke darüber sprechen.

Ich nenne meinem Kunden die offene Summe, und er drückt mir daraufhin seine Kreditkarte in die Hand.

»Kleinen Moment, bitte.« Da das Kartenlesegerät in der Zwischenzeit von meiner Kollegin benötigt wurde, steht es noch dort, und ich gehe es holen. Ich begrüße die ältere Dame, die gerade von ihr bedient wird, und gehe zu meinem Kunden zurück. Ich tippe die Summe in das Gerät und halte die Karte drauf. Beep. Da alles zusammen unter fünfundzwanzig Euro kostet, braucht er auch keine PIN einzugeben.

»Ich wünsche Ihnen eine gute Besserung und einen schönen Abend!«, sage ich.

»Danke, das wünsche ich Ihnen auch. Zumindest den schönen Abend.« Lachend packt er seine Arzneimittel ein und nickt mir noch einmal zu, bevor er geht.

Kapitel 44

Warum man nicht in die Hand husten oder niesen sollte

Es ist jetzt zehn vor sechs. Da wir in wenigen Minuten die Apotheke schließen und ich gerade keinen Kunden habe, gehe ich nach hinten, um schon einmal meine Teekanne auszuspülen und die Tasse in die Spülmaschine zu stellen. Mittlerweile sind bis auf meine Kollegin, mit der ich heute die Apotheke betrat und die gerade noch eine ältere Dame bedient, alle anderen Kolleginnen und Kollegen nach Hause gegangen. Ich habe gerade die Spülmaschine wieder zugemacht, da werde ich nach vorne geklingelt.

Überraschend ist das allerdings nicht, da häufig noch Kunden auf den letzten Drücker kommen. Schnell bin ich wieder vorne, wo ein junger Mann mit seiner kleinen Tochter wartet. Ich schätze ihn auf Ende zwanzig und sie auf höchstens fünf.

»Hallo«, begrüße ich die beiden.

»Hallo. Ich weiß, dass Sie gleich schließen, und ich will heute eigentlich auch nichts kaufen, sondern nur kurz fragen, ob Sie mir vielleicht das neueste Poster für meine Tochter mitgeben können.«

Ich greife nach unten, wo wir die Apothekenzeitschriften für unsere Kunden aufbewahren, und ziehe eines der Kinderposter hervor.

Zeitungen und Poster sind ein großes Thema in der Apotheke. Immer dann, wenn die neuen Ausgaben der Zeitschriften erscheinen, kommen Menschen in die Apotheke, die man immer nur dann sieht, wenn die neuesten Ausgaben der Zeitschriften erscheinen.

Dank der Fernsehwerbung weiß jeder, dass man diese Zeitschriften kostenlos in der Apotheke bekommen kann. Was viele aber nicht wissen, ist, dass die Zeitschriften nur für die Kunden kostenlos sind, wir aber dafür bezahlen müssen, um sie verschenken zu dürfen.

Deshalb fühlt es sich immer ein wenig komisch an, wenn jemand nie bei uns etwas kauft, aber ständig wegen der kostenlosen Zeitschriften in der Apotheke steht.

Häufig werden wir auch nicht freundlich darum gebeten, ob man ein Exemplar haben kann, sondern es wird uns eher in einem Befehlston mitgeteilt, was gewünscht wird. Und das Ganze dann bitte in zweifacher Ausführung, denn die Frau Nachbarin möchte schließlich auch noch von allen Heften ein Exemplar haben.

Würden wir die Zeitschriften allerdings abbestellen, würden wir dadurch auch den ein oder anderen zahlenden Kunden verlieren, da manche immer mit den neuesten Heften versorgt werden wollen.

Das Gleiche gilt für Kalender für das nächste Jahr, nach denen die Kunden teilweise schon im Sommer anfangen zu fragen.

Dank eines Gerichtsbeschlusses ist es aber mittlerweile so, dass wir die Kunden nicht mehr mit Geschenken belohnen dürfen, wenn sie ein Rezept einlösen, da das als Rabatt auf das verschreibungspflichtige Arzneimittel gewertet werden kann. Zeitungen, Taschentücher und Traubenzucker sind davon nicht betroffen, die dürfen wir auch weiterhin verschenken.

Der Hintergrund ist, dass ein Kunde die freie Wahl haben muss, wo er sein Rezept einlöst, und er keinen Vorteil haben darf, wenn er in eine bestimmte Apotheke geht.

Das kleine Mädchen schaut mich erwartungsvoll an.

»Sehr gerne!«, sage ich und reiche ihr ein Poster. Als Dank strahlen ihre Augen vor Freude.

»Wie sagt man?«, fragt ihr Vater sie, noch bevor sie überhaupt die Gelegenheit hatte, sich bei mir zu bedanken.

»Danke!«, antwortet sie eingeschüchtert.

»Ein bisschen lauter, der Mann kann dich sonst nicht hören.«

»Gern geschehen!«, erwidere ich. »Der Mann hat gute Ohren.«

Als sie gerade gehen wollen, niest das kleine Mädchen mehrmals hintereinander. Hatschi, hatschi, hatschi. Feine Tröpfchen schießen durch den Raum. Ich meine, sogar einen Regenbogen gesehen zu haben, kann mich aber auch täuschen.

»Hand vor den Mund!«, schimpft der Vater daraufhin.

»Hand vor den Mund« ist ein Spruch, der mich triggert. Warum er überhaupt noch im Umlauf ist, ist mir ein Rätsel, denn man muss wirklich kein Fachmann sein, um zu wissen, dass Sich-in-die-Hand-Niesen verdammt unhygienisch ist.

Vor allem, wenn man anschließend seine Keime überall verteilt.

»Junger Mann, das ist kein guter Rat. Man sollte nicht in seine Hände husten oder niesen. Das macht man in die Armbeuge, wenn man kein Taschentuch parat hat!«, höre ich plötzlich die ältere Dame sagen, die gerade von meiner Kollegin bedient wird.

»Kümmern Sie sich bitte um Ihre eigenen Angelegenheiten«,

erwidert der junge Mann in einem relativ unfreundlichen Ton und verlässt daraufhin mit seiner Tochter kopfschüttelnd die Apotheke.

»Ich habe doch Recht, oder?«, sagt sie und schaut mich fragend an.

»Zumindest damit, *was* Sie gesagt haben«, antworte ich kryptisch und verlasse die Apotheke. Erstmal aber nur, um die Gehwegreiter und die Schütten reinzuholen. Anschließend gehe ich sofort nach hinten und stelle die Automatiktüre auf »Einbahnstraße«, sodass keiner mehr reinkommen kann, aber die Dame nicht bei uns übernachten muss. Es ist 18 Uhr. Yeah.

Kapitel 45

Die Heimfahrt

Ich habe Feierabend. Meine Kollegin nicht. Sie hat Notdienst. Obwohl sie heute Morgen mit mir um acht Uhr die Apotheke aufgemacht hat, muss sie noch die ganze Nacht hier verbringen. Morgen früh um acht Uhr werden meine anderen Kolleginnen und ich sie ablösen.

Die ältere Dame ist zu ihrer Zufriedenheit versorgt und verlässt fünf Minuten nach 18 Uhr die Apotheke. Ich verriegele die Tür.

Normalerweise müssten jetzt noch alle Kassen gezählt, die einzelnen Tagesabschlüsse gemacht sowie alle Computer und der Automat ausgeschaltet werden. Aufgrund des Notdienstes fällt das heute alles aus.

Allerdings schalten wir die Lichter vorne aus, damit keiner auf die Idee kommt, wir hätten noch geöffnet. Falls jemand etwas benötigt, muss er vorne an der Tür klingeln und wird dann durch die Notdienstklappe bedient. Das wird vor allem aus Sicherheitsgründen so gehandhabt.

Notdienst heißt, dass immer eine Apothekerin oder ein Apotheker für Notfälle da ist, damit die Arzneimittelversorgung auch außerhalb der Öffnungszeiten aufrechterhalten werden kann, aber auch, dass alles, was bis zum nächsten Tag warten kann, bis zum nächsten Tag warten sollte.

Notdienst heißt auch, dass wir von 20 Uhr an bis um 6 Uhr am nächsten Morgen eine Notdienstgebühr von 2,50 Euro pro Kunde kassieren dürfen. An Sonn- und Feiertagen sogar den ganzen Tag. Falls jemand im Notdienst ein Rezept unverzüglich einlösen muss, kann der Arzt auf dem Kassenrezept das Feld »noctu« ankreuzen, damit die Notdienstgebühr von der Krankenkasse übernommen wird. Tut er das nicht, muss sie vom Kunden selbst bezahlt werden.

Häufig kommen nicht privatversicherte Kunden mit Privatrezepten aus den Krankenhäusern. In diesem Fall muss das Arzneimittel komplett selbst bezahlt werden, auch wenn der Patient noch ein Kind ist. Ebenso die Notdienstgebühr.

Viele Apotheken bieten aber an, dass man ein Kassenrezept nachreichen kann und so sein Geld wiederbekommt. Bis auf die Notdienstgebühr zumindest.

Notdienst heißt auch, dass wir etwas flexibler als sonst sein dürfen, was die Abgabe von Arzneimitteln angeht, da es wichtiger ist, dass dem Kunden geholfen wird. Eigentlich sollte das ja immer so sein.

Notdienst heißt allerdings nicht, dass ein regulärer Betrieb stattfindet. Wir haben geschlossen, und wir schlafen auch in der Nacht, und es ist nicht nötig, um drei Uhr anzurufen, um zu fragen, ob wir geöffnet haben. Nein, wir haben nicht geöffnet. Wir haben Notdienst.

Notdienst heißt ebenfalls nicht, dass alles verkauft werden darf. Es ist laut Ladenschlussgesetz § 4 »nur die Abgabe von Arznei-, Krankenpflege-, Säuglingspflege- und Säuglingsnährmitteln, hygienischen Artikeln sowie Desinfektionsmitteln gestattet.« Ob aber ein Apotheker im Notdienst keine Bonbons verkaufen würde, wenn jemand ein Rezept einlöst, wage ich zu bezweifeln.

So, es ist nun an der Zeit nach Hause zu fahren. Ich verabschiede mich von meiner Kollegin und wünsche ihr eine ruhige Nacht. Ich hole noch schnell meine Tasche aus dem Keller und verlasse dann nach einem anstrengenden, langen Arbeitstag die Apotheke.

Den Bus erreiche ich dieses Mal ziemlich entspannt. Kein Sport am Abend.

Ich setze mich hinein, ziehe mein Handy aus der Hosentasche, öffne Twitter und schaue, wie mein Tweet über den Heilpraktiker so ankam. Ganz okay. Eine Twitterperle wird er allerdings nicht. Schade.

Jetzt noch kurz checken, was die anderen inzwischen so gepostet haben. Herzchen hier, Kommentar da. Schnell noch durch Instagram scrollen und dann lese ich den Rest der Strecke noch in meinem aktuellen Buch weiter.

Meine Haltestelle wird angesagt, und ich drücke auf den Knopf. Der Bus hält, ich steige aus und laufe noch ein paar Meter zu meiner Wohnung. Guten Abend, Herr Nachbar, ja, es geht mir gut. Ihnen auch? Schön!

Ich schließe die Wohnungstür auf und rieche schon das köstliche Essen, das auf mich wartet. Mein Earl Grey ist auch schon fertig.

Küsschen hier, Küsschen da.

Abendessen.

Netflix.

Bett.

Gute Nacht.

#☕DerApotheker

Liste der im Buch behandelten Arzneimittel

Acetylsalicylsäure: Kapitel 12, 43

Alendronsäure: Kapitel 39

Amlodipin: Kapitel 6

Amoxicillin: Kapitel 5, 31

Azelastin: Kapitel 22

Anti-Baby-Pille: Kapitel 11, 23

Beclometason: Kapitel 14

Bisacodyl: Kapitel 10

Candesartan: Kapitel 35

Cetirizin: Kapitel 22, 34

Ciprofloxacin: Kapitel 5

Desloratadin: Kapitel 22

Dextromethorphan: Kapitel 43

Diclofenac: Kapitel 27

Diphenhydramin: Kapitel 22

Doxycyclin: Kapitel 5

Doxylamin: Kapitel 22

Enalapril: Kapitel 35

Formoterol: Kapitel 14

Hydrocortison: Kapitel 16

Pflanzliche Arzneimittel

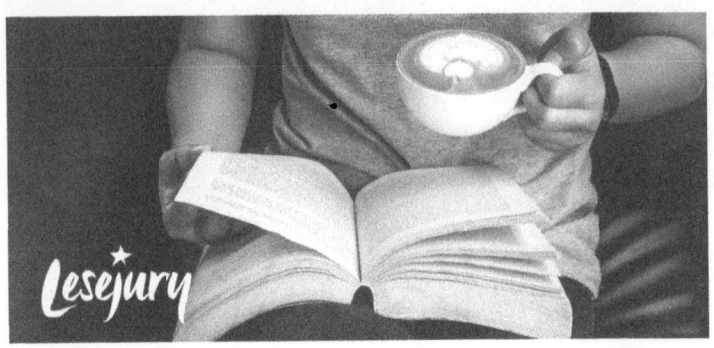

Die Community für alle, die Bücher lieben

In der Lesejury kannst du

★ Bücher lesen und rezensieren, die noch nicht erschienen sind

★ Gemeinsam mit anderen buchbegeisterten Menschen in Leserunden diskutieren

★ Autoren persönlich kennenlernen

★ An exklusiven Gewinnspielen und Aktionen teilnehmen

★ Bonuspunkte sammeln und diese gegen tolle Prämien eintauschen

Jetzt kostenlos registrieren: www.lesejury.de

Folge uns auf Instagram & Facebook:
www.instagram.com/lesejury
www.facebook.com/lesejury